JN240088

つまずき立ち上がる看護職たち

臨床の知を劈^{ひら}く看護職生涯発達学

編著　佐藤紀子　東京慈恵会医科大学医学部看護学科　教授

医学書院

つまずき立ち上がる看護職たち
―臨床の知を劈く看護職生涯発達学

発　行　2019年10月1日　第1版第1刷©

編　著　佐藤紀子

発行者　株式会社　医学書院
　　　　代表取締役　金原　俊
　　　　〒113-8719　東京都文京区本郷1-28-23
　　　　電話　03-3817-5600(社内案内)

印刷・製本　双文社印刷

編著

佐藤　紀子　東京慈恵会医科大学医学部看護学科基礎看護学 教授

執筆 (執筆順)

新井麻紀子　東京医療保健大学千葉看護学部
佐久間和幸　淑徳大学看護栄養学部
味木　由佳　元教員
伊能　美和　東京医療保健大学千葉看護学部
小川　美咲　東京慈恵会医科大学附属病院
村越　　望　秀明大学看護学部
内藤　茂幸　北里大学病院
鈴木真由美　日本医科大学看護部教育支援室
若林　留美　東京女子医科大学病院看護部
三好麻実子　東京女子医科大学八千代医療センター看護局
高柴　律子　日本赤十字社成田赤十字病院看護部
村上　優子　首都大学東京保健福祉学部
吉田　千鶴　前 帝京科学大学医療学部
長尾　祥子　九段坂病院看護教育室
遠藤　敏子　東邦大学医療センター大橋病院看護部
多久和善子　東京女子医科大学看護学部
在間　絹苗　帝京大学医療技術学部看護学科
門田　蓉子　川口市立医療センター看護部
宮坂　文緒　神奈川県立がんセンター看護部
江畑　典子　東京女子医科大学東医療センター看護部
植村由美子　千葉県立保健医療大学健康科学部
水谷　桂子　つばさ在宅クリニック
山口　紀子　東京女子医科大学看護学部
友岡　道子　日本赤十字社大森赤十字病院看護部
土藏　愛子　元教員
吉田　澄恵　東京医療保健大学千葉看護学部
古島　幸江　自治医科大学看護学部
大谷　則子　和洋女子大学看護学部
菊池麻由美　東邦大学看護学部
古都　昌子　鳥取看護大学看護学部
上田　理恵　獨協医科大学看護学部
宮子あずさ　著述家，訪問看護師

終章　看護職生涯発達学から看護職のあなたへ　　349

表紙・本文レイアウト／有限会社ベーシック

第1章

看護職
生涯発達学とは

看護職が仕事を継続していくことの
意義と価値を問うこと

　日本の高齢化は進展し続け，2018年には男性の平均寿命は80.98歳，女性は87.14歳となった。「人生100年時代」ともいわれるようになり，この高齢社会のなかで看護職にできることを改めて考えている。医療福祉関連の国家予算が膨大になっていることから，年金受給年齢の引き上げや，医療費や介護保険料の自己負担増の話題が後を絶たない。そして，このような社会保障制度をどのような方策で維持するのかについて議論が続き，近い将来，大幅な見直しがなされることも想像に難くない。

　看護師（本書では，保健師・助産師・看護師の総称として「看護師」とする）はその仕事の宿命でもあると考えるが，多くの患者の死，死に至る過程に否が応にも参与し続け，そのことで多くの経験を積んでいる。このような経験から学び続けている看護師は，経済や財政の側面からだけで高齢化や社会保障をとらえ議論することへの違和感をおぼえるであろうし，その違和感を，社会へ発信していかなければならないだろう。

実践のなかに在る看護の「知」

・患者の尊厳とリスク

　先日，ある病院の看護師たちと事例検討をした。その時，1人の看護師の書いた事例があらためて私に考える機会を与えてくれた。そのA看護師は，がんに病み，人生の最終段階にあり，加えて週に3回人工透析をしていたBさんについて記述していた（ここでは匿名性確保の観点から，情報を加工して用いる）。

　Bさんは自宅では何とかトイレに行っていたが，体を動かすことができなくなり入院

してきた。ベッドサイドにポータブルトイレを設置していたが, 移動動作が不安定で看護師を呼ぶように伝えていても自力で移動しようとするため, 夜間は身体拘束がされていた。Ａ看護師が日勤帯で受け持ちとなり訪室すると,「外してくれよ。痛いんだよ」と言われ, 話を聞くうちに最初は怒りを含む発言をしていたＢさんが穏やかな口調となり,「本当は家に帰りたいんだよ」と話してくれた。Ａ看護師はその様子を見て, 身体拘束をすることがＢさんの尊厳を奪うと考えたため, 身体拘束を外した。

その後, Ａ看護師がＢさんの食事のセッティングをしたところ,「しばらくこのままにしておいてよ」と言われ, Ａ看護師は他の患者のケアもあったため, ナースコールをＢさんの手元に置いて退室した。食事中のＢさんが誤嚥するリスクがあると考え, 他の患者のケアを済ませすぐにＢさんのところに戻ったところ, ポータブルトイレに座った状態で亡くなっているＢさんを発見した。その後, 他の看護師を呼び, 心肺停止していることを確認した。

このことと類似する経験をもつ看護師は多いだろうし, 尊厳を守る実践をしたいと考えていても, 転倒や事故のリスクを考えて身体拘束をする看護師もいるだろう。この事例の場合,「予期せぬ死亡事故」として届けなくてはならないことになっているので, 病院側はそのように対応したと聞いている。

このような経験で, 看護師は, 自分の行なった判断やケアに対して自信を喪失することもあるし, 無力感を覚えることにもなるだろう。

しかし, 本当に患者さんが望んでいて, その人の尊厳を守る看護を実践することは, 1人ひとりの, 今の社会のなかで生きる看護職である私たちが,「生命の質」「生活の質」をどう担保したいのかを真剣に考え実践することから始まる。

そして, 実践している看護を十分に検討し, 社会全体の新たな価値観と方向性を見いだし提言していかなければならないと考えている。

もし, 病院の看護職員を今よりも多く配置できれば, Ｂさんの食事介助を見守ることができる。Ｂさんの, トイレに行きたいという, 人としての当然の尊厳をさまざまなやり方で支援できる人がいたら, このような経過にはならなかったと思う。限られた人材, 限られた状況のなかでＢさんは自分の意思を貫いたのだろうし, Ａ看護師はＢさんを尊重した実践をした。

・それでも「身体拘束をすればよかった」とは思えない

　この看護実践を事例としてまとめたＡ看護師は，十数年の臨床経験をもつ。

　すべての看護師は，基礎教育で看護の役割や機能の基盤となる理論を学び，実習や卒業後の実践をとおして多くの経験を積みながら成長していく。患者の安全のためにとはいえ，身体拘束について，多くの看護学生は否定的な考えをもち，「自分は拘束をしない看護師になろう」と考えている。そして，看護師になり，特に夜間帯などで人手が少なくなるときに，生命維持に必要な機械や器具を患者が自己抜去しないために，認知機能の低下している患者が転倒・転落しないためにやむを得ず身体拘束をすることになる場合もあるだろう。そして，Ａ看護師のようにその人の状況を把握し，身体拘束をしない判断をし，見守ることも怠らずに看護を実践できるようになる。

　しかし，不測の事態は起こる。Ｂさんにとっての最期を発見したＡ看護師は，自分の行為を反省的に考えることを何度も何度もくり返しているが，それでも「身体拘束をすればよかったとは思えない」と語っていた。リスクを伴う看護ではあったが，これでよかったのだろうとも記述している。私はＢさんが「外してくれ，痛いんだよ」と訴え，「しばらくこのままにしてくれ」と話していることがＡ看護師の行動を決定づけたのだと思う。それでもこのことは，Ａ看護師にとって何度もくり返し考えさせられる出来事になっていく。

　看護師の仕事には，Ａ看護師の例が示すように，実践のなかに存在する「知」の可能性や責任が潜んでいる。私の長い間の関心は，看護師が仕事を継続することの意義や価値を問うことであった。もし，「身体拘束をしない」と決意した新人看護師が患者の予期せぬ死に遭遇し仕事を辞めてしまったら，もし，やむを得ず身体拘束をした看護師が罪悪感をもったまま辞めてしまったら，Ａ看護師のような実践には到達できないということである。

・働き続ける看護職を支える「知」

　私は2007年に上梓した著書『看護師の臨床の「知」——看護職生涯発達学の視点から』のなかで，「75歳まで看護師として仕事をしよう」[1]と書き，1人ひとり

の看護職が看護職のもつ国家資格を縦横に活用して経験を重ね続け，短時間勤務でもよいので，「生涯現役」で働き続けることを推奨してきた。それは，私が仕事や研究，そして文学をとおして出会った多くの看護師が私に教えてくれたことでもあった。1人ひとりの看護師の経験，特に臨床という場における経験は，1人の看護師が1人の人と出会うことの連続であるがゆえに，固有の経験として蓄積されている。この蓄積された経験の核となる1人ひとりの看護師の「知」は他者からは見えにくく，本人にとっても自身の「知」に気づくことは困難であると考えている。

　そうした看護師の臨床の「知」に関心をもち，研究として取り組むなかで，2004年に所属していた東京女子医科大学大学院看護学研究科において「看護職生涯発達学」という領域を新しく設置する機会を得た。それ以降，十数年という限られた期間ではあるが，この領域に関心をもつ大学院生とともに，看護職の生涯発達に関連する著書や論文を抄読し，議論を重ね，個々の院生の経験に関心を寄せながら，その研究に伴走してきた。そのなかで，看護師が基礎教育と卒後の職業生活において，多くの経験を積み，つまずき，すべり，そして時には転んでしまうこともありながら，立ち上がって歩き続けている様相を追体験し，そのたくましさと繊細さに自らのあり方をも問う機会を多くもってきた。

　これまでに34名の院生が修士論文コース（博士前期課程）で，「看護職生涯発達学」を選択し，2年間をかけて研究に取り組んできた。また，9名が博士課程（博士後期課程）を修了した。1人ひとりの論文のテーマは，すべて院生自身の経験から紡ぎ出されている。そのテーマと内容は，自分がつまずいたこと，時には転んだことを院生それぞれが仲間とともに語り，省察することで客観的に見つめ直し，そこに何があったのかを探ろうとするものであった。自身の経験を見つめることは勇気が必要であると考えるが，43人それぞれが他者の力を借りて自身の力を発見する過程でもあった。

　本書の第2〜4章では，看護学研究科博士（前期・後期）課程において院生が取り組んだ研究（**表**）から得られた知見を紹介している。読者のみなさまにも看護職者，看護教育の担い手として，またこれからの社会のなかで看護職にできることを模索しつつ，ともに考えていただければ幸いである。

表　院生が取り組んだ研究一覧

修了年度		氏名	研究テーマ
博士論文	2007	土藏愛子	手術室看護師が用いる看護技術の特徴とその修得に影響する要因
	2009	吉田澄恵	外来看護師とともに行う「知」の探求
	2010	植村由美子	臨床実習教育における看護教員のコンピテンシー
	2011	菊池真由美	筋ジストロフィー病棟看護師の臨床状況に対する構えの構造
	2012	宮子あずさ	看護師の実存から探る臨床看護の本質と, それを職業として生きる意味
	2014	古都昌子	看護学の学士課程修了時の学生が語る「看護職としての『私』」
	2015	大谷則子	「いつもと違う」感覚で行為する看護実践に埋め込まれた知
	2016	上田理恵	看護師の臨床における痛みを伴う経験の意味
	2016	古島幸江	身体侵襲を伴う治療の場面における看護師の即興的な行為に埋め込まれた『知』——心臓カテーテル室看護の実践から
修士論文	2008	遠藤敏子	キャリア中期にある看護師長が抱える葛藤
	2008	宮坂文緒	病院施設における現任教育に携わる看護師の経験プロセス
	2009	高柴律子	40代看護師にとっての仕事の意味
	2009	三好麻美子	子どもをもつ女性看護師の仕事の意味
	2009	山本夕子	30代看護師にとって印象に残っている臨床での出来事を語ることの意味
	2010	味木由佳	新卒で手術室配置となった新人看護師が見いだしていく手術看護
	2010	佐久間和幸	卒業後2年目の男性看護師のキャリアデザイン
	2010	村上優子	病院を変わって看護師が経験すること
	2010	吉田千鶴	看護師が介護施設で派遣看護師として働く意味
	2010	井上恭子	主任看護師のキャリアデザイン
	2011	新井麻紀子	看護基礎教育を高等学校専攻科・5年一貫課程で受けたキャリア初期にある看護師が語る職業の意味
	2011	内藤茂幸	小児病棟で看護師を続けていくことの原動力とは
	2012	小川美咲	キャリア初期看護師にとってのCCUにおける患者の死
	2012	門田蓉子	看護学校を併設する病院に勤務するキャリア初期看護師にとっての「教える」ということ
	2012	水谷桂子	大学病院に勤務する20代後半看護師にとっての看護実践
	2013	伊能美和	大学病院で働く20代後半の女性看護師が"夜勤を続けられるわけ"
	2013	鈴木真由美	大学病院で働き続けている30代後半看護師の看護実践
	2013	古島幸江	手術看護認定看護師が器械だし看護において用いている『知』
	2013	杉浦光枝	30代看護師にとっての身近な人の死がもたらす仕事への影響
	2014	江畑典子	大学病院におけるリーダー看護師育成を目的とした教育プログラム立案における教育師長の実践知
	2014	多久和善子	認定看護師教育を担う認定看護師のキャリアデザイン
	2014	山口紀子	初回認定看護師資格を更新した認定看護師の看護実践
	2014	鈴木佳代	看護学生の初めて受け持った入院患者との関わりにおける経験
	2015	友岡道子	認定看護管理者教育課程ファーストレベル受講者が記載した"印象に残る看護場面"にみられる臨床判断の内容
	2015	長尾祥子	病棟で働く非正規雇用看護師の経験

(つづく)

（つづき）

修了年度	氏名	研究テーマ
2015	村越望	全室個室病棟で働くキャリア基盤形成期の看護師の看護実践
2016	在間絹苗	定年後も働く60から65歳の看護師の経験
2016	若林留美	大学病院の交替制勤務で夜勤をしている看護師の看護実践
2016	田中樹	2年目看護師の学生時代から今に至る患者との関わりの特徴
2017	糸賀大地	キャリア基盤形成期にある看護師にとってのインシデント
2017	今村仁美	臨床看護師にとっての看護基礎教育での教員経験の意味
2017	國分友理	周産期母子医療センターに勤務する30歳前後の助産師の経験
2017	戸塚絵巳	急性期病院に勤務する30代看護師の仕事への"思い"の様相
2017	宮本加奈子	病棟に勤務する認定看護師の同僚看護師とともに行う看護実践

（左欄：修士論文）

修士論文と博士論文の共通性と相違

　ここで，修士論文と博士論文の共通性と相違について，私の個人的な見解を述べておきたい。修士論文は，研究初学者の研究である。看護教育の大学化に伴い，4年制の看護教育を受けるものが徐々に増加している。看護専門学校と看護大学の学修内容の差異は，看護大学では一般教養の単位数が異なることと看護研究について学んでいることとして特徴づけられるかもしれない。さらには，看護系大学のカリキュラムは，保助看法に規定されている指定規則の内容を網羅しつつも，各大学独自のカリキュラムポリシーに従って作成されている。看護大学では「卒業論文」の単位取得が求められているところが多く，看護研究について学び，実践している学生も多数いる。しかし，看護学が実践の科学と称されるように，看護師が経験を積んだ後に，独自のテーマを時間をかけて探求していくスタートは修士論文といえるであろう。

　私は修士論文に取り組む学生には，「理論を用いて看護の現象を明らかにすること」を期待している。本書で紹介していく修士論文は，「成人学習理論」「キャリア理論」「正統的周辺参加理論」「哲学」「心理学」などの理論を意識的に用いている。研究方法についても「GT：Grounded Theory」「MGT：Modified Grounded Theory」「内容分析」「現象学的アプローチ」など，既存の研究方法を用いている。

　一方で，博士論文に期待することは，理論の創出である。もちろんこれまでの

先行研究は検討していくのだが，自身の拠って立つ理論を明確にしつつ，新たな理論を生み出すという独自性と新規性が問われていると考えている。

　看護職生涯発達学の博士論文は，私にとっても未知への挑戦であった。学生とともにもがき，苦しみ，研究目的を達成するためにその方法を考え，データと向き合う学生とともに考える時間であった。私自身がもがきながら取り組んだ博士論文のテーマは，「看護師が臨床で用いる『知』の特徴とその獲得過程」であった。理論的基盤として用いたのは中村雄二郎，M・ポラニー，鷲田清一などの哲学者の理論。D・ショーン，藤岡完治などの教育学の理論。野中郁次郎などの経営学の理論。そしてP・ベナーなどの看護学者の理論であった。人間が人間を対象とした実践が看護学の特徴であることからも，哲学的な問いに行き着くことは必至であるだろう。そして，院生たちもまた哲学の力を借りた研究に取り組んでいる。

卒後の人材育成は看護教育なのか，看護管理なのか
──看護教育学と看護管理学を超えて

　2016年6月，私は一般社団法人 看護学教育学会の理事長に就任することとなった。学会での活動は，自分の関心の在りようとともに変化してきたが，今はこの学会の仕事は私にとって大変重要な仕事のひとつになっている。この学会の運営に参画するようになったこともあって，私は「看護教育」について再考することとなった。

　「看護教育」は，「看護職生涯発達学」という名称を考える際の検討のなかでも考えることが多く，大学で看護学を教えるという仕事をしている限りは，看護教育の担い手であることもまた自明のことである。

　看護学教育学会の定款に記されている学会設置の目的は，「本法人は，看護学教育の発展を図り，看護職者による専門的な活動の質向上に寄与することを目的とする」である。よくみると，目的は「看護職者による専門的な活動の質向上に寄与する」ことであり，看護学教育はそのための手段として位置づけられている。もともと私は「看護教育」というと，基礎教育のことを指している感覚が強く，こ

の学会に参画しなければ, そのままの理解で過ごしていたようにも思う。

　今は, 看護教育は, 基礎教育についての探求を超えて, 看護師になった人たちが「専門的な活動の質向上に寄与できるよう」支援することをめざしていると理解している。であるから, 基礎教育に従事している教員は, 常に現在の臨床・臨地で何が起きているのかに関心をもつことが必須であり, その関心をもちながら未来を担う学生の教育に向かうことが期待される。一方, 実践家として現場で看護を実践している看護師は, 基礎教育が社会の要請を受け, 何をめざし, どのように変化しているのかについて関心をもち, そこでの新たな理論知を自身の経験に融合させていくことが必然であろう。

　私自身のキャリアを考えると, 大学院での専攻が看護管理学であったことから, 看護管理学でとらえている「人材育成」や「人的資源管理」と, 看護教育のめざすことは何がどのように違うのかについて, これまで明確に言葉にしてこなかったことを反省しつつ, 看護教育学と看護管理学の人材育成のアウトカムについて考えている。この両者の背景にある考え方は異なっているが, 両者とも看護実践の質向上をめざしていることは共通している。このことの整理もしなくてはならない状況にあるだろう。

　看護管理学会に設置されている教育委員会は, 「卒前・卒後の看護管理に関する教育・研修の充実をはかり, 看護サービス提供システムの発展を目指すことを目的」としていることが, 公式ホームページに示されている。つまり, 看護管理学のめざす教育・研修は, 看護サービス提供システムの発展をめざしたものであるし, 看護教育学は看護の質向上をめざすものであるという相違が示されているように思う。であるのならば, 私の専門領域である看護職生涯発達学は, 個々の看護職の生涯を通した発達をめざすものであるという独自性が際立ってくると考えることができる。三者三様の目的があること, そしてその三者が互いの知見をすり合わせながら, これからの看護職に期待される役割を言語化できるのではないだろうか。

教育なのか, 学習 (学修) なのか

・人間であることと看護師であること

　私は, 「教育」と「学習 (学修)」の連関についても慎重に考える必要があると考えている。看護学の大きな特徴は, 知識として学んだことを実際の「臨床」で実践できることである。ここでいう「臨床」は, 「見知らぬもの同士が出会う場」としての「臨床」である。

　看護師は仕事を継続するなかで, 常に看護学を基盤とした実践ができるかどうかを問われ続ける。「私の実践は, 看護と言えるのだろうか」「私は看護をしているのだろうか」「業務に追われ看護をしていない」などの声は, 看護師から枚挙に暇がないほど発せられてきた。

　そして同時に「臨床」では, 看護師という役割を超えたところでの, 人間としての在り方が問われる。人間であることと, 看護師であることは切り離せないし, 人間であるということは他者との関係性を抜きには考えられない。つまり, 看護実践を行うということは, 実践における倫理を問われることになる。なぜならば, 「倫理」とは「人と人との間柄にある」[2] からである。看護は看護師と患者やその家族の相互行為であり, 相互行為であるからこそ, その相互性が問われる。私は現在教育の場にいるが, 教える人と学ぶ人も同じく, 相互に影響し合い, 私は学生から学び, 同僚から学び, 臨床や臨地で働く看護師から学び続けながら, 教育に携わっていることを痛感している。臨床に身を置く看護師であれば, 患者からも学び続けている。学ぶということは影響を受け, 内省を促される経験であるといえるだろう。

・学び続ける看護職たち

　ここで再度整理しておきたいことは, 看護教育は基礎教育と継続教育の双方を包含する言葉であり, 看護師は基礎教育における学習と継続教育における学習を積み重ねながら経験を重ねていくということである。『臨床の知とは何か』[3] という表題の著書を表わした中村雄二郎は, 「実践とは, 各人が身体を以ってす

る決断と選択をとおして、隠された現実の実相を引き出すことであり、そのことによって理論が、現実からの挑戦を受けて鍛えられ、飛躍するのである。実践が理論の源泉であるというのは、そのような意味で考えられるべきなのである」と述べている。つまり、社会の変化のなかで、現実として患者との相互性のなかで求められる役割を、受け身の形で受け止めつつ実践しているのが現場の看護師であり、その実践は徐々に理論へと発展し、教育の目標や内容へと組み込まれていく。同時に、新たな教育を受け学習した新人看護師が実践のなかでその指向性にもとづく知識を具現化していくことで、臨床に変化をもたらす。看護にはこれら複雑な往還が現存するということになる。

　看護学の知識体系は、上記のような経過を辿り発展してきた。そして、看護実践は人と人との間柄で営まれることから、臨床というのはその時、その場、そこに存在する1人ひとりによって構成されるがゆえに固有であり、日常性を強く帯びていることで、言語化することが難しい。看護師は日常の実践のなかで、ときには自分の道に迷いながらも、立ち上がりながら働き続け、学び続ける。

　なぜ、看護師はすべって、転んで、立ち上がるのか。どのような事柄によってすべるのか、転ぶのか、立ち上がるのか。何が看護師の熟練の過程で起こっているのか。すべらないようにすることがよいのか、転ばないようにすることがよいのか、誰の力で立ち上がるのか。この様相は非常に複雑であり、個別的であるからこそ実践のなかでしか語ることができないし、語られるべきことである。

・2つの再会

　この原稿を書いているときに、2つの再会があった。1つは、私が20代後半に、ある看護学校の専任教員をしていたときの学生との出会いであった。私とその人は7歳の年の差しかないが、当時の私は教員、その人は学生であった。彼女は日本での臨床経験や看護学校教員を経験した後、米国ハワイで看護学士を取得し、その後もハワイのマグネットホスピタルで看護師を続けている。

　彼女から聞いた米国の看護師は、週36時間勤務で残業はほとんどなく、彼女は自分の希望で日勤と准夜勤の勤務をしているという。当初は18ドルであった時給が今では60ドルになったそうだが、就職する際に師長から「あなたには高い

11

アセスメントの力を期待している」と言われたことが印象に残っているという。いきいきと働き続けている姿が私には嬉しく，彼女からから語られた働き方は日本の過酷な勤務状況の改善のヒントになると感じた。

　もう1つの再会は，電話を介したものであった。20代前半の私は出産のために退職し，出産後に自宅近くの医療法人の病院に再就職した経験がある。その病院は准看護師が圧倒的に多い病院で，私は業務のすべてを准看護師に教えてもらった。そのなかの1人が私をホームページで見つけて連絡してくれた。彼女はその後，進学し看護師になり，63歳まで看護師として働き続けたと話してくれた。そして，その時に私に仕事を教えてくれた准看護師たちが看護師をめざして学び，看護師として仕事を継続していることも知った。このことは，私が准看護師とともに働いた経験があったからこそ，ともに喜ぶことのできたエピソードであった。

　2人との再会もまた，看護職生涯発達学の意義を私に教えてくれたように思う。

「看護職生涯発達学」とは
どのような学問か

私は看護師であるという前提

　看護職生涯発達学は，どこから生まれ何をめざして発達している学問領域なのだろうか。ここで，「看護職生涯発達学」の誕生までの経緯を，私の関心に従って書いた研究の論文や書籍を紹介しながら，20代から年代ごとに振り返っていきたいと思う。

　考えてみると，この領域は，私の看護師としての歩みのなかから生まれ，これまでに出会った多くの人たち，患者さんやご家族や，看護職・医師やメディカルスタッフや病院で働く人たちからの影響を受け，そして看護を学ぼうとしている専門学校や大学の学生，そして認定看護師教育で学ぶ学生や大学院生たちとの相互行為のなかで揉まれ，辿り着こうとしている，看護師を支え続けようとする試みの集積であるように思える。「看護職生涯発達学」のめざすところは，かつてのホームページのなかで下記のように公表していた。

　「この領域では看護基礎教育・看護継続教育・看護管理学などの枠組みを越えて，看護職者としての発達，また看護職者集団としての発達に焦点を当てた創造的な研究をとおし，看護職者の可能性や課題について探求し，生涯発達する存在としての看護職に貢献することを目的としている」。

　いつも私のなかに在るのは「私は看護師である」という前提であり，私と看護師を切り離して客観的に見つめることはしないし，できない。つまり，中村雄二郎[3]が主張する「臨床の知」として見いだされている「コスモロジーの知」「シンボリズムの知」「パフォーマンスの知」という知を基盤とした，三人称ではなく一人称の課題としてこのことに向き合いたいということであった。「コスモロジーの知」とは，宇宙論的な知であるとされ，いつでもどこでも同じことが起こるという科学の知のもつ普遍性とは異なり，人はみなそれぞれの世界観をもち個別の存在であるということ。「シンボリズムの知」とは，人の言葉や行動には多義的な意

味が潜んでおり，科学の知のもつ論理性とは異なり，答えは1つではなくいくつかの真実を同時に含んでいるということ。「パフォーマンスの知」とは，人はお互いに影響し合いながら存在しており，科学の知のもつ客観性とは異なり，その場にいる人間の相互作用の中で用いられるということ。つまり，この3つの「知」で表わされる「臨床の知」とは，私たち看護師が身体をもつ存在として，患者や家族と出会うその場に在ることが前提とされているということになる。

・ 看護師としての心情

　2017年7月19日に聖路加国際病院の名誉院長であり，聖路加国際大学の元学長であった日野原重明先生は「生涯現役」を象徴されるような105歳までの生涯を終えられた。104歳のときに出版された『死をどう生きたか――私の心に残る人びと』[4]の「はじめに」の文章は，1983年に書かれたものであるが，次のことが記されている。

　私の心にいつまでも忘れられずに残るこれらの患者さんたちを，私は，死の河の船頭として彼方の岸に送る中で，これらの方々から，生とは何か，死とは何か，そして医学とは何かを学ばせていただいた。患者さんが生き，患者さんが死にいくように，私も生き，死ぬものであるということを，実感をもって学んだ。

　2行目の「医学」を「看護学」に，1行目の「死の河の船頭」を「死の看取りをするもの」に置き換えると，そのほかの文言は一文字一文字が今の私の看護師としての心情を表わしている。日野原先生が医師として多くの患者と出会い，患者から問われ続け，また「よど号ハイジャック事件」に遭遇し，生きて日本に帰ることができたことを感謝していたこと。人生のほとんどといってもよいほどの時間を医師として生きるなかで，医療を出発点とした人の生きる力を支える仕事を「生涯現役」という心持ちで貫き通されたことに，心から敬意を表したいと思う。そして私も，もちうる力を信じて，自分にできることに挑戦し続ける，挑む人でありたい。「生涯」という言葉のもつ可能性，そして限界について思いを馳せるとき，時間空間を超えた世界へと誘われていく自分を感じている。

20代 (1973 〜 1982)
看護師として3か所に勤務, 研修学校の学生, 看護教員

看護とは何かという問いの答えを模索する

　20代の私は, 卒業した看護学校と設置主体を同じくする自治体系総合病院の小児科, 企業の健康管理室, 医療法人の病院の小児科を中心とした病棟, そして日本看護協会看護研修学校教員養成課程を経て, 看護専門学校の教員として仕事をした。20代に4か所の職場を経験し, この間に2人の子どもを出産した。

　特に, 医療法人の小児科を中心とした病棟での看護は, 卒業後すぐに就職した, 自治体系総合病院の小児科の看護とは異なり, 仕事の大部分が小児患者の採血と血管確保と点滴の管理であった。初めに就職した病院では, 小児の採血の処置の介助はしていたものの, 仕事の多くは家族と離れて入院している子どもたちの生活を援助することであった。一方, その後就職したこの病棟は, 豊富な経験をもつ准看護師の多い職場であったこともあり, そこでの看護業務を難なくこなしている准看護師の姿を見つつ, 「看護とは何か」を考えなければ前には進めない気持ちとなっていた。このふたつの小児病棟の看護実践の相違が, 私が看護とは何かを考える契機になっていたのだと思う。

　そして1978年, 25歳のときに日本看護協会看護研修学校教員養成課程に第7期生として入学し, 1年間学んだ。私はここで, 成人として看護師として, 仕事をしたからこそ味わえる, 学ぶことの醍醐味を知ってしまったのかもしれない。

　ここでの1年は, それまでの看護師としての経験を見つめ, 看護教育を担おうとする自分自身を鍛えるための学修の期間であったと思う。当時は, この学校をはじめ, 教員養成のための1年間の教育課程が数校存在していたが, 看護教育の大学化に伴い, 現在は1校も残っていない。看護専門学校での教育が主流であったころの継続教育として, 多くの人材を輩出し, 現在の看護教育と臨床看護を支える人材を輩出した教育機関であった。

15

30代（1983〜1992）
看護研究学科での学び，主任，師長を経て大学院修士課程へ

本格的な研究の始動

　教員養成課程を修了し，看護専門学校で教員をしていた私は，30歳になるのを機に臨床へと仕事の場を移した。教えるなかで自身の臨床経験の不足に気づき，「今なら，もう一度臨床ができる」と考えたからだった。

　そんななか，私が学んでいたころの看護研修学校の教員が新たに看護研究学科を創設し，そこで研究を学べるようになったことを知り，強い関心をもった。私は，専修学校制度ができる前の高等看護学院で基礎教育を受けたため，研究を学びたくとも，修士課程で学ぶことは現実的ではなかった。

　そして，1982年，私はこの看護研究学科に進学し，仕事をしながら看護実践を見つめ直して研究に取り組む豊かな2年間を送った。研究学科は1年目と2年目それぞれに3か月の集中講義があり，残りの期間は月に何回か通学して学んだ。私は創設3期目の学生で4人の同級生とともに学んだ。

　当初の私の関心は，漠然とした「婦長の能力について」であったが，研究疑問について検討するなかで，看護師の臨床判断に関するものへと移行していった。この研究成果は，「看護婦の『臨床判断の構成要素と段階』と院内教育への提言」としてまとめ，雑誌へも投稿した[5]。これは，はるかのち2016年発行の『師長の臨床——省察しつつ実践する看護師は師長をめざす』につながるテーマであった。

　その後，日本大学文理学部史学科（通信教育）に学び，学士を取得した。卒業論文のテーマは「鎌倉時代の律宗の僧侶における看護の萌芽」である。30代は臨床で小児科，産婦人科の主任，内科病棟の師長として働きながら，看護研究学科を修了し大学を卒業した。

　そして，30代後半の1991年，大学院看護学研究科の博士前期課程（修士）に入学して2年間，本格的な研究を始めることになる。しかし当時は，研究への関心というより，自分のなかに何か確たるものをもちたいという欲求に突き動かさ

れたのだと, 今は思う.

　大学院修士課程は聖路加看護大学 (現聖路加国際大学) の看護管理学と, 他の大学院のがん看護学の, どちらを選択すべきか判断できないまま受験し, 両方から合格通知をもらった. 結局, 家から通いやすいという理由で, 看護管理学を専攻することにしたが, この選択が, 計らずも, その後の私の進路を決定づけることになった.

　修士課程のときの私は, 病棟という小集団のリーダーである師長がどのように病棟を変革するのかに関心をもっていたので,「師長のイノベーション」に関する研究に取り組んだ.「イノベーション」は, 革新という意味合いで用いていた. 実際には, 23の病院と産院をもつある自治体病院群の複数の看護部長から「病棟を変えた」と推薦された師長に, 何を, どのように変えたのかをインタビューし, イノベーションの構成要素を見いだし, イノベーションモデルを作成した. 修士論文の最終的なテーマは,「婦長の『イノベーションモデル』の開発とイノベーション実現に向けての提言—ある自治体病院群の婦長の実態を基に」というものであった.

　当時, 話を聴いた師長たちが取り組んだイノベーションとしては,「看護提供システムの変革」「看護業務の改善」「看護業務の拡大」「勤務体制の変革」という4つが見いだされた. また, 質的な分析の結果から得られた内容をもとに質問紙を作成し, この病院群に所属する308名の師長に回答を求め, 得られた210名の回答を分析した. 修士論文では, そこから見いだされた師長の役割遂行に必要な能力として,「主体的に受け止める能力」「状況をアセスメントする能力」「状況に合わせてアレンジする能力」「意図的なコミュニケーション能力」の4つが在ることにも言及している.

　このように, 修士課程で「看護管理学」を専攻した私は, 卒業後, 臨床での職を求めたが叶わず, 看護短期大学の成人看護学の助教授のポストを得て, 教員としての仕事を始めた. 当時は,「看護管理学」を科目として置く短大はほとんどなく, 修士課程の副専攻として成人看護学を専攻していたこともあり, 成人看護学で仕事をすることにそれほど違和感はなかった. 就職後2年目には, 当時の短大の「看護管理」の講義を部分的に担当し, さらに医学部に設置されていた科目

等履修生にも「看護管理学」を教える機会があったことで, 自分は成人看護学と看護管理学という2つの専門性をもっていると考えていた。

40代 (1993 ～ 2002)
短大, 大学教員, 大学院博士課程

看護管理学とがん看護学のはざまで, 博士課程での研究

　先述したように私は40歳のときに看護短期大学に助教授として就職したが, それからすぐに短大が4年制の看護学部へと移行する計画が始まった。1998年に開設された4年制の看護学部には「看護管理学」の領域が設けられたが, 他の教員が担当することに決まり, 私は成人看護学を担当することになった。また, その後, 2002年に大学院修士課程が開設された際も, 私は成人看護学の「がん看護学」の教授として大学院の科目を担当することになった。

　これが, 私の職業人生最大の葛藤を生んだ。私は「看護管理学」を担当したいと願っていたが叶わなかったからである。そして「がん看護学」という領域について, そして看護学の専門分化について, あらためて考えることとなった。

　私は, 20代に看護学校の専任教員として小児看護に携わっていたとき, 多くの白血病の子どもたちやその家族と出会い, がん看護への関心が芽生えていた。その後, 30代で, 循環器・消化器を中心とする内科病棟の師長として, 成人の消化器がんや呼吸器がんの多くの患者との出会いをとおして, がん看護への関心がさらに強まった。そのため, ごく自然なこととして, 発達段階を超えた「がんに病む人」の看護について考えていたのだと思う。

　私のこの経験は, 後にがん看護専門看護師が登場したときの違和感にもつながっていた。私にとっての「がんに病む人」は, 当然のこととして子どもとその家族を含むものであった。しかし, がん看護専門看護師は成人を対象としており, がん看護の専門性が狭められ切り分けられてしまうように思えた。専門性の発達や分化は, 患者理解の幅を狭めていくという危険性を内在していると危惧している。

　当時，看護学は体系化が進み，私の所属していた大学院でも，臨床領域では「がん看護学」をはじめとして，「クリティカルケア看護学」「母子看護学（注：現在は小児看護学とウィメンズヘルス・助産学になっている）」「老年看護学」「地域看護学」「精神看護学」などの領域で，修士論文コースとともに実践看護学コースが開始された。臨床の看護を変革するという側面からの看護学の発展に期待が集まっていた時期でもあった。

　私は，「がん看護」の専門看護師を育成する仕事をとおして，がん看護への関心が再び引き出されると同時に，「看護管理学」のなかでも「人材育成」，あるいは看護師が変化しつつ成長していく様相に徐々に強く惹かれるようになった。そして，「看護管理学」が組織の視点から「人材育成」を考えるのであれば，私は1人ひとりの看護師の視点からその発達を支援しようという立場へと移行していった。

　これは，私の博士後期課程で取り組んだ「看護師が臨床で用いる『知』の特徴とその獲得過程」というテーマに象徴されるように，1人ひとりの看護師の臨床で用いている「知」，すなわち判断と行為を，「看護師の存在の仕方」「意味のとらえ方」「関心のあり方」の差異からとらえることによって見いだされた内容を契機としている。そして私は，看護師1人ひとりが自らの責務を果たし，「臨床」を変革する看護師として仕事をすることを支援するための教育，研究を続けることにした。

・ 教員として何を求められているのか

　時間は前後するが，修士課程を修了し，40歳で短期大学（現在の看護学部）の教員となり，「私は教員として何を求められているのか」という問いと向き合うことになった。20代を看護専門学校の教員として過ごしていたため，専門学校の教員と大学の教員の差異は何かということも考えるようになった。今から25年前のことで，看護系大学が次々に新設され，私の勤務する短期大学でも将来構想のなかで看護学部への移行が検討されていた。

　私は学士を取得した通信教育のスクーリングで出会った大学教員や，博士前期課程で出会った看護系大学の教員の姿から，「大学教員は研究にもとづいて著

書を書き，自身の研究成果を活かした教育をするのだろう」と漠然と思っていた。

　今でこそ，学生がどう学ぶのかに関心を寄せた講義をすることが大学教員に求められるようになり，その重要性を認識しているが，当時は自分の研究は学生の教育につながっているという短絡的な感覚もあったのだと思う。それもあり，なるべく早く最初の著書を書こうと思ったのも事実である。そして，大学教員に期待される要件の1つに博士の学位を取得するということがあったため，大学教員として仕事をすることになるのであれば，なるべく早く学位をとる準備に着手しなければと考え，修士修了後4年目に博士後期課程への進学を決めた。

　今でも覚えているのは，博士後期課程の入学試験の面接で医師である教員に，「これ以上，何を学ぶのですか」と問われ，「研究の力をつけたい」と答えたことである。他者から見ると，これ以上何を学ぶのかと不思議に思われたのだろうが，私は学ばなければ前に進めないという気持ちをもっていたのだと思う。40代になった私は学位取得に向けて焦る気持ちもあった。これまでよく働き，よく学んできたなと思いつつ，考えてみると私は学ばなければ働き続けられなかったのだろうと振り返っている。それほど，看護現象から看護の本質を見いだし，看護師という仕事を可視化することは困難であり，自分1人の力では太刀打ちできないものを感じていたのだと思う。

　とはいえ，壁に突き当たった看護師の誰もが，私のように学び続けることを選択するのではない。だからこそ，後輩でもあり同僚でもある看護師たちが，日常の業務や研修などの継続教育をとおして，私がこれまで培ってきたものを用いて自身の臨床の現象を省察しつつ実践することへとつながることに貢献したいと願っている。

　私が，博士課程で専攻したのは「看護管理学」であった。博士後期課程では，現在の研究テーマである「看護師の臨床の知」に関する研究に取り組むことになった。これは，30代で行った研究学科での研究テーマであった「看護婦の『臨床判断の構成要素と段階』と院内教育への提言」を発展させたものとなっていく。

　しかし，仕事をしながらの博士後期課程履修であったため，「看護師の臨床の知」をテーマに決めて研究計画書を作成するまでに3年の歳月が流れた。その後，

さらに4年の時間をかけて, ようやく博士論文を作成したのだが, やはり, 早く取り組んでよかったと思っている。年々, 体力は落ちてくるし, 学位を取ってからの日々が長いほうが自分らしい生活を送れるような気がしている。とは言っても, 学位を取得したとき私は50歳であった。

　博士論文のテーマは, 「看護師が臨床で用いる『知』の特徴とその獲得過程」であり, 「看護師の臨床の知」は, 看護師が用いる「知」の1つの様相である「関わりの知」として命名することができた。このテーマは臨床判断の研究の発展したものであったが, 私は看護師が「見知らぬ人と出会う臨床」で, 何をどのように経験しているのかに関心があり, その経験のなかに, 看護師の判断や行為が潜んでいるという確信もあった。それを裏づけるように, 博士論文を完成した後, 日本各地で行われた研修で出会う看護師の書く事例のなかに, 卓越した実践を発見し続けた。そこには, 書かれることがなければ誰も知りえないドラマがあり, このドラマのなかに「看護師の臨床の知」が存在していることが徐々に明らかになっていった。これは後に『看護師の臨床の「知」──看護職生涯発達学の視点から』に結実する。

初めての著書『変革期の婦長学』
(医学書院, 1998)

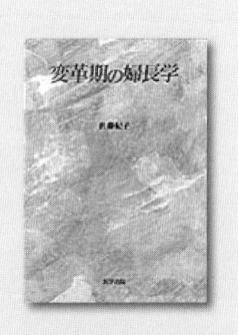

　看護研修学校の研究学科在籍当時, 私の関心は, 漠然とした「婦長の能力について」であったが, 研究疑問について検討するなかで, 看護師の臨床判断に関するものへと移行していった。私の初めての著書『変革期の婦長学』は1993年に修士課程を修了した私の修士論文としてまとめた「婦長のイノベーションのモデルの開発」と, 研究学科で行った「看護師の臨床判断の構成要素と段階」の2つの研究成果を中心に書いたものであった。その第4章は, 「エキスパートナースへの道──看護師の臨床判断の構成要素と段階」であり, 研究学科で行った研究を紹介している。

　この第4章は，看護師の臨床判断の3つの段階と5つの構成要素をもとにした私論であった。3つの段階とは「第1段階」「第2段階」「第3段階」と発展する臨床判断の段階を示し，5つの構成要素は，臨床判断に用いられている「知識」「状況の把握」「行為」「行為の結果」「満足感」という5つである。各段階の臨床判断には，それぞれ特徴的な5つの構成要素の用い方があった。特筆したいのは，その当時「第3段階の臨床判断」は師長によってなされていたことであった。

　その他の章は，30代後半に学んだ修士課程における修士論文の内容を中心に書いた。この本は，2016年発刊した私の4冊目の著書『師長の臨床——省察しつつ実践する看護師は師長をめざす』につながることにもなったのだが，当時から私は師長という役割をもつ看護師の臨床実践の力を高く評価しており，師長に対して強い信頼と期待をもっている。この私の信念は，研究学科の「看護師の臨床判断の構成要素と段階」の研究に拠る。

　私が通読している雑誌のひとつに『看護管理』(医学書院) という月刊誌がある。この雑誌は今年 (2019年) で発刊29年目になる。この雑誌の発刊前には『ナースステーション』(医学書院) という名称の雑誌があり，その内容が『看護管理』に引き継がれたような印象をもっている。ちょうど私が聖路加看護大学の大学院で看護管理を専攻して学んでいたころに発刊され，「看護管理学」という領域が，看護師たちに注目され始めたのだろう。そして同時に，師長たちは臨床での実践とは異なる視点からの役割期待がされるようになっていった。すなわち，看護管理者としての役割であった。

　当時，師長たちは今とは異なる時代にいた。日本はバブル経済が破綻をきたす前兆を抱えていたものの，いまだ実感は薄い時代であった。私が着目した公立病院の師長は比較的安定した病棟運営ができており，時には現状維持にとどまっていても許容される風潮があった。私はそのなかで比較的少数派であった，「病棟を変えた師長」に着目し，師長たちがどのように変革を成し遂げたのかを探求する研究に取り組み，その結果をモデルとして示した。

　今から考えると，師長の行うイノベーションには，臨床での患者や家族に対する卓越した実践と，病棟や外来や手術室など自身の担当する部署の変革という2つの側面があるのだが，当時の私にはこの2つをイノベーションととらえる視

点はなかったように思う。どちらかというと，後者の師長として小集団を変革することを期待していたのだと考えている。この本は，20年を経過するなか2017年に発行を停止し，私はその続編となる『師長の臨床——省察しつつ実践する看護師は師長をめざす』と向き合った。そして今，私は，師長という肩書きに象徴されるような役割に関心があるのではなく，「実践を変える人」に関心があるのだと考えている。

50代（2003 ～ 2012）
看護職生涯発達学の設立（2004年）

働き続ける看護職を支えるために

・がん看護専門看護師の育成

2003年，私は50歳で博士号を取得した。博士後期課程に入学してから7年経過していたが，学位が取れそうと見込みがついたころから，周囲から「学位取得後はどうするのか」と問われていた。私は教員としては，看護学部では成人看護学，看護学研究科博士前期課程では「がん看護学」を担当しており，がん看護の専門看護師を育成していた。

現在も同じく，私の所属していた大学院博士前期課程には「修士論文コース」と「実践看護コース」の2つのコースが用意されていて，私は「実践看護コース」のなかにある「がん看護学」を担当し，2004年度に看護職生涯発達学の後期課程を開始するまでの4年間を，10名の院生とともに過ごしている。私のキャリアのなかでは，この4年間も貴重な経験の軌跡のうえにある。臨床分野ではがん看護学に関心があった私は，がん看護の核となる理論や周辺に在る重要な理論を用いながら，院生の臨床経験を教材として学び，院生の経験を検討することをとおして実習や研究指導に取り組んでいた。

しかし，私は徐々にその教育方法に限界を感じるようになっていた。私が修士

課程で学んだころは，専門看護師の教育は始まっておらず，院生全員が修士論文に取り組むことが共通のゴールになっていた。当時の修士課程の経験と対比してみると，教員として参画する実践看護コースの学修内容は過密で，じっくり思考する時間をもつことが難しく，教える側としてジレンマを感じることになった。このことは，現在の「看護職生涯発達学」の研究にも絡んでくるのであるが，私は看護職者にとって，研究成果の蓄積によって創造され続けている看護学の体系に関心をもち，自身の仕事のなかに取り込んでいくことも重要であると考える。一方で，自身の問題に多方面から向き合うために，そして教養を滋養するという側面からも学際的な学問体系を用いて思考することも重要であると考えている。

　看護師は文学や心理学，社会学，哲学，教育学などの知見を縦横に使いながら，病むことや障害をもつこと，年を取ってさまざまな力が弱くなっていく人々を知り，自身の発達や老いとも向き合いながら思考し続けることが必要であろう。そのことが，意図的に情緒的なつながりをもちながらかかわることから始まる看護師の，日常の臨床に活きる学びになっていくのではないだろうかと考えるようになっていた。私は，博士前期課程での学びのなかに，じっくり思考し，自分に向き合う時間が必要であると考えていた。

　一方，博士号取得後，私は自分自身の専門性を活かした活動を希求していた。また前述したように「がん看護学」をとおして見えてきた新しい領域への挑戦をしたいが，どうしたらよいのか悶々とした日々を過ごしていた。すでに「看護管理学」の担当者がいたこともあり，「看護管理学Ⅱ」にしたらよいのか，人材育成の領域ともいえることから「看護教育学」がよいだろうか，しかし「看護教育」について私は学生に教授する体系的な知見にはあまり関心がもてないことなど，悩みが尽きない時期でもあった。

・「看護職生涯発達学」のスタート

　そして私が2004年に東京女子医科大学大学院看護学研究科に，「看護職生涯発達学」を創設したのだが，博士前期課程からではなく，博士後期課程の学生を受け入れてのスタートであった。これは，当時の学長や看護学研究科のメンバー

であった看護学部の教授たちの取り計らいの結果であったと理解している。

2007年度,「がん看護学」を担当する新たな教授が着任し,この年度から「看護職生涯発達学」の博士前期課程の学生を受け入れることとなった。

「看護職生涯発達学」という名称は,当時私が所属していた成人看護学のメンバーで私の関心に近い教員たちで検討しているときに考えたものであったが,この名称に辿り着く前に考えていたのは「キャリア発達論」であった。私の関心が看護職のキャリア発達に関するものであったことは明確であり,この線でいこうかとも考えていた。しかし,当時の研究科委員会からは,学長の意向もあり博士後期課程もあることを考えると,「論」ではなく「学」という名称であるべきという考えが示され,思い悩むことになった。

看護学以外の学問体系について素人である私は,都内にある大きな書店の教育学のコーナーで,図書の背表紙を何度も眺め「生涯発達学」という領域があることを確認したうえで「看護職生涯発達学」という名称を考えた。そして,以前から何度かお会いし,看護教育についての対談をしたことのある故藤岡完治先生に相談の電話をした。当時,藤岡先生は,京都大学の高等教育研究の場におられ,がんの闘病中であったが,私の突然の電話での相談に快く応じてくださり,「看護職生涯発達学でよいと思いますよ」と明るい声で励ましてくださった。そして私は,この名称にすることを最終決断した記憶がある。

「看護職生涯発達学」の英語表記を考えたときには,「Career Development for Nurses」がよいのではという周囲の意見があったが,どうしても「生涯発達」のイメージを伝えたく「Lifelong Development for Nurses」にした。今ではこの「ライフロング」がこの領域の象徴的なイメージになっており,私たちの領域を大学院生たちは「生涯」「ライフロング」「LL」などと称している。

看護職生涯発達学としての成果は,以降の章にその詳細を譲るが,この研究室で教授をしながら,私は自身の研究・関心にもとづいて,2冊の書籍を執筆した。

「看護師の臨床の『知』
──看護職生涯発達学の視点から」
(医学書院, 2007)

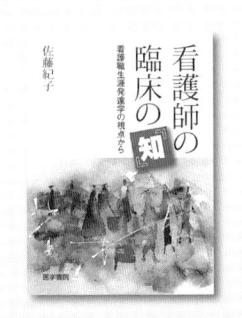

　本書の第1章には，私が出会った卓越した実践を
「印象に残る看護場面」として書いてくれた10名の看
護師の事例を紹介している。この事例は出版に先
立って連載として雑誌『看護教育』に紹介したものである[6]。1か月に1つずつ事
例を解説する仕事は私にとって発見の連続であり，苦もなくこの仕事に取り組む
ことができた。これらの事例を読み解くなかで，私のなかで看護学や周辺領域の
理論が明確となっていき，後述する3冊目の取り組みへとつながっていく。本書
の第1章について，私は以下のように書いている[7]。

　私の看護師魂を揺さぶり，さまざまな場所でさまざまな役割を担いつつ，臨床
の知を育んできた日本各地の看護師が記述した事例を読んでほしい。その多く
が20年程度の経験を積んだ看護師たちであった。事例を紹介した後に，私がど
う読み取ったのかを記述した。

　これらの事例に対する私の解説は，臨床の知に引きつけて行っており，あらた
めて解説の内容を整理すると，以下のようなことになる。

(1) 臨床の知が現われる様相：動詞形の知

　事例のなかに現われている臨床の知は，文字として整理されている静的で客
観的な科学の知ではなく，変化する状況の中に存在する患者と看護師の相互行
為のなかで生まれる動きのある動詞形の知であった。すなわち，「尊厳を守る」「表
情を読む」「その人を知る」「気持ちが交流する」「忍耐強くかかわる」「願いを叶え
る」「気にかける」「身体言語を聴く」「心が劈(ひら)かれる」というような形となっ
て現われていた。行動として見ることが可能な動きは多様で多義的な内容を含
んでおり，意図をもった行為を端的に詳細に記述することは不可能である。「尊
厳を守る」という行為が実際にはどのような行動を表わすのかと問われても，事

例の文脈のなかでしか理解できず，看護師であり読み手である側の解釈に拠るところが大きいが，多くの看護師にとって共感できる解釈でもある。

(2) 臨床の知を支える臨床力

　事例のなかでの卓越した実践を支える基盤として，「卓越した技術すなわち身体化された技術」と「フィジカルアセスメントのスキル」があると同時に，中村のいう「シンボリズムの知」「コスモロジーの知」「パフォーマンスの知」を用いた，1人ひとりの患者や家族に対するかかわりの巧みさが見いだされた。

(3) 臨床の知を生み出す身体図式

　事例から読み取れる卓越した実践を生み出す看護師の身体図式は，「真剣勝負」「構え」として表現されており，そのなかで看護師は「揺れ動く」こともありながらも「仮説検証」というやり方で患者の笑顔を引き出すような実践をしていた。

(4) 実践からの教訓としての省察の意味

　事例のなかで読み取れるのは，実践の後に教訓として見いだされた行為の省察の結果があった。「自己決定の意味」「臨床とは何か」「痛みを伴う経験の意味」など，卓越した実践であっても完成形とはせずに学び続ける看護師たちの姿が見いだされた。

　続く第2章と第3章は，博士論文をまとめつつ解説し，読み手に伝わるように書き直した内容である。博士論文の際のデータ収集方法は，これまでと同様に「印象に残った看護場面」の記述を看護師に依頼し，そのうえで私との対話型のインタビューをとおして書かれた事例の背景にあるその看護師のキャリアや看護実践への向き合い方，その事例を選択した理由や書いた後の変化なども聴くことができた。その結果から，第2章では，看護師が臨床で用いる「知」には，「閉ざされた『知』」「相互作用の『知』」「かかわりの『知』」という3つの様相があることが示された。これら3つの「知」の様相には，それぞれ「存在の仕方」「意味のとらえ方」「関心のあり方」の差異があり，発展する方向性があることや，「知」を獲得する条件が示された。「知」の獲得には，省察を伴う反省的実践があること，既知の理論であったベナーの『ベナー看護論』[8]のもととなっている「From Novice to Expert」との関連においての考察，痛みを伴う経験のもつ意味，「知」

の身体性のことなどについて記述している。

　本書は出版して10年を過ぎるなかで1万人以上の方に購入していただき，版を重ねている。書店に行くと，看護関連の図書の多くがマニュアル系の書籍である。そのようななかから本書を選んでいただいたことに，1人ひとりの看護師に臨床の「知」への関心があることが示されているようで勇気づけられている。

『その先の看護を変える気づき
──学び続けるナースたち』

（医学書院, 2011）

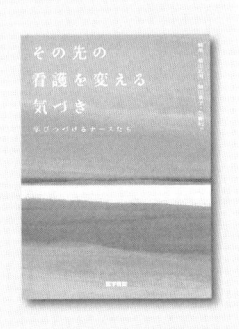

　3冊目に書いた本書は，柳田邦男氏と陣田泰子氏との共著である。なぜ本書を書くことになったのかを考えてみると，3人とも「書く」ということの魅力と，書くことによって見いだすことのできる，普段は語られない真実への関心が深かったのだと思う。柳田邦男氏は，「看護学生の物語から」，陣田泰子氏は「いのちの学びの物語から」，そして私は「師長のものがたりから」というタイトルで3つの章を3人で分担して書いた。

　著書の序文は柳田邦男氏が「書くことと内面の成長」という表題で執筆している。氏は，人が書こうとするモチベーションは，「自分がこの世に他の誰でもない自分として生きた証をつかみたい」という思いから，思い出の数々を書くということについて述べている。そして，「いのちや生きることや死と向き合うことへの，体験者ならではの気づきがあって，考えさせられ学ばされるのだ」とする。そして，看護師や学生に対して以下のようなメッセージを送っている。

　病気や障害を背負っている人のために役立ちたいという情熱や意識は大切なのだが，それだけでは，なかなか患者の気持ちに寄り添える医療者にはなれない。自分の考えだけで接していると，患者の気持ちやニーズとのずれが生じてしまうことがある。やはり人間的な内面の成長，成熟が求められるのだ[9]。

　そして，その方法として日記や手記に書くことを進め，誰かに見せるのではなく自分のために書くことだとする。それが，自分を客観的に見つめるもう1人の自分の目をもつことになるという。柳田氏は第1章を担当し，看護学生の書いたエッセイを紹介し，書いた学生にとってはもう1人の他者となる柳田邦男氏による解説を試みている。この章の最後に柳田氏は下記のように述べている。

　以上のように，本書に掲載された看護学生のエッセイ作品を概観しただけでも，次の時代の医療を担う学生たちの「気づき」の感性のすばらしさが伝わってくる。ただ，こうしたみずみずしい感性をもった若者たちが卒業して医療の現場に入っていった時，現場は若い看護師たちの能力を十分に活かすゆとりと奥行きの深さをもっているかとなると，決して楽観できる状態にはなっていない。少なくとも私の見る限りでは，多くの現場はあまりにもギスギスし過ぎている。この問題については，後半の座談会で議論を深めたいと思う[10]。

　第2章を担当している陣田泰子氏は，40年間の氏の看護師としての経験をとおして，現状を憂いながらも下記のように述べている。

　（中略）　前述したような現状に，ため息が出るような日も多い。しかし，確かに医療の現場で「不確かな手ごたえ」，つまり明確な，という断り書きが必要な場合には言うのがはばかられるのだが，「なんとなく，でよい」と言われると，「それでよいなら，ある……」，まさに「曖昧なもの」を看護師たちは確かに手にしているのである。その曖昧なものが「はっきり見える時」――それは看護師たちが記憶する患者とのストーリーを話す時である[11]。

　陣田氏は，聖マリアンナ医科大学病院の元看護部長であり，現場で出会う看護師から「いのちの学びの物語」を聴き，共感しつつ読み解く作業を続けてきた。そして，章の最後でこう述べている。

　今すぐできることは，現在行っていることを表していくことだ。懸命に生きた人々を忘れずに，その記憶を紡ぎ，語り継いでいくことから始めよう。小さな波動が，やがて大きなうねりになることを期待して[12]。

　そして，第3章の「師長のものがたり」を担当したのが私であった。師長という役割をもつ看護師の臨床もまた，「気づき」の感性にあふれている。そして「気づき」の感性に引きずられるように実践が在るということが読み取れる。この章に登場する5人の師長は，私の近くにいる人たちばかりであったが，全国津々浦々にヒューマンな感性から惹起された実践を続けている師長たちが存在していることを確信している。私は次のように述べている。

　　ここに紹介する五人の師長たちは，私の所属する大学院の修了生や研修を通じて出会った師長たちだが，ここで語られるものがたりは，日本全国でこの役割を担うすべての師長たちに共通するある一面を現しているのではないだろうか。そして，このようにものがたりとして語られる看護実践は，実は多くの先人，看護研究家が著した看護理論を用いて読み解くことも可能である。私は師長たちによって語られたものがたりを読み，看護学の研究者の視点から解説を試みたいと考えてきた[13]。

　私は改めて本書の第1章を読んだときに，本書が出版されたあとに開催された著者3人による座談会のときに心に引っかかったものがあったことを思い出した。当時はなんとなく気にかかるという程度のものであったが，時を経ていくなかでだんだんと明確になってきた。それは，本書で柳田氏が書いている「『気づき』の感性のすばらしさ」であった。これは若い看護学生だけの特権ではなく，これこそが看護の本質であるということに思い至ったからである。学生のエッセイに現われている「気づき」の感性は，第2章を担当した陣田氏が取り上げた20〜30代の看護師の実践にも，私が担当した第3章の師長の実践にも確実に存在していたのである。

60代（2013〜）
定年退職，新たな出発
　60代は現在進行中である。これまでの60代を振り返り節目となったのは，4冊目の著書『師長の臨床──省察しつつ実践する看護師は師長をめざす』を出版

したことと，その後の定年退職だと思う。4冊目のこの著書は，最初に書いた『変革期の婦長学』が絶版になったこともあり，そのリニューアルのニュアンスもありながら，新たな視点も入れて書くことができた。

　その仕事を終えた私は，どちらかというと，もともと予定を考えるのが好きなのだと思うが，定年まであと何日と数え始めたような気がする。50代後半からは，学内の管理的な仕事と院生たちの研究を伴走するのが大きな仕事になっていた。そのこともあって，定年退職後，自分は何をやりたいのかを考えることが多くなっていた。当時，学部教育では，「看護職生涯発達学」の教員が学部の「キャリア発達論」の科目を担当していた。「キャリア発達論」は1年生から4年生までの縦割りの科目で，医学部と協働教育もそのなかに含まれていた。

　4年次では，医学部5年生と早稲田大学人間科学部の学生の3学部の学生による「生命倫理」のワークショップを運営していた。私はここでの学びに影響を受け，「看護師にとって生命（いのち）はどのような現象なのだろうか」という問いを抱えることになった。看護師の生涯発達支援を考えるとき，キャリア初期の看護師が出会う患者の死は，時には退職を余儀なくされるような衝撃的な出来事であることもわかっていた。看護師として仕事をするときに，患者の死に遭遇することは避けて通れないし，時にはその死を看護師である自分が招いたのではないかというつらい経験をすることもある。そのことが一つの契機となって離職する看護師もいる。私は，看護学の中にどのように死（あるいは生命）を位置づけ，学んでいくのかを考えないといけないと強く思うようになった。定年の前の年は，私は定年後にこのことをきちんと探求したいという気持ちになっていた。

　その後，現在の東京慈恵会医科大学医学部看護学科の特任教授としてのお誘いを受けた。魅力的であったのは，博士後期課程の開設に伴い，基盤創出看護学の中に「看護職生涯発達論」の科目を置き，博士論文の指導ができるということだった。十数年前に舟を漕ぎだした「看護職生涯発達学」が，場所を変えて育つ可能性を与えられたのだと感謝した。

　今私は，大学で教員として仕事をしつつ「看護師にとっての生命（いのち）」を探求したいと考えている。

『師長の臨床——省察しつつ
実践する看護師は師長をめざす』
(医学書院, 2016)

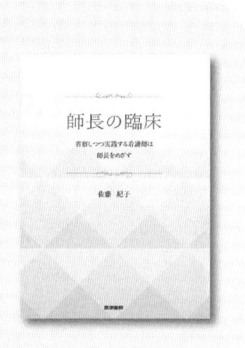

　看護管理を担う看護職のなかで, 師長は現場の看護実践の責任者であることは言うまでもないが, 昨今では病院経営への参画も期待されるようになってきている。患者にとって十分かつ良質の医療を提供することと, 在院日数の短縮化を図り, 効率のよい循環を創造することを両立させることには多くの矛盾や葛藤がある。現在, 医療者である看護師も患者や家族も, 穏やかで安心して暮らせるための準備をする期間としての療養生活を望むことは極めて難しい状況にある。このことは師長にとっては現前する大きな課題であろうと考えている。

　今, 師長と呼ばれる看護師はどのような状況にあるのか。患者にとって, 看護師にとって, 異職種の医療チームのメンバーにとって, 病院経営者にとってなど, さまざまな視点から考えたとしても, やはり師長は看護師の要となる人物であり, 師長の在りようが, 看護師やチームの文化に強く影響し, その結果が提供される医療に大きく反映されていることには疑いの余地がない。本書では, 『変革期の婦長学』の刷新をめざして, さまざまな角度から「師長の臨床」を記述することを試みている。たとえば, 現在の師長たちの実践を記述した事例を紹介し, 師長の実践が看護師の行う実践と相補的に統合されることで看護の質が保証されることについて論じている。また, 文学のなかに登場する師長を紹介し, 今の師長に通じる師長の「知の水脈」についても論じている。そして, 師長であっても看護師であることを確認し, その「臨床の『知』」の可能性を論じている。

看護師の生涯発達, 65歳になりわかったこと

　私たち看護職者が基礎教育で出会う心理学者のひとりが, E.H.エリクソンで

あろう。エリクソンは, アイデンティティ概念の研究者として知られ, 1977年『幼児期と社会I』[14], 1980年に『幼児期と社会II』[15]を出版している。このなかでエリクソンは, 人間のライフサイクルには8つの発達段階があることを示している。そして私の手元にある『ライフサイクル, その完結』[16]はエリクソンとその妻ジョウンの共著で, 2001年に刊行されている。「幼児期と社会II」の20年後ということになる。この著書をあらためて読み返えしてみると, 90歳を超えたエリクソンと, 夫の死を経験し, 自身も90代を迎えたジョウンが, 生涯をかけて考え続けたアイデンティティ研究の完結であることがわかり, 感動を覚えつつ読んでいる。

　特に, この著書では第9番目の発達段階の可能性を示唆した「老年的超越」という暫定的な概念が新たに紹介されており, この内容はジョウンによるものが多く含まれていることが解説文では指摘されている。私の研究室に長年置かれていたこの著書を, 今, 私が手に取っていることにも「意味ある偶然」を感じているが, 人の一生をとおした発達は, 自身がその年代を過ぎ, その発達課題を経験し通り過ぎたことで, よりリアリティをもった解釈へとつながっていくのであろう。

　第9番目の段階である「老年的超越」は, 第8番目の段階である「絶望と嫌悪　対　統合：英知」に続く段階である。80〜90代の年齢になり「老年的超越」の時期を迎えたエリクソン夫妻は, そのことで, これまでのアイデンティティの研究の深まりを発見したことがわかる。この著書に書かれているように, 高齢になって自身の生涯を振り返る際にも, 自身の生涯発達を信じて, 挑みつつ職業を継続してきたことが老年期の私たちを力強く支えてくれるのではないだろうか。

看護職の生涯のキャリア

　第2章に進む前に, ここで看護職の生涯のキャリアを概観しておこう。看護職生涯発達学ではキャリアを「一生の仕事」と定義し, シャインの理論にもとづき, 最初の10年をキャリア初期, 最後の10年をキャリア後期, キャリア初期とキャリア後期の間の比較的長い20年間程度をキャリア中期として考えることにしている。看護職としてのキャリア形成と関連づけながら, 考えてみよう。

・最初の10年：キャリア初期

　人は青年期になり，現実的な吟味をしつつ職業を選択する。職業は収入を得る道でもあり，親からの自立の第一歩として位置づけられる。収入を得ることで社会の一員となり，税金や年金を納めることなどの義務も生じる。しかし，昨今では一度選択した職業を生涯をとおして継続することよりも，より自分に適した職業を選択するために模索を続ける場合もある。

　看護師は基礎教育課程で，臨地実習が必須になっているため，看護学生として臨床の場を経験している。しかし，離職率の高さや安全な医療の提供が問題となっている今，新人看護師の教育をどのようにしていくのかが喫緊の課題ともなっている。現状では，必ずしも卒業したばかりの看護師がスムーズに臨床現場に適応しているとはいえないだろう。

　キャリア初期の初めの数年間は，臨床現場に適応し業務を覚え，看護師としての「役割行動」がとれるようになるために必要な期間である。また同時に成人期の発達課題でもある，自身の家庭をもち，子どもを産み育てるという役割が生じるのもこの時期からであろう。仕事を覚え，自分らしい生活を築くこの時期は，人生のなかでも比較的動的な時期であり，職業や家庭生活をとおして自意識を開発し，配偶者や友だちと親しくつきあえるようになり，その人らしい生活を構築する時期でもある。

・30代から40代：キャリア中期

　キャリア中期は，最後の10年であるキャリア後期へと続く，長い期間である。怒濤のように過ぎ去ったキャリア初期に続くこの時期は，自身の仕事の価値や意味を問い直す時期でもあり，個人的な家庭生活にも個人差があるため，キャリアの積み方にも個人差がある。どのような仕事の仕方を選択するのかによって，継続的な学習の内容も異なるのが特徴である。

　特に，30歳になるころ，多くの看護師が「私は本当に看護の仕事を続けていくのか」と悩むことが多い。結婚や出産，育児をしながら仕事を継続することにも困難を感じることもある。このことから，「これからどうしていこうか」という選択

を迫られる時期でもある。30代後半に認定看護師教育や大学院での教育を受ける者が比較的多いことが, その迷いを裏づけていると考えられる。一般的に人は, このころになると自分のことも含めて死を現実的に理解するといわれている。このことはキャリア初期の時代とは異なり, 自分の人生の時間にも限りがあることを徐々に認識し, 自分にできること, したいことを現実的に吟味することになる。また, キャリア初期のころに抱きがちな「理想的な看護」ができる職場で働きたいという願望も, このころになるとそのような施設はそれほど多くなく, 自分たちの手でつくり上げていかなくてはならないことに気づき, ある意味で幻想を捨てる時期ともいえるだろう。30代は40代以降の自分自身の仕事を想像しつつ, 管理者や教員になる道, 自分に合っている看護の場など, これからのキャリアを模索する時期でもあるだろう。

40代になると, キャリア初期のころに思い描いていた自分の姿と, 現実の自分の在りようのギャップに苦しむ場合がある。これはある人にとっては大変苦しい経験で, 青春期の葛藤が再来したと感じる場合もある。また, 自分自身の身体の衰えの最初の兆しに気づき, 加齢と妥協していくことも必要になる。生活習慣病の兆候が現われ, 自身や周囲の人ががんや慢性疾患に罹患する場合もある。自分自身や家族, 友人の病気体験, 高齢期になった両親の介護などをとおして, 病む人や家族の気持ちをより深く理解できるようになる。これは看護師としてのキャリア形成に大変重要な人生上の経験といえるだろう。

また, この時期には自分自身の死ぬべき運命についても明確に認識できるようになる。このようなことから, 自身の仕事の仕方や生き方を再評価する時期ともなり, 困難なことも多く起きるが, 適切に対処することができればキャリア初期のころとは異なる心の平穏を得ることができる。自分らしい仕事の仕方ができるようになり, 他者と比較することによる焦燥感や, 自己嫌悪に陥ることも少なくなってくる。この時期には, 自身の仕事上の経験や人生経験を客観的な出来事として他者に話すことができるようになり, 自身を外界に向けて再解放する時期にもなるだろう。さらに, 後輩や学生に対してもその成長を長期的な視点でとらえ想像することができるようになり, おおらかな気持ちで向き合えるようになる。

・最後の10年とそれから：キャリア後期

　キャリア中期に続く，キャリアの総まとめの時期である。仕事をしていくのに残されている期間を考え，「あと10年はある」「あと5年しかない」「最後の1年だ」と日常的に考えるようになる場合もある。そのことで焦りを覚え，自身の健康が維持できるか不安を感じることも多くなるかもしれない。しかし，このころになるとありのままの自分でよいのだと考えられるようにもなり，人との関係も円熟し友好的になる。

　キャリアを積み続けた看護職の多くは，退職後の生活を考え，ボランティア活動をとおした社会への貢献や，セカンドキャリアを選択する人も増加している。

　以上，看護職生涯発達学研究を考えるうえで避けて通れないキャリアについて，看護職という仕事をとおして培われるキャリアとして概説した。今，私はシャインの理論が社会の変化のなかで少しずつ加筆される必要があると考えている。人生を長く生きることが可能になった今，60歳前後での定年制度はすでに変容してきている。仕事を続けてきた看護師の多くは，60歳の定年後も仕事を継続しているし，70～80代の看護師が自身の体力と相談しながら短時間での勤務を継続している。最後の10年をキャリア後期と考えるのではなく，キャリア後期から始まる最後の時期についての言及は，これからの可能性を秘めているともいえるだろう。

　もしかすると，人は生きている限り働き続けることが可能であり，「苦しみつつ，なお働け，安住を求めるな，この世は巡礼である」という，アウグスト・ストリンドベリの言葉のように考えることもできる。苦しみは回避しようとしても回避できない場合が多い。

　苦しみがあるからこそ，喜びや達成感もあるのだろう。そんなことを考えながら，看護師のキャリアについて考え続けている。

引用文献

1) 佐藤紀子：看護師の臨床の『知』——看護職生涯発達学の視点から. 医学書院, p. 244, 2007.
2) 和辻哲郎：人間の学としての倫理学. 岩波書店, 2007.
3) 中村雄二郎：臨床の知とは何か. 岩波書店, 1992.
4) 日野原重明：死をどう生きたか——私の心に残る人びと. 中央公論新社, p. 5, 2015.
5) 佐藤紀子：看護婦の「臨床判断の『構成要素と段階』と院内教育への提言. 看護, 41 (4), 127-143, 1989.
6) 佐藤紀子：エキスパートナースの肖像. 看護教育, 48 (1)〜(9), 2007.
7) 前掲書1), p. 14.
8) P. ベナー著, 井部俊子監訳：ベナー看護論　新訳版——初心者から達人へ. 医学書院, 2005.
9) 柳田邦男, 陣田泰子, 佐藤紀子：その先の看護を変える気づき——学び続けるナースたち. 医学書院, p. ix, 2011.
10) 前掲書9), p. 54.
11) 前掲書9), p. 58.
12) 前掲書9), p. 144.
13) 前掲書9), p. 152.
14) E.H. エリクソン著, 仁科弥生訳：幼児期と社会Ⅰ. みすず書房, 1974.
15) E.H. エリクソン著, 仁科弥生訳：幼児期と社会Ⅱ. みすず書房, 1980.
16) E.H. エリクソン, J.M. エリクソン著, 村瀬孝雄, 近藤邦夫訳：ライフサイクル, その完結. みすず書房, 2001.

佐藤紀子著作 (共著含む)

・ 佐藤紀子：変革期の婦長学. 医学書院, 1998.
・ 佐藤紀子：看護師の臨床の『知』——看護職生涯発達学の視点から. 医学書院, 2007.
・ 柳田邦男, 陣田泰子, 佐藤紀子：その先の看護を変える気づき——学び続けるナースたち. 医学書院, 2011.
・ 佐藤紀子：師長の臨床——省察しつつ実践する看護師は師長をめざす. 医学書院, 2016.

第 2 章

看護職の働き続ける力

働き始めてぶつかる壁に戸惑う
(学生〜キャリア初期)

佐藤紀子

　第2章では，これまでに大学院生たちが看護職生涯発達学で取り組んだ修士論文の成果や取り組む過程で見いだした知見を紹介しつつ，「看護師の働き学び続ける力」について，解説を加えながら考えてみたい。修士論文をあらためて俯瞰してみると，そこには看護師たちが向き合っている自分自身の発達課題が浮かび上がってくる。

　大まかにまとめれば，20代の看護師は，看護師となって経験するさまざまな出来事に巻き込まれるなかで，それぞれがもがきながら何かをつかみ取ってはいるが，つかみ取っているものが何かがわからずに葛藤しているように見える。30代の看護師は，築いてきた居場所のなかで自身の存在の意味を見つめたいが，その方策がわからずに混沌としているように見える。40代やそれ以降の看護師は，20年を超える経験の意味を自身に問いかけながら実践を続けている。

　そして，この章で紹介する院生たち自身もまた，20代，30代，40代とさまざまな発達課題を生きている看護師たちであった。修士論文として取り組んだテーマは，どれもが研究者でもある彼ら，彼女らがかつて悩み，苦しみ，混沌としつつも自身に問い続けてきた出来事に端を発している。看護師は仕事を継続するなかでさまざまな壁にぶつかる。そして，その壁を乗り越えたり遠回りし，上れそうな壁を探しながら成長していくのだろう。

働き始めてぶつかる壁に戸惑う (学生〜キャリア初期)

自らつかみ取る未来, 浸透する看護

新井麻紀子　東京医療保健大学千葉看護学部（入学時経験年数 15 年）

▎15 歳の看護学生

　2015 年の学校教育法（第五十八条の二.高等学校の専攻科の課程）の改正に伴い, 2016 年 4 月から, 高等学校（以下, 高校）の専攻科の課程を修了した者の大学への編入学が可能になりました[1]。この法律の改正をとても喜ばしく思うと同時に, 高等学校衛生看護科・衛生看護専攻科の教員として過ごした日々が蘇りました。

　わたしは地元の看護専門学校を卒業後, 大学病院に就職しました。忙しいながらも充実したキャリア初期を経て, 新人看護師を指導する立場となりました。「新人看護師にあれもこれも教えたい」「できる看護師になってほしい」と熱く熱く指導した結果, 熱意は空回りし, 新人看護師を追い込み, ほかの病棟への移動という最悪の結果となりました。

　このときに, 新人看護師に対する申し訳なさと, 傲慢であった自分自身への恥ずかしさとともに「教える」とはどういうことなのかと, 教育に関する漠然とした興味がわいたことを, 今でも鮮明に覚えています。

　その後上京し, 一般大学で教職課程を受講して教員免許を取得し, 看護教員養成講座を経て, 看護教員となりました。看護教員として最初に着任したのが, 衛生看護専攻科を付設した高校（女子高）でした。そこには 15 歳で看護師を志し, 目を輝かせ将来を熱く語るキラキラした高校生たちがたくさんいました。世間では高校生の中途退学が増加しており, フリーターや若年無就業者が大きな問題となっているなか, まるでかけ離れた高校生像がそこにはありました。

15歳から20歳という少女から女性になる多感な時期を,「看護師になる」という目標をもってひたむきに努力する姿は非常に爽快で感動的でした。しかし, 一方で猪突猛進に突き進む姿に自分の進路に迷ったりしないのかな, 自分の進む道は看護師じゃないと思ったときにどうするのかなといった疑問や漠然としたあやうさを感じていたことも事実でした。

衛生看護科・衛生看護専攻科の変遷

衛生看護科・衛生看護専攻科といってもピンとこない方もいらっしゃると思います。ここで簡単に整理してみます。

高校における職業教育は, 農業, 工業, 商業, 水産, 家庭, 看護, 情報, 福祉など職業に関する教育を行う専門高校を中心に行われています。2015年の調査[2]によると, 高校に在籍する生徒総数約330万人のうち, 専門高校に在籍する生徒は, 約72万人で, 高校の生徒数全体の21.9％を占めています。そのうち衛生看護科など, 看護に関する学科では約1万5000人が学んでいます。

看護に関する学科における教育課程には, 准看護師を養成するための准看護師課程（本科：高校の本体をなす課程, 就学年数は3年間）, 高等学校を卒業した准看護師が看護師資格取得をめざすための看護師2年課程（専攻科2年間）, 5年一貫教育による5年一貫課程（本科3年間と専攻科2年間）, および看護師・准看護師資格取得を目的としない教育課程（本科3年間）があります。つまり, ここでは国語や英語, 数学といった普通教科とともに「看護」を教科として学ぶのです。

看護教育制度に関する文献[3,4]によると, 高校に看護教育を取り入れることになったのは1960年ころのことのようです。同じころ, 日本看護協会看護婦会でも,「職業高校としての看護科を作り准看護師養成と高等学校のカリキュラムを設け, 卒業生に対しては専攻科として進学課程が設けられれば, 長年協会が希望している学校教育法による看護教育の第一段階ができるのではないか」との話がまとまり, 意見書が文部省に提出されました。

次いで1962年11月, 同じく文部省の中央産業教育審議会が「女子の適職分野を開発するための職業教育を拡充するとともに, 家庭に関する専門的な知識, 技術の教育の活用に資するため, 高等学校に新たに女子の職業教育のための学科を設けるよう検討する必要がある」と提案し, 当時, 女子も70％以上が高校に進学するという状

況になったこともあり，准看護師教育が高校の一般教育のなかに組み合わせて行われることが望ましいと考えられたようです。

　一方，社会的動きとして1958年の国民健康保険法改正により，「完全看護」から「基準看護」が打ち出されたものの，国民皆保険制度による病床数の増加などにより，看護師の労働条件は極度に悪化し，全国的にストライキが頻発していました。医療現場は近代化に伴って看護師数が急激に増えない限り対応できず，准看護師でカバーせざるを得ない社会状況でもありました。以上のことから，高校衛生看護科設置には，①女子の高校進学率の向上，②女子教育の振興策としての職業科の必要性，③看護師不足の解消策が背景にあったのだと考えられます。

　時代背景もあり，高校衛生看護科は，1964年の神奈川県二俣川に第1校の設置を契機に，1965年には18校，1966年には52校と発展し，1996年には139校に及びました。一方で，看護教育の分野では厚生労働省・文部科学省等の関係省庁においてさまざまな検討が進められ，2008年の厚生労働省における看護基礎教育のあり方に関する懇談会にて，「今後ますます活発化するであろうチーム医療の推進や他職種との役割分担・連携の進展が想定される中，上述の資質・能力を養うためには，看護基礎教育では，看護に必要な知識や技術を習得することに加えて，身につけた知識に基づいて思考する力，及びその思考を基に状況に応じて適切に行動する力をもつ人材，すなわち，いかなる状況に対しても，知識，思考，行動というステップを踏み最善な看護を提供できる人材として成長していく基盤となるような教育を提供することが必要不可欠であり，看護基礎教育の期間の延長を図り大学での基礎教育に移行していく必要がある」との提言がなされました。さらに2009年には看護師国家試験の受験資格の一番目に，大学における教育を受けたものであることが明記されるという保助看法の一部改正が行われました。

　このような流れのなかで，高校における看護教育は准看護師養成カリキュラム改正が施行された2002年を境に，高校とその専攻科によって構成される5年間の一貫教育による看護師課程（5年一貫課程）へと変革を遂げ，准看護師課程から5年一貫課程へ移行した高校は，看護に関する学科を設置する94校のうち74校となり，5年一貫課程が現在，高校での看護教育の主流になっています[5]。

▌高校に看護師養成課程があることに否定的だった

　このように, 衛生看護科・衛生看護専攻科, 5年一貫課程は初等教育 (小学校) と, 高等教育 (大学) のあいだの中等教育に位置づけられます。そのため生徒たちは, 高校生としての教育と看護学生としての教育の2つの要素をもったカリキュラムを履修し, さらに部活動や生徒会活動といった課外活動にも参加しなければならず, 過密なスケジュールに沿って日々を過ごしています。

　15歳という青年期の早い段階に看護職を視野に入れて入学し, 看護師になることを夢見て看護の道を歩み始め, 学習への動機づけが強い[6]とはいえ, 青年期では心身ともにまだまだ未熟であるといわざるを得ません。そのため, 多様化する患者のニーズや高度化する医療に対応できず, 進路に悩んだり, 看護そのものが嫌になったりする生徒が, 当時も一定数存在していました。

　教員のほうも目標達成, 目的達成にやっきになり, 臨地実習の場面ではついつい手を出し, 口を出しして, 教員主導で進めてしまい, あとでひどく後悔するといった経験を何度もしてきました。

　また, 高校ですから, 国語科や数学科, 理科などの同僚教師たちから, 「なんでそんなに厳しいのか」「時代錯誤」「今は生徒主体の時代」といった陰口を叩かれたり, 「帰校日は学年の時間だ」との厳しい言葉をいただいたり, なかなか理解が得られないことも, 看護教員のストレスにつながっていました。

　このころの私は, 「看護は自分である程度考える力がついてから学ぶべきだ」「高校生としての教養をまずは身につけるべき」「高校に看護科なんて, こんな制度, やめてしまえ」と否定的な感情たっぷりで, 大学教育を主体とした方向で看護基礎教育が行われることは, 質の高い看護師を輩出することにつながり, 看護師にとっても患者にとっても幸せなことだと考えていました。

　その後大学院に進学した際, 衛生看護専攻科・5年一貫課程を経て看護師となった方々を研究対象としたのも, はじめは「高校に看護師養成課程があるなんて間違っている」「そもそも日本の看護師養成課程は複雑すぎる」と論理的に主張しようと思っていたからです。先行研究では思春期や青年期の初期のころに望んだ職業興味が一貫して就職まで続いた例は少なく[7], 職業的同一性の早期完了に陥りやすい[8]と指摘する文献は数多くあり, 「そうだろ, そうだろ……」「だから, 言ったでしょ」と, 今思えば非常に浅はかだったのですが, 賛同されたような気分になっていたのです。

制度がある以上，生徒は入学してくる

　研究計画書を作成するに当たり，それまで黙って私の話を聴いておられた佐藤紀子先生が，「制度がある以上，生徒は（学生は）入学してくるのよ。その生徒たちに罪はないの」「どんな教育背景であっても，看護師として生きようとする人々を支援していくことが大切なんじゃないの」「制度にとらわれず，今までの経験をていねいに言語化して向き合ってみたら」とおっしゃいました。私はそれまで，制度のことにとらわれ続け，社会悪とすら思っていたので，「制度がある以上，生徒は入学してくるのよ」の一言は衝撃的でした。

　きっと先生ご自身にも定時制の進学コースなどで教えた経験があったからなのではと，今では思えますが，あの一言がなかったら，今でも衛生看護科，衛生看護専攻科の教員であった時代の自分と向き合うことはできていなかったと思います。

　そこで熟慮を重ね，15歳という青年期初期に職業選択をした高校専攻科・5年一貫課程の生徒が20歳になるまでの多感な時期を過ごす看護基礎教育の5年間のなかで，どのように看護師としてのキャリアを描いていくのか，さらに看護師資格を取得したのちに，どのように看護という職業を意味づけているのかを明らかにしたいと研究目的を設定しました。

なりたい自分に
まっしぐらに突き進む

　研究協力者は8名で，看護師経験2〜6年目の女性たちでした。修了した看護基礎教育課程は，高校専攻科が4名，5年一貫課程が4名でした。8名とも中学生のときに看護師になることを決め，"なりたい自分にまっしぐらに突き進む"様子を語ってくれました。

　「中学の担任の先生は，『今から看護の道に行くんじゃなくて，高校の3年間でじっくり考えることも大切だから勧めない』って言ってたんだけど，反対を押し切ったんです」「普通科に行って歴史とか方程式とか何の役に立つわけ？　英語やら数学やらやるより，解剖とかやったほうがよっぽど役に立つって思った」「どうせ職業につくのだから早いほうがいいなって思って選んだんです」など，先行研究では熟慮に乏しいという指摘がありましたが，中学生として将来のことを考え選択している様子が印象的でした。

　また，複雑なカリキュラムを履修することについては，「高校のときの演習や実習はとにかく楽しかった。周りの普通科に通っている同級生がやってないことをやっているっていう優越感があった」「清拭や足浴をやっているカッコイイ自分に酔っていたっていうか……，『すげぇわたし』みたいな感じでした」「高校時代の行事はクラスみんなで燃えて，なんだかんだ楽しんでいた」と語り，演習もして実習もして，部活もやって，学校行事もこなして……，教員の私からみたらなんて大変なんだろうと思うことさえも，前向きに看護師らしくなる自分に誇りをもち，柔軟に対応しているその度量に驚きを隠せませんでした。

　看護師として就職後も，"空気を読めることを強みに仕事をする"様子を語り，「専攻科時代は（実習中に）先生もあまりいないし，空気を読むというか，今報告しておくべきなのか，今チャンスだ！とか，いやいや待て！とか，全部自分でやらざるを得ない状況だったので，鍛えられました。サバイバルです」。それがあるから今があると語り，しなやかにしたたかに看護師として生きている様子が伺えました。

　一方で，「大卒の後輩は口が，言葉が達者。記録も上手。文章能力があってちらっとみたら，スラスラ〜って書いてあって」「ときどき，患者さんの話の内容がわからないことがあって……，話の腰を折っちゃうことがある」と，現在の行き詰まりや困りごとも語られました。

看護が身体に浸透していく

　子どものころからの"なりたい自分にまっしぐら"に突き進んできた彼女たちは，本来の自分（自己アイデンティティ）と看護師である自分（職業的アイデンティティ）の距離感がほとんどなく，一体化していることが特徴です。明確な目的意識のもと，次から次へとカリキュラムをこなしていき，忙しく厳しい環境のなかでは，空気を読みながらたくましく生きる力を身につけざるを得ないのだと考えました。これは知識を深め，実践し，リフレクションをするなかで，看護の意識や技術を定着させることをくり返す大学生と決定的に違うところだと思います。

　つまり，衛生看護科・衛生看護専攻科，5年一貫課程出身の看護師は，看護師になるのではなく，"看護"が身体に浸透していくのだと感じました。そんな彼女たちや，働きながら准看護学校や進学コースに通う勤労看護学生など，多様な教育背景をもつ看護師たちが立ち止まって考えたくなったとき，行き詰まりを感じたときに，本音

が言えて心が軽くなるような存在でいたいと研究をとおして思いました。

引用文献

1) 文部科学省初等中等教育局高校教育改革プロジェクトチーム：高等学校等の専攻科の課程を修了した者の大学への編入学. 文部科学省, 2016.
2) 文部科学省：平成27年度学校基本調査. 2016.
3) 亀山美和子：日本における看護教育の歴史. 看護MOOK37, 11-19, 1991.
4) 大森文子：「看護」を考える選集15, 大森文子が見聞きした看護の歴史. 日本看護協会出版会, p.155, 2003.
5) 文部科学省：我が国の高等学校教育の現状と今後の改革の方向性. 第7回経済・財政一体改革推進委員会資料2, 2016.
6) 佐藤仁作, 甲斐栄治：高等学校衛生看護科および専攻科における5年一貫教育の意義. 看護教育, 42 (4), 306-309, 2001.
7) 松下由美子, 木村周：看護学生の職業的同一性形成を規定する要因の検討. 教育相談研究, 31, 29-45, 1993.
8) Super. D.E：A Theory of Vocational Development. The America Psychologist, 8, 185-190, 1953.

卒業後2年目の男性看護師の
キャリアデザインを研究した意味

佐久間和幸　淑徳大学看護栄養学部（入学時経験年数6年）

▌男性看護師の光と影

　男性看護師の歴史的な背景には，社会の状況や文化的背景などが大きく関与していると考えることができます。

　海外において先駆的な男性看護師の存在として，中世において看護は修道士によって行われ，当時は男性による看護は当たり前のことでした[1]。わが国では，僧侶が病人を看病をしていた歴史が存在します。藤腹は，僧の然阿良忠（1199-1287）が1240年に書き記した仏教書『看病用心鈔』には，看護に関する叙述がみられることなど，興味深い事実を紹介しています[2]。これら国内外での活動が，現代の看護と同質といえるのか定かではありませんが，この2つの歴史に共通するのは，人が人として相手を思いやる心が存在していたことです。

　わが国で初めて看護人（現在の男性看護師）の養成を開始したのは，1896年のことでした。山崎は，「この時代，日清戦争後，戦地救護員は軍の規律や風紀に慣れた男性に限るとの軍の要請を受け，看護人の養成が始まりました。男性看護師は看護人という名称で始まり，戦争という状況の中で，軍の規律や風紀に慣れた男性を看護の担い手として養成していたことが分かります」と述べています[3]。このように，19世紀に男性看護師（看護人）の養成が初めて行われ，社会的要請により誕生はしましたが，次第にニーズがなくなり一時消滅しました。

　戦後における男性看護師は，1948年保健婦助産婦看護婦法（以下，保助看法）のもと，看護師の養成が開始されました。その後，この新制度の養成に準用して男性の看護人養成が可能となりました。しかし，看護は女性にふさわしい職業であるという社会通念は根強く，医療機関や医療関係者の意識も同様であったため，男子の入学できる看護学校は極めて少なかったのです[3]。

　それから20年後，1968年に保助看法改正で，看護人から看護士・准看護士へと名

称が変更されました[4]。

　実習について，男子看護学生は産婦人科14週を精神科14週に，外来実習産婦人科3週を外来実習精神科3週に読み替えていましたが，1989年の指定規則改正でこの男女の区別がなくなり，看護婦国家試験問題も男女の違いがなくなりました[5]。このように，当時の男性看護師は，精神科の学習科目を多く履修しており，精神科や手術室で勤務していることが多い傾向にありました。

　そして2002年，保助看法改正により，看護職の名称が男女同一の保健師・助産師・看護師となり，「準用規定」がなくなりました[4]。このように，男性看護師の歴史的背景には社会の状況や制度の変化の影響があり，現在に至っていることがわかります。現在，男性看護師はまだ少数派ですが，さまざまな環境で活躍することができるようになりました。また，保助看法の改正や社会的認知を受け，男性看護師の職場環境の改善が進められています。

　就業数の割合から見ても，1968年の1200人（0.9％）から，2014年には7万3968人（6.5％）と，46年間で約61倍の男性看護師が就業しているのです。今後，男性看護師はその活躍と社会的状況に順応していく存在として，期待できるのではないでしょうか。

▌卒業後2年目の男性看護師時代を振り返る

　私は新人看護師の入職さえ少ない病院に，新人のしかも珍しい男性看護師として入職することになりました。私が入職することが決まり，配属された外科病棟ではかつてない指導体制が敷かれていました。それは，プリセプター2名（30代）とその相談役1名（40代），そしてさらに，5名の40's（フォーティーズと呼ばれる熟練看護師）というものでした。

　このような指導体制のなかで，新人看護師時代を無事に終え，2年目を迎えたものの，後輩看護師とともに成長する同級生とは異なり，私の病院には新人看護師の配属はありませんでした。周囲は熟練の看護師ばかりで，自分が進む方向性に不安を覚えていました。しかし，先輩看護師たちは私の不安や思いを察し，2年目看護師として歩んでいけるように大きな課題を出して，その遂行を全力で見守り支えてくれました。

　私にとってこの2年目の1年間は，非常に大きな意味をもち，看護の核を形成する

うえで重要な時期でもありました。しかし，男性看護師として何をしても目立つ存在であったようで，悩んでいる私の背中に対して，「男なんだから……頑張りなさい。何事も経験……」とどんなときでもポジティブな先輩看護師たちの声援を受け，私はひたすら進むしかありませんでした。

課題1：
どんな形でも経験させる

　私にとって，2年目は，1年目とは異なる意味でハードな時期でした。仕事の流れを覚え，処置やケア方法を理解し，複雑な看護業務と人間関係について少しずつ慣れ始めた時期でもありました。

　当時，2年目看護師は新人看護師のプリセプターをするという暗黙の了解事項がありました。しかし，当院には新人看護師がいなかったため，先輩看護師たちは私にどのようにして後輩指導の経験をさせるか，検討していました。その結果，看護学生の指導を言い渡されたのです。

　学生指導といわれても，何をどう指導したらいいのかわからず，私は不安に駆られました。そんなとき，先輩指導者からの「あなたが指導してもらってうれしかったように指導してみたら」という言葉をヒントに，精いっぱい学生指導を行いました。たとえば，血圧が測定できない学生と一緒に別室で，学生が自信をもてるまで何度も私の腕を貸し，できていることを言葉で伝え，ともに喜びました。あのころの私には，そのようなことしかできませんでした。しかし，先輩指導者は「今日の指導はよかったよ。でも，ここは少しこうしたほうがいいね」と，常に私の姿を見守っていてくれていたのです。

課題2：
男なんだから……頑張りなさい

　2年目の課題提出や研修・看護研究などには，必ず前述の8名の先輩たちの指導を通過してからでないと提出できないというとても高いハードルが存在していました。業務と課題に追われ，苦しいことも多く，先輩に相談すると「男なんだから……頑張りなさい」と厳しく指導を受けました。

　しかし，今考えると研修での発表の原稿作成においても，常に先輩の熟練看護師が一緒に協力してくれました。たとえば，パワーポイントの作成方法を一から教えてもらい，挿入する写真も先輩の休憩時間に一緒に撮影し，「どのアングルでとろう

か？」などと私を支えてくれました。そして，ついに発表の日を迎え，緊張しながら会場に入ると，会場後方には不可解な光景がありました。私を指導してくれた先輩の熟練看護師がその研修に参加して，私の発表を見守ってくれていたのです。

課題3：
男性看護師としての宿命

　私が勤務していた外科病棟には，消化器外科のほか乳腺外科もありました。2年目のある日，乳がんの末期の患者さんが入院してきました。その患者さんは前回の手術で乳房を全摘されていました。私はいつものように清拭のタオルを持ってその患者さんに「お身体を拭くタオルをお持ちしました」と伝えると，「あなたが拭くの。男性はちょっと……」と言われてしまいました。よくある場面ですが，私自身は男性看護師の「さが」であると思いつつ，寂しい気持ちになっていました。先輩看護師にも「できることからケアしたら……」と言われ，私はバイタルサインのチェックや洗髪などをさせてもらい，次第に患者さんとの距離感が近づいたように思えました。

　ある日，その患者さんから「身体を拭いてもらってもいい」と言われ，私はバスタオルを活用し，精いっぱいプライバシーに配慮しながら清拭をさせてもらいました。その数日後，患者さんは亡くなりました。後日，師長から，「これは佐久間さんのことではないかな」と1枚の手紙を手渡されました。そこには「男性看護師さんの進出は素晴らしいですね」と書かれており，患者さんから男性看護師の存在を初めて認めてもらえたような気持ちになりました。

　私は先輩看護師の指導的な配慮により，このような2年目の大きな3つの課題をやり終え，看護を深く，分析的に考える機会を得ることができたと感じています。その課題遂行中は，ティーチング，コーチング，ナラティブアプローチ，省察的実践など，先輩看護師の「あの手，この手」の指導にがむしゃらについていきました。あのころは，その状況に対して，決してポジティブな感情はもっていませんでした。しかし，今振り返ると，偉大な先輩看護師の責任のもとで，1人の新人男性看護師がどれだけ学ばせていただいたのか計り知れません。

　新人男性看護師が1年間の看護実践を経て2年目を迎える時期に，その成長のプロセスを意味づけることが私の責務であり，それは先輩看護師の指導の偉大さを証明することになるのではないかと考えています。この経験は，今の私にも生きた経験

知となって残っています。それは，看護基礎教育の学生を指導する際に，「目を離さず成長を見守る勇気」と「成長の可能性と乗り越える力を信じること」，そして「看護は実践の科学である」，この3つが大切な指針となっています。

▌A師長の存在

　私が新人で配属された外科病棟には，同じく新人の男性看護師長のAさんが配属され，ともに2年間を過ごしました。A師長の実践は，たとえば，スタッフが急に病欠になったとき，師長は嫌な顔1つせずにベッドメーキングや検温，入院患者の対応を行い，スタッフからやめるように注意されていたこと，すべてのスタッフに対して，どのような意見も，すぐに答えを出せなくても，必ずしっかり受け止めていたこと，「すべての責任は師長である私が取る，だから自分が納得できる看護をしなさい」と話していたことなど，責任感をもったものでした。あのころの私はA師長の実践力や看護管理能力の意味を見いだすことはできていませんでした。

　異例な指導体制で新人看護師として育ててもらい，私は「新人看護師に関する研究がしたい」とまで考えるようになったころ，ある雑誌で佐藤先生を発見しました。それが看護職生涯発達学という学問にたどりついたきっかけです。佐藤先生には「ともに，一緒に」というオーラがありました。大学院で研究テーマを絞る段階で，佐藤先生から「佐久間さんのロールモデルはA師長さんね」と指摘されたことで，私には偉大なロールモデルが存在していたと気づき，その瞬間，何か解きほぐされたような感覚を覚えました。

　私は，1人で新人時代を戦ったのではなく，こんなにも大きい存在に見守られて育ててもらったのだと心から感じました。その原点にたどり着いたときに，同じ男性看護師の役に立つ研究がしたいと考えることができました。

　A師長には，新人教育のプログラムを緻密に計算して師長として全力で後輩を育成するという決意がありました。看護管理・新人指導の両者を考える以前に，「俺の後輩を育てる」という使命感にあふれていたのではないでしょうか。その意味を理解するまでに，多くの時間を要しました。私には，自分が受けたあのようなプログラムを後輩に提供できないかもしれません。しかし，看護職生涯発達学という学問で学ぶなかで，「男性看護師として……」というシンプルで難しい命題とともに，私は男性看護師の後輩の育成に「私が後輩を育てる」と言えるように邁進していきたいのです。

▌男性看護師の語り

　看護職生涯発達学の演習IIでは，自分の関心のある看護職を対象に研修プログラムを作成して，実践する課題がありました。私は新人男性看護師の「語ってスッキリ研修」をプログラムしました。そこで研修参加者が語ってくれた言葉は，「僕だけ病棟のトイレが使用できないので，1階のトイレに行っています」や「今年，もう辞めようと考えていました。最後に僕の話を聞いてもらえてよかった」などで，こうした男性看護師の素直な言葉に，男性看護師である私が癒される瞬間もありました。少数派男性看護師が看護実践をとおして，日々を考え，自問自答しながら看護を実践する。しかし，時には共感してもらえないことから，離職を決断することもあり，私はやるせない気持ちに打ちひしがれました。それは，少数派男性看護師の思いを明らかにしたい，そう決意した瞬間でもありました。

▌卒業後2年目の男性看護師のキャリアデザイン

　7名の男性看護師の研究協力者の語りをもとに研究しました。男性看護師が看護師をめざす動機には固有の思いが存在しており，看護師になって看護実践のなかから次のキャリアをデザインしていたことが明らかになりました。ここで，過去，現在の時間軸のなかで紡がれる男性看護師のキャリアデザインの一部を紹介します。

男性看護師をめざすきっかけ

　男性看護師をめざすきっかけには，それぞれに固有の思いがありました。
　「小さいころから思い描いていた看護師になりたい」として，以下の4つのきっかけが存在していました。
・家族の介護経験から土木や建築業ではなく看護師へ
・人間関係に悩んだ過去のある自分でも患者に感謝されたい
・海上保安官は難しく，それでも「人を助ける仕事」がしたかった
・母に虐待をされた……，でも看護師の母がかっこよかった
　次に，「遠回りしたけれど看護師になり何かが変われる」という思いから看護師をめざしたきっかけとして，以下の5つが存在していました。
・道から外れた人間だった自分を成長させたい

・仕事を辞めて何をしようかなって考えた

・特殊なことはなく道を探していた

・今の仕事では一生食っていけなかった

・中途半端で終わってきた自分に終止符を打つ

　このように男性看護師をめざすきっかけには，過去の思いが強く影響しており，過去の自分を「昇華したい」という思いが存在していることが明らかとなりました。

　「小さいころから思い描いていた看護師になりたい」には，個人の固有な経験や体験から小さいころから看護師をめざし，看護師になれたことで過去の思いが昇華されていたことが表わされていました。「遠回りしたけれど看護師になり何かが変われる」とは，一度は他の学問や就職を経験し，ふと自身の人生を見つめなおしたときに看護師になりたいと思い，看護師になれたことで過去の思いが昇華されていたことが表わされていました。「昇華」とは，個体が気体に一瞬で変化する（ドライアイス）現象であり，看護師になれたことで過去の思いが肯定的に一瞬で変化しているように考えられます。

2年目の男性看護師は看護の醍醐味を味わう

　卒業後2年目の男性看護師は，1年目の看護実践から，看護学生時代に教員や看護師から指導されたことや考えていたことが，臨床で実践をとおしてつながり，看護の意味深さに気づかされ，看護の醍醐味を味わっていました。現場は，日々つらいこともありますが，ふとしたことから男性看護師としての自分自身を評価されたり，実践のなかで見えてきたことを励みにしていました。

　この時期は過去から未来へと思いを巡らせ，看護師として語りを用いて振り返るには重要な時期でもありました。患者との看護実践をより深く考え，患者の反応から相互に作用する看護実践を考えていました。しかしこの時期，男性看護師は少数派で同性の先輩看護師も少ないため，看護師のモデルとする先輩看護師の言動や行動を「パーツパーツ」で切り取り，自身の看護師モデルを独自に形成していることが明らかになりました。

男性看護師の未来の方向性

　男性看護師のキャリアデザインには，いくつかの特徴がありました。男性看護師のロールモデルがほとんど存在していないことから，将来の方向性が段階的ではなく抽

象的になる傾向がありました。その具体的な内容として，「専門看護師」や「認定看護師」，「看護教員」など，自身の未来について段階的なキャリアをデザインするのではなく，生きていく術としての方向性を見出し，焦点化したキャリアが描かれたと考えられます。

看護職生涯発達学で学んだこと

大学院を修了し，私は「臨床に帰りたい」と思いました。それは，何か臨床でやり残したことがあるという感覚が残っていたからでした。その後の，臨床看護師として4年間の実践は，毎日が充実していました。今まで見ていた現象に対しても，フレームを広げ，多角的に分析的に見ると，同じ臨床の姿がこれまでになく新鮮に映りました。患者の言動，先輩看護師の思い，新人看護師の意図など，話を聴くことで，その意味を深く感じることができるようになっていました。○○だからという感覚的なとらえ方ではなく，どうしてなのだろうか，と探索的に考える思考が，2年間の大学院での学修から身についていました。

現在は，看護大学において看護師をめざす学生を育成しています。これらの過去の経験を十分に活かして，少数派である男性看護師をめざす学生を含めて，今後も一緒に成長していくことを望んでいます。

引用文献
1) 佐藤典子：看護職の社会学. 専修大学出版局, p.187, 2007.
2) 藤腹明子：仏教看護論. 三輪書店, p.13, 2007.
3) 山崎裕二：男性看護者の養成の歴史に学ぶ――看護教育ジェンダー問題を考えるために. 日本赤十字武蔵野短期大学紀要, 19, 45-55, 2006.
4) 保健師助産師看護師60年史編集纂委員会編：保健師助産師看護師法60年史――看護行政のあゆみと看護の発展. 日本看護協会出版会, pp.398-406, 2009.
5) 小山眞理子編：看護教育講座2 看護教育カリキュラム. 医学書院, p.32, 2000.
6) 佐久間和幸：卒業後2年目の男性看護師のキャリアデザイン――過去・現在から未来の軌跡に焦点をあてて. 第15回日本看護管理学会年次大会講演抄録集, 173, 2011.

非日常の手術室で
看護を見いだしていく新人をみつめて

味木由佳　元教員（入学時経験年数5年）

▌大学院入学までの私の経験

　「あなたはどういう看護師ですか」と聞かれたら，私は「新卒で手術室に入った看護師でした」と今でも答えます。それくらい，手術室での新人時代はインパクトのある経験だったのです。自分自身，手術を受けたこともなければ，手術を見たのは学部時代の見学実習のみ。麻酔にかかって眠ることも，おなかを切っても再び目覚めることも，最初はとても不思議なことでした。命をあずかって緊張している医師は，ピリピリしていますし，その空気に呼応して先輩看護師も自身に厳しく仕事をしているように感じました。

　私の場合，希望が通って入った手術室でしたが，手術という非日常の光景のなかから看護を見いだすことにとても時間がかかりました。手術に毎日立ち会うだけでも精神的に疲弊していましたし，5日勤–休み–5日勤のくり返しで体はヘトヘトでした。毎日，新しい1〜2件の手術につくために術式についての予習復習が必要で，勉強が追いつかず同僚宅に泊まり込んで勉強したことも何度もありました。

　手術室看護師は清潔野で術者に器械を渡す「器械だし」，術中の患者の世話を行う「外回り」という仕事があります。最初は器械だしを徹底的に訓練します。来る日も来る日も器械を数えては渡すことのくり返しで，なぜそれが看護なのかを考える間も与えられません。せっかく看護師になったのに何をしているのか，と悩むこともありました。

　さらに困ったことに，手術室看護師には職人気質なところがあり，先輩看護師は多くを語らず行動で示すのです。スピードが求められる場面が多いので，考えるのと行動するのが同時進行という印象でした。術中に話すことは医師の集中力を削ぎ，唾液が飛べば術野が不潔になる可能性さえあります。

　先輩看護師は自らが日々実践している手術看護を語ることに慣れていないようで，

教育方針は「習うより慣れろ」「四の五の言わずにただやれ！」という雰囲気を感じました。今でこそ，手術看護認定看護師が全国で手術看護の言語化を推奨していますが，20年ほど前までは手術看護を語ることはあまりありませんでした。手術看護が何かもわからないまま，「行動しろ」という教育方針に違和感をもちながらも抵抗できずに実践を重ねていきました。

　嵐のような新人時代が過ぎ3年目を迎えるころ，プリセプターとして新人指導を経験することになり，それを機に，自分の新人時代を振り返りました。私の経験は特殊なものではなく，同じような状況下で経験する新人への共感・指導に役立つと考えたからです。そして，学生時代にかかわりがなかった手術室を初めての職場として働き始める新人看護師は，新人が抱える一般的なリアリティショックと，手術室という今までなじみの薄かった領域へのリアリティショックという二重の困難を経験するのではないかと考えました。手術室へは新卒者が配属されることが多いのですが，自身も指導するなかで新卒者に対する配慮が足りないのではないかと感じていたからでした。

　大学院への進学を決定づけたのは，病棟看護師から「手術看護って何をしているの？」と尋ねられたときに，行動していることは説明できても，醍醐味まで伝えることができなかったことでした。手術室看護師は手術室で患者に必要とされる看護を提供しているのに，そこでの看護は患者にも，仲間の病棟看護師にも伝わっていないのではないか。手術看護の専門性を言葉にして示したいと考えて，2009年に看護職生涯発達学の門をたたいたのです。

ゼミをとおして形成された研究デザイン

　入学したころ，研究についてはキャリア10年を超える熟達者に手術看護を語ってもらい，記述しようと計画していました。豊富な経験があれば，手術看護の専門性を容易に示せるのではないかと考えていたからです。しかし，毎日実践していることを新鮮な目線で記述することは思ったよりも難しいことだとわかりました。当たり前のことすぎて，価値が見えなくなってしまっていたからです。

　研究デザインに行き詰まりを感じていたころ，ゼミでナラティブについて学ぶ機会がありました。ナラティブの内容は記憶から呼び起こされたものであり，選択的なものであるという点で事実と異なることもあることを知りました。野口[1]は，「膨大な記

憶のなかから選ばれた経験や思いは，語る者のなかでは紛れもない真実であり，その者にとっての世界を紡ぐ物語であり，人は毎日の生活のなかで絶えず更新している自分の物語の主人公として生きている」と述べています。

　それまでは，新人看護師が手術室でくり広げられる現象をどのように経験し，そこに看護を見いだしていくかは主観的なものだと考えていました。しかし，行動に意味を見いだせれば，意味をもった行動として手術看護を深めていく助けになるのではないか。また，手術看護を見たことがない人でもわかるような表現を使ってその専門性を示すことで，誰でも理解し，共感を呼ぶことができるのではないかと考えるようになりました。そこで，熟達者にできあがった看護観を語ってもらうのとは逆の発想で，新人看護師が手術室で看護を見いだしていく過程の語りから，その専門性を明らかにすることにしました。

研究方法

　本研究では，新卒で手術室に配置された新人看護師が経験したことから手術看護を見いだしていく「生きられた経験」を記述することを目的に，解釈学的現象学の哲学的立場に立ち，個人の経験や思いを物語としてとらえて記述することにしました。そこで，基礎教育終了後から手術看護のみを実践してきた2年目の看護師10名に，学生時代から就職，新人時代を経てインタビュー時点（おおむね就職後15か月目）までの経験や，手術看護に対する思いを聴きました。

　各研究参加者の語りの概要（オーバービュー）を作成し，さらに語りをトピックごとにまとめた「ラベル」をつくり，「ラベル」から手術看護に対して考えを深めるきっかけとなったエピソードやそのときの思いから「サブテーマ」を抽出しました。「サブテーマ」からさらに，その人の看護実践の核をなしている部分を抽出し，「テーマ」を生成しました。

　このように，得られた語りは各研究参加者が手術室看護師として成長していく時間的変化と，1人ひとりの物語の文脈を活かすよう，それぞれの語りを混ぜることなく質的帰納的に整理し，記述するようにしました。

新卒で手術室に配置された看護師が
経験すること

　各研究参加者の手術室で経験したことを自分のなかで意味づけ，価値を見いだしたり，迷ったりしている様子についての語りをオーバービューとして抜粋して示します。《　》でくくられた部分は，研究参加者の語りのなかで手術看護を見いだすことについて，意味のあると考えられる内容を抽出し，要約したサブカテゴリーです。

Aさん

　実際に器械だしをするようになって，しばらくは《器械だしは言われたものを出せばいいだけ》だと思っていて，主体的に自分がしている気がしなかった。ある日，一緒のオペについた《同期の「出すだけなら誰でもできる」という言葉に衝撃を受ける》。自分が考えて器械だしをしていないことに気づいて焦り，自分が確認をしてやらないといけないという気持ちが芽生えた。ちょうど同じころ，術野を見ながら《先輩が解剖と手順がつながっていることを教えてくれた》。それまで独学で勉強してもわからず，つまらなかったが，《次に何が要るかを考えるようになって器械だしが楽しくなった》。今，面白さはわかってきたものの，遅い時間に看護師ではなく，不慣れなドクターが器械だしになるのを見たり，アメリカでは看護職じゃない人がやっていると聞いたりして，器械だしって何なんだろうって思う。それでも，閉創前のカウントに協力してくれない器械だしドクターとのやり取りから，器械，ガーゼや針の管理をする器械だし看護師はすごい必要だと思う。今はこれらのことに折り合いがつけられずに《体内遺残を防ぐために器械だしは必要だけど，看護師としての役割はモヤモヤしている》。

Bさん

　1年のときは，「自分って看護をやってないな」っていう思いが，正直ちょっとあった。1年生の中盤くらいまでは，看護っていうよりも，自分の技術を高めていくっていうのにいっぱいいっぱいで，自分の技術の向上ばかりを考えていた。正直にいえば，あんまり患者さんの看護という視点でやっていなかった。あるとき，師長さんと主任さんと話す時間があって，「手術室にも看護があるんだよ。そういうことを考えて行動していくんだよ」って言われた。でも，そのときはよくわからなくて，「器械も言われたままに渡すことが，なんで看護なんだろう？」って思っていた。

　2年目になって，まだはっきりわからないけど，患者さんに声をかけること，体温低

下している患者さんを温めること，術前訪問に行くことも，日々やっていること1つひとつが看護なんだと思うようになった。最近やっと，「そういえば，今やってたことが看護だったんだ」って，考えがつながってきた。ただの技術，ただの自分がやらなきゃいけないことだと考えていたことが，実は看護だった。《だんだん考える余裕ができて，看護が見えるようになってきた》のかな。

　今，看護というのは特別なことじゃなくて，《日々やっていること1つひとつが看護だったんだ》と考えている。ここにも看護があるように，ほかのところにも看護があるのかなと思い始め，学生時代は絶対に行きたくなかったが，《機会があれば病棟に行ってみてもいい》とも思っている。

Cさん

　実習のときは，手術室の看護師さんは器械を出す役目なんだって思っていた。でも，働いてみて，器械だしだけが看護師じゃなくて，外回りするのも，術中に起きたことをみるのも看護師だったんだ。《器械を渡すだけじゃなくて，ここにもちゃんと看護がある》ってことに気づいたことが，働き出してからいちばん驚いたことだった。実習じゃわからなかったけど，医師に間違えて器械渡すと「違う！」って投げてきて，《医者は意外と怖い》ことにびっくりした。物の名前も，医師の名前も，術式の特徴とか，《なんにもわからないのに，個別性を考えるのは大変》だった。先輩に「この人はこれもやるかもしれないから，これも集めておいて」って言われても，何か月かは「へ？」って感じだった。最初は器械を出す作業はするけれど，何のためにやってるか全然わからなかった。だんだん根拠がわかって，《手順の意味がわかると器械だしが楽しい》と思えるようになった。

Dさん

　常に先輩に言われているので，患者さんの安全・安楽をいちばんに考えることが大切だと思っているが，外回りは動けるようになるまでは，動くことで精一杯で《最初は患者さんのことまで気が回らなかった》。でも，ある程度1人でできるようになってきたころ，《先輩の外回りを見て，自分とは全然違うことに気づいて真似するようになった》。自分の外回りと違い，優先順位を決めて行動することや声のかけ方に無駄がないことに気づいた。そういう真似したいなと思える先輩がたくさんいた。痛みを伴うときに不安を軽減する声をかけるとか，《起きている間しか患者さんの精神的なケアはでき

ないのかもしれない》けど，《自分が麻酔から覚めたときに知らない傷ができていたら嫌だから，患者さんにはその思いをさせたくない》と思っている。患者さんは手術の傷についての説明は受けているけど，管の跡がついたり，褥創ができるというのは思ってもない傷だと思うので，そういうのはなくしたい。患者さんにとっては，やっぱり手術って，すごい怖いものだと思う。麻酔にかかって寝ちゃったり，自分の手足を抑制されたりしている，《患者さんにとって非日常な手術で安楽を手助けするのが手術室看護師》の役割だと思う。

Eさん

外回りのときは《どんなオペでも患者さんが不安なのは同じだから，自分がしてもらいたいように声かけする》ように心がけている。声かけの仕方は患者さんに直接聞くわけにもいかないので，自分が歯医者さんにかかるときのことを考えて，自分がしてもらいたいように，次することを伝えるようにしている。患者さんはすぐに麻酔かかっちゃって覚えていないというのはもちろん，「手術が無事に終わるのか？」を心配していて，それどころじゃないと思うから，手術看護のことはあんまり印象には残っていないのかなと思う。患者さんの印象に残りたいという思いがあるわけではないから，そこはあんまり気にしていない。病気の治療は医師の仕事だけど，手術室看護師は術後の神経麻痺や褥創から《患者さんは覚えていなくても，寝ている間守ってくれる存在として意味がある》ととらえている。

Fさん

就職してから2か月間，器械だしが続いた。どう勉強してよいかもわからなかったし，学校で習った基礎を何も活かせなくて，いきなり放り込まれたような気持ちになっていた。そんな場所で，器械を渡す行為に看護師の資格が必要だと思えず，《器械だしだけからでは看護師がする必要性を見いだせなかった》。手術室にも看護があると思うようになった《今は，器械だしは専門知識をもっていたほうがよい》と思っている。専門知識のない人が器械だしをしたら，鈎のある器械で血管をつかんで出血させてしまうかもしれない。そういうことのないように器械だしは勉強しないといけないと思うが，慣れてきた最近は，以前ほど勉強していないと反省している。

新卒で手術室看護師になった新人は，二重のリアリティショックを経験するのでは

ないかという仮説を立てましたが，インタビューの結果，手術室特有のリアリティショックは大きなものであることがわかりました。学生時代に見たこともない器械だしを言われるままに習得した後で，よくよく考えて器械だしに看護師が行う意味を見いだしているようにみえました。これは入職後おおむね15か月時点でのインタビューですが，自信をもって器械だしに意味を見いだしている人もいれば，迷っている人もいます。経験や意味づけの過程は一律ではなく，個人差があるのです。

手術看護を見いだす支援のために

　手術看護はその専門性を語り続ける人がいることも，手術看護とは何かが理解されていく一因であると推察されました。Bさんの経験のように，手術室に看護があると言われることで，そのときに納得はできなくても，心のどこかには残っていて，実践を続けていたある瞬間に自分が心から納得できる意味を見つけることができる。それが臨床で実践する意味だと考えました。

　先行研究によると，「手術看護の専門性は患者を中心に展開される看護であり，器械だしに必要な専門性は3年程度で獲得でき，外回りは5年以上で専門性が獲得できる」[2]と述べられています。「手術看護は患者さん中心に展開される看護である」ということを言葉で知っていても，それはまだ本当に知っているとはいえないのです。その意味を，痛みや感動をもって，自分の価値に組み込むことができて，本当にこの言葉を知ったといえるのではないでしょうか。

　しかし，実際に手術室で行われている現任教育は違いました。まずは知識と技術を身につけて，それが看護であるかを考えることは個人に委ねられています。この研究での語りから，手術看護に携わりたいという気持ち，「手術看護を志向する心」がその人の核にあり，その気持ちが手術室における患者さんのための行動を導き，手術室で見るものに意味づけしているから，手術室での現象に意味を見いだすことができるのだと考えました。

　つまり，「知識」「技術」「手術看護を志向する心」を統合させて現任教育を行わないと，手術室から看護師を始める新人は苦しいキャリアを送ることになります。手術看護は場の空気を読み，予測を立てながら進めていく，まさに身体にしみ込んだ知の実践です。継続するほどに深みを増し，患者へ安全・安楽を提供できることを鑑みれば，適切な行動がとれることだけを目的とした指導だけでは不十分といえるでしょう。

▍研究がもたらしたもの

　手術看護の楽しさをわかってもらいたい一心で始めた研究でしたが, 研究参加者の語りを聞くうちに私自身の関心が移っていくことに気づきました。それは新人看護師が自分の価値観とさまざまな経験をすり合わせて手術看護を見いだしていく過程は, それぞれ唯一無二で素晴らしいということでした。研究をとおして, 停滞したり, 葛藤したりするからこそ, 見方が変わるような経験をしたときに, 痛みや感動をもって看護を見いだしていくことができるのだと学びました。同時に,「これは看護なのだ」という気持ちをもって知識や技術を吸収することの必要性も痛感しました。

　修了後, 私は手術室看護師に戻る予定でしたが, 学生が看護を見いだしていく姿を間近で見たいと思い, 基礎教育の教員へキャリアチェンジしました。目に見える行動だけで判断・評価するのではなく, 1人ひとりの看護師が納得して知識や技術を身につけていくことが大切だと考え, その支援をしたいと願ったからです。実際に教員を経験してみると, 指導には目に見える行動も評価の軸に加えないとならない部分があることも理解できました。

　行動主義的な指導をまったく否定するわけにはいきません。しかし, 手術看護を経験したことのある教員は多くないことを活かし, 折に触れて, 手術室看護師の仕事の内容や大切にしていることを学生に語りました。学生は見たことのない世界の話に熱心に耳を傾けてくれ, 手術室に就職を希望する学生も何人かいました。もちろん手術室看護師の仲間が増えるのはうれしいことですが, もっとも伝えたかったのは, どのような場所にあっても, 看護師が意図して行うことは看護であるということでした。領域を超えて, 看護師同士がお互いの仕事を尊重できるような職業人になってもらえたらうれしいですが, その成果が出るのはずっと先です。学生, 新人看護師の心のどこかに引っかかる種を蒔くことができたなら, とても幸せなことだと思います。

※この文章は『看護教育』の連載「すべって, 転んで, 立ち上がるために——看護職生涯発達学から」(2017年8月号掲載) の内容を加筆修正したものです。

参考文献
1) 野口裕二 : 物語としてのケア——ナラティブアプローチの世界へ. 医学書院, 2002.
2) 佐藤紀子, 若狭紅子, 土蔵愛子ほか : 手術室看護の専門性とその獲得過程に関する研究. 東京女子医科大学看護学部紀要, 3, 19-26. 2000.

なぜ，看護師は
夜勤を続けられるのか

伊能美和 東京医療保健大学千葉看護学部（入学時経験年数3年）

▌看護師を辞めたいと考えるほど追いつめられて

　新人看護師として大学病院の脳神経外科病棟に配属された私は，予想外の所属に戸惑いながらも，日本全国，時には海外から来院する患者とのかかわりのなかで，高度先進医療を提供する「ここでしか救えない生命や守れない患者の生活がある」ことを学び，無我夢中で働き始めました。

　私は，看護の力なくしては回復しない患者とのかかわりにやりがいを感じ，脳神経疾患患者の看護を楽しんでいましたが，その一方で，以前は情熱的に看護を語っていた同僚は「こんな仕事……」「看護師なんか……」と自分たちの仕事を卑下するようになっていきました。私自身も看護職のモチベーション維持の難しさに気づき，「自分もいつかこの波にのまれるかもしれない」と不安になり，看護師としての行く末を考え始めました。学生時代から看護研究に魅力を感じていた私は，病棟の状況や経験年数で仕事の裁量権を制限されていたこともあり，学位を得ることが自身の強みになると考えて，大学院への進学を決意しました。

　大学院での専攻分野を悩みながら働いているあいだに，病棟の看護体制上，重症な患者ばかりを受け持たなければならなくなり，「回復期の患者のケアが停滞している！」「軽症な患者のケアができてない！」と憤ることが増えていきました。そして，医療安全に即した看護実践を重視するあまり，本来患者にとって必要と思われる看護の必要性を同僚が認識していないことに苛立ち，自ら勤務時間外に対応する日々が続きました。次第に，自分が看護師として大事にしていることは何なのか，それは本当に患者に必要なことなのかと悩むようになり，「このまま働き続けたら，一緒に働くみんなを傷つけてしまう」「看護師を辞めたい」と考えるほど追いつめられていきました。

　散々悩んだ挙句，大学時代にお世話になった先生に連絡をとり，「私のしたい看護

実践はすべて勤務時間外のボランティアでしかない!」「看護職として働き続けたいのに,このままでは看護師を続けられない」とSOSを出したのでした。先生は一通り話を聴いた後,東京女子医科大学の佐藤紀子先生が看護職生涯発達学という学問を立ち上げていること,佐藤先生は看護管理や看護教育の垣根を越えて看護職を支援し,アプローチしていこうと考えていることを教えてくれました。

すぐさま佐藤先生の著書「看護師の臨床の『知』——看護職生涯発達学の視点から」を購入し,表紙を開くと,「私は今,『75歳まで看護師として仕事をしよう』という言葉をモットーに,妊娠・出産・子育て,そして親の介護をしながら,それでも仕事を継続していこうと提案している」[1]という衝撃的な一文を目にしました。当時24歳だった私は,佐藤先生がさまざまなライフイベントを経ながら30年以上働き続けてきたこと,さらに20年近く看護職であり続けようとしていることに強い衝撃を受け,「3年目で絶望している場合じゃない!」と働き続けていくための光を見いだしました。加えて,佐藤先生の著書に描かれているエキスパートナースの看護実践は,看護の魅力を再認識する機会となり,まるで乾いた大地が水を吸い込むように,私自身が精気を取り戻す契機となりました。そして,「佐藤先生のもとでなら現状打破をできるかもしれない」と面接のアポイントを試みました。

通常は,ホームページに記載されているメールアドレスからアポイントをとるのですが,当時の私は東京女子医科大学看護学部に電話するという無知っぷりでした。佐藤先生が日本中を飛び回っていることも知らず,何度も電話し,しまいには事務の方に名前を憶えられてしまう始末でしたが,縁をつながなければと約2か月かけてようやく面接のアポイントをとりました。

面接では日々の看護実践について語り,看護師を辞めたい気持ちもあるがそれでも看護職として働き続けたいこと,そのため看護師たちが何をよりどころにして仕事を続けているのか学ぶこと[2]が,未来につながると考えていることを伝えました。佐藤先生は「話を聴いて,若い看護師さんの実践がわかったわ。若い看護師さんたちも一生懸命働いているのよね」と受け止めてくれました。経験年数や年齢にかかわらず1人の看護職として認めてくれる佐藤先生に感動し,大学院では看護職が働き続けていくことに着目して研究に取り組むこととしました。

また,大学院進学にあたり退職するか否か,とても悩みました。私が退職することは苦しい状況でともに戦ってきた同僚を見捨てることであり,自分の抜けた後の過重な負担を背負わせることと考えていたからです。しかし,プリセプターをしてくれた

先輩が、「いずれそういう道に進むと思ってた。命削った金で勉強するんだから私たちのことは気にしなくていいよ！　私たちの未来は伊能くんにかかってるんだからね！」と冗談交じりに応援してくれたことで、退職して進学することができました。

看護管理や協働が存分に発揮される一方で 離職の要因でもある「夜勤」をテーマに

　進学後、新たな学びに自身が満たされる一方で、これまでの混沌とした状況はなかなか整理できず、もやもやしていました。そのため、自分の置かれていた状況を論理的に省察することが関心を明らかにする近道と考え、ゼミでは気になっていることを手あたり次第、調べ始めました。

　ゼミを通して、看護師と患者の組み合わせの数だけ看護の方法があり、質の高い看護は看護師の数だけ存在すること[3]を学んだことで、当時の同僚が力量に比して過重な業務のなかにあっても患者と真剣にかかわっていたことを思い出し、よりよい看護実践のために懸命に働いていたと納得できるようになりました。また、師長・主任を除くと全員が20代、経験年数3年前後の看護師が患者ケアの中心とならざるを得ない病棟の状況で、私自身の知識不足や経験不足を補うために、より確実な看護を行う知識、看護実践力を先輩に求めていたことに気づかされました[4]。そして、看護管理や看護師同士の協働に関心をもち、文献検討をしました。

　臨床における看護管理は、患者や家族に、看護ケア、治療への助力、安楽を与えるために看護職が行う仕事の過程であり[5]、看護管理は看護管理者に限らずすべての看護職が日々の仕事のなかでごく自然に行う看護実践です。また、病院における看護職員配置は、1人の看護師が複数の患者を担当するため、1人の患者とかかわる際には他の担当患者を自分以外の看護職が看てくれているという安心感が必須です。協働は、各人の情況が生物的制約を超える場合、制約を克服する最も有効な方法として存在しており[6]、複数の看護師が協働することはよりよい看護実践を可能にします。

　医療の高度化、入院日数の短縮化、患者が重症化・複雑化している現代では、看護師が個人の看護業務のみに徹することは看護師1人ひとりの負担を増大させ、結果的に患者の生命を脅かすことになりかねません。そのため、特に少ない看護職で患者に対応しなければならない夜勤では、看護師同士が意識的あるいは無意識的に協

力し，互いにマネジメントしあい，日勤帯とは異なるさまざまな工夫をしながら働いています。夜勤は，看護職の看護管理や協働が存分に発揮される絶好の機会である一方，看護職の離職の大きな要因になっています。そこで，看護師が従事する夜勤に焦点をあて修士論文に取り組むこととしました

看護師はなぜ夜勤が続けられるのかという問い

大学病院で働く20代後半の女性看護師が "夜勤を続けられるわけ"

　従来，看護師の仕事は "きつい，汚い，危険" の3Kと評されていますが，1992年の流行語大賞で表現部門・銀賞の受賞を契機に，"きつい，汚い，危険，休暇が取れない，規則が厳しい，化粧がのらない，薬に頼って生きている，婚期が遅い，給料が安い" の9Kとしても認識されるようになりました。

　私自身，2交代制の夜勤に従事していたころは「人間らしい生活がしたい」と何度も思い，大学院入学後も看護師として働いてはいるものの，夜勤をすることだけは踏み切れずにいました。しかし，ゼミを通じて，これまでの夜勤を再考してみると，夜勤が同僚との交流を深める場となっていたこと，患者への看護を変革する契機となっていたことなど，夜勤はつらいことばかりでなかったことに気づかされました。

　夜勤に関する文献は，夜勤に従事することによる身体的，精神的，社会的影響に着目し，そのつらさや過酷さを明らかにする研究が非常に多いです。その反面，実際に夜勤に従事する看護職は，さまざまなリラクゼーションや，医療事故防止策，新人看護師の夜勤導入など，現場レベルでの現状改善に取り組みながら，夜勤を続けていることを研究発表しています。このことから，私は夜勤を続けている看護師に対して敬意を抱くようになり，看護師はなぜ夜勤を続けられるのかという問いをもちました。そして，修士論文で「大学病院で働く20代後半の女性看護師が "夜勤を続けられるわけ」」を記述することとしました。

　この研究では看護職員配置基準7対1加算を取得する関東近郊の大学病院で2交代制勤務の夜勤に従事し，一般病棟で1年以上働く20代後半の女性看護師を対象としています。ここでことわっておきたいのは，この研究は看護師にとっての夜勤の両義性をとらえるための試みとして取り組んでいるものであり，看護師が長時間の夜勤に従事することを肯定するものではありません。

"夜勤を続けられるわけ" という用語

　看護師にとっての夜勤は暗黙的な部分も多く,「理由」ということばで表現できるほど論理的ではないこと, 必ずしも意識化して表現できるものがすべてではないことが推察され, 夜勤を続けられるわけは夜勤を続けるなかで, あるいは他者との対話のなかで見いだされていく可能性が考えられました。また, 看護師が意識的あるいは暗黙的に「わけ」を認識することで, 夜勤を続けられるという前提のもと,「わけ」をその状態を続かせるために必要なものとして, ひらがな表記としました。

　そして"夜勤を続けられるわけ"を, 現在, 一般病棟において2交代制勤務の夜勤で看護業務に従事する看護師が, 夜勤への意思, 意欲にかかわらず, 夜勤を続けることを能動的あるいは受動的に可能にする, 夜勤を続けられる理由や根拠, 事情, 経緯など, 研究協力者にとっての暗黙的な事柄をも含むものとしました。

研究方法

　研究協力者の現実をいきいきと描写した記述を生成し[7], 研究協力者が意識していない事柄をも含めた解釈を可能にするため, 質的帰納的デザインで研究を行いました。また, 関連する固有かつ多様な「わけ」を得るため, ネットワークサンプリングを採用し, 半構成的面接法によるインタビューを実施しました。修正版グラウンデッド・セオリー・アプローチにもとづいたデータ分析を行い, 修士論文にまとめました。

夜勤は看護師としてのアイデンティティを支える要素

　研究協力者の皆様には, 夜勤に対する思いを率直に語っていただきました。話を聴くほどに, どうして夜勤を続けられるのか不思議に思うこともありました。しかし, 壮絶な夜勤から苦しみながらも学び, これから出会うであろう患者のためによりよい看護実践をめざし, そしてともに働く同僚のために夜勤を続けている姿に心から尊敬の念を抱きました。

　また, 私は夜勤をしなくなった途端に「こんなに楽な生活があるんだ」と感じましたが, 研究を通じて, 夜勤をしない豊かさは夜勤に従事している多くの看護職の奮闘によって生み出されていることを痛切に感じさせられました。研究が進むほどに, 私は

どんなに苦しい環境に置かれようとも「看護師として働きたい」「夜勤もやらなきゃいけない」と考えるようになっていました。これは修士論文に取り組んだことが，私にとって自己洞察の機会となったためです。

　私たちは経験によって得たものだけに目を向けがちですが，発達とは本来，獲得と喪失をくり返し，常に両義的であり，生み出すことによって何を失っているのかを自覚し，自己統制できることがまた1つの発達となっていきます[8]。2交代制の夜勤に従事していた当時は，夜勤前後も含め約24時間通して起きていることが多く，「もう目覚めることはないかも」と考えながら，泥のように眠りにつく日々が続いていました。そのため，夜勤で削られていく心身にばかり目が向き，夜勤の利点は日勤の回数が減ること，給料が増えることしか認識しておらず，自身が夜勤から何を学び，獲得してきたかを考えることはありませんでした。

　しかし，研究をとおして，看護師がいかに多くのことを獲得しながら夜勤を続けてきたのか，そして壮絶な夜勤を経ても今後も夜勤を続けていくわけ，また研究協力者との相互作用から見えてきた夜間看護の意義を学べたことが私自身の看護師としての発達を認識する機会となりました。加えて，病院に勤務する看護師にとって，昼夜を問わず患者を看護しているという誇りは非常に大きいものであり，看護師にとっての夜勤は，職業人としてのアイデンティティを支える重要な要素である[9]と気づかされたことで，以前よりも前向きに夜勤に臨むことができるようになりました。

　大学院修了後は，再び病院看護師として働き始め，ICUなどクリティカルケア領域での夜勤や3交代勤務にも従事しました。同じ夜勤といえども，クリティカルケア領域での患者は，夜間の安楽に加え，早期回復に向けた昼夜を問わない診療援助と日常生活援助を必要としています。また，看護師は，今，入室中の患者への看護実践に取り組みながらも，いつ入室してくるともしれない将来の患者に備え，訪れるかもしれないそのときに，最大限の看護実践を行えるように備えておくことが非常に重要な仕事となります。クリティカルケア領域で働く看護師は，穏やかな夜勤が一瞬にして戦場に変わる，そんな緊張感のある夜を何度も乗り越えているのです。加えて，2交代制勤務に比べると勤務時間の短い3交代制勤務の夜勤では，眠っている重症患者の全身状態から看護実践を考えなければならず，前後の勤務者との連携が非常に重要となることを改めて感じさせられました。

　さらに，看護師として働くなかで，臨床現場は困難に満ちあふれており，看護職への教育は専門的知識を用いなければ，対処できない問題があることに気づかされまし

た。そのため，現場の看護職の困難や混沌への支援をするために教育・研究に携わることを決意し，現在は教員として働いています。教員になっても臨床現場への敬意を忘れず，ベナーの「挫折感や敗北感に打ちのめされ，気持ちは絶頂とどん底のくり返しで，自分の無力さを痛感すると絶望や怒りで眠れない夜もあるが，それでも看護職は仕事から学び続ける」[10] という言葉に励まされながら，可能な限り看護職として働き続けていこうと考えています。

引用文献

1) 佐藤紀子：看護師の臨床の『知』——看護職生涯発達学の視点から．医学書院，p. 244, 2007.

2) 前掲書1），p. 14.

3) 強瀬美佐子，中澤明美，長谷川里香：若い看護師の求めるリーダー像——グループインタビューによる語りの分析．日本看護学会論文集（看護管理），42, 280-283, 2012.

4) 山本武志：社会学研究者の［ケア］へのアプローチ　看護の質を評価する——看護学は何を社会に伝えるべきか．インターナショナルナーシングレビュー，35 (3)，109-114, 2012.

5) 上泉和子：系統看護学講座 統合分野 看護の統合と実践[1] 看護管理　第8版．医学書院，pp. 2-3, 2006.

6) C.I. バーナード著，山本保次郎，田杉競，飯野春樹訳：新訳　経営者の役割．ダイヤモンド社，p. 62, 1968.

7) I. ホロウェイ，S. ホイール著，野口美和子監訳：ナースのための質的研究入門——研究方法から論文作成まで　第2版．医学書院，p.19, 2006.

8) 秋田喜代美：教師が発達する筋道——文化に埋め込まれた発達の物語．藤岡寛治，澤本和子編著：シリーズ・新しい授業を創る　第5巻　授業で成長する教師，ぎょうせい，pp. 27-39, 1999.

9) 佐藤紀子：変革期の婦長学．医学書院，p. 77, 1998.

10) P. ベナー，J. ルーベル著，難波卓志訳：現象学的人間論と看護．医学書院，pp. 405-406, 1999.

> # 看護職にとっての，
> # 死の悼みかた
>
> 小川美咲　東京慈恵会医科大学附属病院（入学時経験年数7年）

ある看護師の休職理由から私自身の記憶へ

「あの患者さんが死んだのは“私のせい”なんです。それから看護が怖くて，病棟に行けなくなって……」

外来検査室で出会った，復職して間もない2年目の看護師が教えてくれた休職の理由です。彼女は急性期病棟で働いていたとき，昼の休憩中に自分が担当するチームの患者さんのモニター異常に気づくことができず，そのまま亡くなってしまったという「患者の死」を体験していました。私も患者を亡くした経験をもっていたので，その話を聞いたときに「私だけじゃない」とどこか安堵したこと，そして「必要以上に傷ついてしまう看護師を何とかしたい」と考えたことを覚えています。

そうした思いを抱えていたころ，佐藤紀子先生の「看護師の臨床の『知』──看護職生涯発達学の視点から」[1] を読み，「私の知りたいことはここにある」と強く思うようになり，看護職生涯発達学の修士課程に進学しました。しかし，当時は自分が「患者の死」に関する研究に取り組むとは思ってもいませんでした。

進学後，ゼミをとおして，佐藤先生の書籍のなかでも特に気になった「記憶が刻印されるということ」（p86）について探究を進めていくと，「患者の死」にまつわる自分自身の刻印された記憶が浮き彫りとなってきました。そして，この研究に向き合うようになりわかったことですが，「必要以上に傷ついてしまう看護師を何とかしたい」と思っていたのは，実は「必要以上に傷ついていた」自分自身のことでもあったのです。

私自身は，中学時代に，祖母の死や大切な友人家族の死などをとおして，「生きることと死ぬこと」を深く考える機会がありました。ライフステージのなかで「死」というものを認識するのは，一般的に20代後期から30代中期である[2] といわれています。しかし，看護師は「看護」という仕事をとおして通常よりも早く，そして日常的に死を

体験する状況に置かれるのです。

　このようななか，私自身の過去とも対峙しながら，キャリア初期の看護師にとって患者の死とはどのような出来事なのか，とりわけ私も所属していたCCUという救命の場で起こる患者の死とは何かについて知りたいという思いから，この研究に取り組みました。

▎研究をとおして苦しみの「体験」が「経験」に変わった

　しかし，研究をとおして過去の自分と対峙するということは，私が想像するよりもはるかに苦しい行為でした。それまで誰にも話すことのできなかった「患者の死」の体験がどのようなものだったのかを想起し，1つひとつ言葉にしていくのです。

　それは私が看護師2年目で，CCUで重症心不全の患者を担当していた，夜勤での出来事でした。その患者さんは胸水が著明で，全身のむくみもひどい状態でした。明け方，呼吸状態が急激に悪化し，懸命に治療を行いましたが，再び心臓が動き出すことはありませんでした。当時の私にとっては，まさか今夜亡くなるとは思っていなかった患者の死でした。状態の変化になぜ気づけなかったのかと，いろいろなことを考えました。

　その患者さんが厳しい状況にあることは家族もわかっており，毎日，毎日，面会に来ていました。それでも，最期には間に合いませんでした。冷たくなった患者さんの手を取り，大粒の涙をぼろぼろこぼしながら別れを告げる家族のかなしみが，CCUのカーテンの隙間から私の心の奥の奥まで響いてきて，「この患者さんが死んだのは私のせいだ……」と深い闇に堕ちていきました。朝の申し送りが終わり，夜勤のメンバーと管理者で反省会が行われました。患者の変化はいつからあったのか？　このときの痰はちゃんと引けたのか？　なぜもっと早く気づけなかったのか？　といった質問攻めで，まるで取り調べのような反省会でした。もはや，「私のせいで患者が死んだ」ことは確信へと変わりました。

　私は，中学時代に「いのち」について深く考えたことがきっかけで，看護師をめざしてここまで来ました。「その人らしく生き，その人らしく死ぬことを手伝いたい」と思っていた私が，いのちを奪ってしまったのです。そのときから，私はずっと自分を責めてきました。

　そして，心の奥にしまい込んできたパンドラの箱が，看護職生涯発達学の「聴く」

耳をもち，「語りを俟つ」[注] 人たちの前で，ついに開かれたのです。ゼミのたびに想起と語りをくり返し，何度も何度も泣きました。そして，研究というフィルターを通すことでやっと，この出来事と向き合うことができ，ようやく自分のなかから，その記憶を取り出すことができたのです。それは，患者の死の「体験」が「経験」へと変化し，未来へ開かれていく瞬間でもありました。「私の経験をもっと多くの人に伝えたい」，そう思えたことで，苦しみはようやく希望へと変わりました。

▌看護師がそれぞれの "患者さんの死" と向き合うこと

本研究の協力者は，関東周辺のCCUを有する病院に勤務する25 ～ 30歳のキャリア初期看護師で，看護師免許を取得後，初めての配属先がCCUで，かつ異動経験がなくCCUに勤務し続けている看護師です。自由意志で参加を決めた5名の協力を得て，インタビューガイドにもとづいた半構成面接によりデータを取得しました。

こちらからは以下のような質問をして，それを中心に語ってもらいました。
・思い出に残る患者の死にはどのようなものがありますか
・CCUという場所で人が亡くなることについて，どのようなことを思ったり，感じたりしますか

固有な語りそのものを用いて表現したかったため，木下[4]の修正版グラウンデッド・セオリー・アプローチ（M-GTA）を用いて分析したところ，40〈概念〉，16《サブカテゴリー》，5〔カテゴリー〕が生成され，3【コアカテゴリー】に収束しました。

研究協力者の語りから
明らかになったこと

キャリア初期看護師にとってCCUにおける患者の死とは，〔殺してしまうかもしれない怖さとたたかいながら救命第一でやっていく〕CCUで，どんなに死がすぐそこにあるとわかっていても，それでも【怖さとたたかいながら救命する】ことでした。しかし，〔救えるところで人が亡くなったり，看取ったりする〕こともあるCCUで，〔患者や家族の意向に添う死をととのえられると楽になれる〕一方，〔"患者さんの死" に対し，

注) 「俟つ」という姿勢は，鷲田清一の述べる「言葉は，語りを俟つひとつの受動性の前ではじめて，こぼれ落ちてくる」[3]ということでもあります。

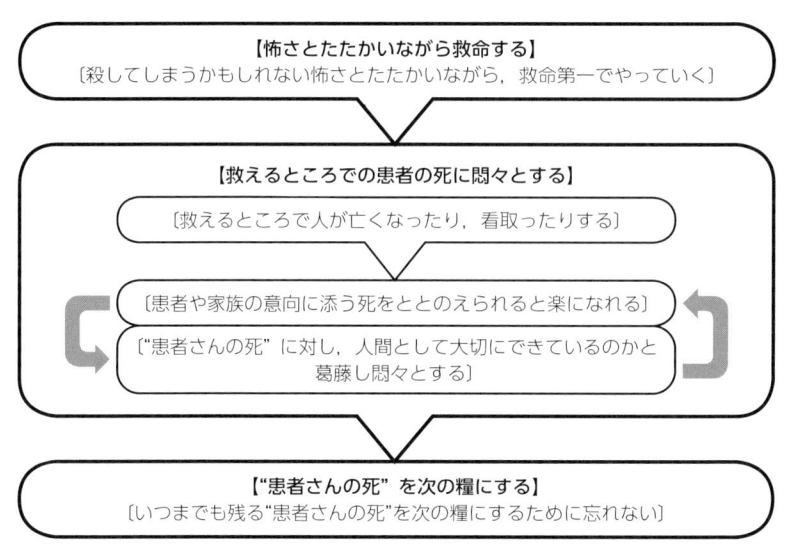

図　キャリア初期看護師にとってのCCUにおける患者の死

人間として大切にできているのかと葛藤し悶々とする〕ことで，結局は【救えるところ
での患者の死に悶々とする】のです。そのようななか，〔いつまでも残る"患者さんの
死"を次の糧にするために忘れない〕ことで【"患者さんの死"を次の糧にする】ことが，
本研究で明らかとなりました（**図**）。

コアカテゴリー1　【怖さとたたかいながら救命する】

　まず，コアカテゴリーの1つ【怖さとたたかいながら救命する】では，《シャンデリア
みたいな点滴の中，ちょっとしたことで殺してしまうかもしれない怖さとたたかい》な
がら，《治療の流れを妨げず体のことからととのえる看護も面白い》と感じつつ，患者
の血圧や酸素化が《ギリギリでガタガタする（安定しない）》ことに一喜一憂しながら，
救命第一でやっていく》ことをとおして，「生と死」が常に隣り合わせの緊迫した状況
のなか，死がすぐそこにあるとわかっていながらも，【怖さとたたかいながら救命する】
ことであるということが示されています。

コアカテゴリー2　**【救えるところでの患者の死に悶々とする】**

　そして，【救えるところでの患者の死に悶々とする】のコアカテゴリーでは，〔救えるところで人が亡くなったり，看取ったりする〕CCUでは，患者の状態が悪かったり挿管されていて本人の意思がわからないことも多いため，《家族がどうしたいかを大事にしたり，自分だったらと考える》ことや《家族が受け入れられる患者の死をととのえたり》することで，〔患者や家族の意向に添う死をととのえられると楽になれる〕ことなのです。

　その一方で，先輩看護師の振る舞いが《みんな死に慣れていて人として扱っているように感じられず，無機質に見えてショック》を受けたり，《看取りの状況をつくりたいのに他の患者や業務のためにできず，人間として私はこれで善いのか》と，〔“患者さんの死”に対し，人間として大切にできているのかと葛藤し悶々とする〕のです。

　実はこの“人間として大切にできているのか”という部分には，2通りの意味が内包されています。1つ目は“看護師である私は患者を，人間として大切にできているのか”，2つ目は“私はひとりの人間として，患者を大切にできているのか”ということです。このように自問自答をくり返しながら，キャリア初期看護師は，“患者さんの死”を問い続けているのです。

コアカテゴリー3　**【“患者さんの死”を次の糧にする】**

　最後に，【“患者さんの死”を次の糧にする】では，さまざまな患者の死の体験から，特に浮き彫りとなっている〔いつまでも残る“患者さんの死”を次の糧にするために忘れない〕ことで，亡くなった患者のためにも，これから出会う患者のためにも【“患者さんの死”を次の糧にする】ことが示されています。

　キャリア初期看護師にとって患者の死とは，《患者に対しても家族に対してもどうしてあげればよかったのかと，いつまでもいつまでも残ってしまう》“患者さんの死”なのです。

　これらのことから，CCUはやはり救命するために在るということが前提としてあり，ターミナルケアへのギアチェンジをしていくことが難しい場であるといえます。

　また，患者の死から「訴えられる怖さ」を抱いたり，「自分が殺してしまうかもしれない」という気持ちになりやすく，このような怖さを抱くのはCCUでの患者の死に特徴的であると考えられます。

　このようななかで起こるCCUでの患者の死に，キャリア初期看護師は【救えるところでの患者の死に悶々とする】のです。悶々とする，これはつまり道徳的・倫理的な問いと葛藤しながら向き合っている状況にあるといえ，生きることを支えることのなかで，患者の死と向き合う，1つの苦悩であるといえます。キャリア初期看護師が《患者さんを傷つけたり全然違う姿にして死なせたくない》と思っても，治療を優先することで患者を傷つけてしまうこともあり，「何が患者にとって善いことなのかわからない」と苦悩していることこそが，患者の尊厳を守ることにつながっているのではないでしょうか。

　このような倫理的ジレンマについて，吉田ら[5]は，解決策や「正解」が見いだしにくく「答えはない」ことであり，1人ひとりが日々の看護のなかで，自分自身の存在をかけて考え続けていくしかない苦悩である，と述べています。これは【救えるところでの患者の死に悶々とする】キャリア初期看護師が，苦悩の渦中にとどまることで，患者にとっての善いことを探し続けていることと考えられ，看護師のこの苦悩を支えることが，患者の尊厳を守る看護を続けるうえでも重要であることが示唆されました。

“患者さんの死”とともに 生きていくこと

　キャリア初期看護師にとってCCUにおける患者の死とは，救命と表裏一体のなかにあり，怖さのなかで向き合い，生きることを支えることのなかで向き合うことなのです。そして“患者さんの死”から，1人の人間としてこれでよいのかと深く問い続けることでもあるのです。

　そして【“患者さんの死”を次の糧にする】は，三井が『看護とケア』[6]のなかで述べている，看護職は，患者の死を「活かす」ことで悼み，自分が他の人を支えることによって，その人がこの世に存在していたことの意義と意味を創り続けるという，職業人であるがゆえの死の悼みかたなのではないかと考えられます。

　佐藤先生からも「小川さんはこんなに苦しんでいるけど，その患者さんは幸せね，そうやって小川さんのなかでずっと生き続けているんだから」と言われました。研究をとおして，「苦しくていいんだ，悩み続けていていいんだ」と心の底から思えました。そして私たち看護職は，「この痛みを忘れない」ということを自ら選び，「次の糧に」しながら，患者さんを「生かし続ける」のだと思っています。それが「活かし，生かす」看護職の特徴の1つなのかもしれません。

　しかし，すべての看護師が同じように思えるわけではなく，【"患者さんの死"を次の糧にする】ことなどできないほど傷つき，離職へと至ることも考えられます。このことから，キャリア初期の看護師がこのような状況に陥った場合は，十分に思いを表出できる場を設け，話を聴くこと，そして，他者から承認されていることを感じられるようなかかわりをすることが必要なのではないでしょうか。

　病院という場では，死を避けて通ることはできません。悶々と悩み続けてよいのです。そうやっていつまでもいつまでも残る苦悩と引き替えに，"患者さん"は，私たち看護職のなかでいつまでも生き続けていくのです。

再び臨床の場で出会った看護師と "患者さんの死"

　私は大学院を修了し，6年ぶりに病棟勤務を始めました。配属されたのは，副鼻腔や扁桃腺，耳小骨の手術から，舌や喉頭，中咽頭がんの手術，化学療法や放射線治療を受ける患者さんまで幅広く入院している耳鼻科病棟です。これまでの臨床経験は，循環器内科・CCU病棟と健診 (外来) 部門であり，がん患者さんと接する経験がほとんどなかったため，初めての外科病棟で毎日学ぶことばかりでした。

　そして久しぶりの病棟勤務で，医療の進歩の速さに驚き，複雑な疾患が絡み合った重症度の高い患者さんやその家族を，20代前半の若い看護師が必死に支えていることに衝撃を受けました。24時間，365日，治療の切れ目はありません。走って，走って，走り続けているのです。彼女らが疲弊する前に何とかしたいと思う反面，自分がその状況にしがみつくのに必死でした。

　そのようななか，患者さんの死と突然向き合うことになった看護師との出会いでふとわれに返り，それと同時に確信しました。私や研究協力者から紡ぎ出された"患者の死"の経験は，CCUという場だけに限られたものではないということを，そして，院内研修で出会ったさまざまな場で働く看護職の多くも，「自分のせいで患者さんが死んでしまった」と思う患者の死を経験しているということを――。

　それはある夜勤での出来事です。中咽頭がん術後に，永久気管孔造設により呼吸経路も大きく変更となったAさんが，「毎晩眠れなくてつらい，眠らせてほしい」と訴え，その夜も指示されていた睡眠導入薬を使用しました。しかし，深夜，Aさんの呼吸状態が悪化し，亡くなってしまったのです。

　夜勤で担当していた3年目の看護師Bさんは，普段から明るく，病棟のムードメー

カー的存在であり，病棟に配属されて間もない私にいちばん話しかけてくれた心やさしい看護師です。翌日の夜勤で，私はＡさんが亡くなったことを知り，Ｂさんのことが気になって仕方がありませんでした。Ｂさんは今，どんな気持ちでいるのだろう，自分のせいだと必要以上に責めているのではないだろうか。

　偶然にも数日後，Ｂさんと同じ夜勤となり，久々に会ったＢさんの顔は，どことなく疲れた様子でした。本当に私の勘は当たってしまうのかもしれない，そう思いました。患者さんたちが寝静まった深夜のナースステーションで，私は，大学院で取り組んできた研究のこと，私が過去に経験した"患者の死"について話してみました。

　一瞬表情を曇らせたＢさんの目から滝のように涙が溢れ出し，言葉に詰まりながら，「私があの時睡眠導入薬を注入したから，Ａさんの呼吸が止まって，死んでしまった……，だから私のせいなんです。私のせいなんです……」と，Ａさんが亡くなった夜勤での出来事を話し始めたのです。「1人にしてごめんね，つらかったね……」。Ｂさんの苦しみが私の経験と重なって，私も涙が溢れ，一緒に夜勤をしていた看護師も，Ｂさんの思いに自身の経験を重ね合わせて，みんなで泣きながら語り合いました。Ａさんが亡くなってしまったのは決してＢさんのせいではないこと，何度も何度も受け続けてきた化学療法や放射線治療でボロボロだった身体は，もうすでにこんなに大きな手術に耐えうる身体ではなかったこと，最期のときにたまたまＢさんがかかわったこと，苦しまず眠るように息を引き取っていったことをくり返し話しました。

　その年，私は配置転換により病棟を離れたのですが，同年Ｂさんが退職したことを人づてに聞きました。退職の理由はわかりません。ですが，私は今でも後悔しています。なぜ，もっと早くＢさんの思いを聴かなかったのか。なぜ，一緒の夜勤まで待ってしまったのか。一度固定化されてしまった思いは簡単には変えることができないということを，私は誰よりも知っていたはずなのに……。

　この経験があるからこそなお，私は1人でも多くの看護職に伝え続けていきたいと思っています。"患者の死"と向き合う看護職が，必要以上に傷つかないよう，周囲ができる限り早く手を差し伸べてほしいこと，そして"患者の死"と向き合う苦悩を支え合い続けてほしいということを。特にキャリア初期の看護師は，管理者やリーダー看護師に気持ちを受け止めてもらえたことや，先輩看護師にも同じような経験があるのだということを知ることで勇気づけられ，「"患者さんの死"を次の糧にする」という経験の扉を開いていくことができるのです。

　"患者の死"を経験する看護職とともに"経験"し続けること——。

私の挑戦も，まだまだ始まったばかりです。

※この文章は『看護教育』の連載「すべって，転んで，立ち上がるために──看護職生涯発達学から」（2017年5月号掲載）の内容を加筆修正したものです。

引用・参考文献
1) 佐藤紀子：看護師の臨床の『知』──看護職生涯発達学の視点から．医学書院, p. 86, 2007.
2) E. H. シャイン著, 二村敏子, 三善勝代訳：キャリア・ダイナミクス──キャリアとは，生涯を通しての人間の生き方・表現である．. 白桃書房, 1991.
3) 鷲田清一：「聴く」ことの力──臨床哲学試論. 阪急コミュニケーションズ, pp. 163-165, 1999.
4) 木下康仁：ライブ講義M-GTA──実践的質的研究法──修正版グラウンデッド・セオリー・アプローチのすべて. 弘文堂, 2007.
5) 吉田澄恵, 安酸史子, 鈴木純恵編：健康危機状況/セルフケアの再構築, ナーシング・グラフィカ成人看護学（2）. メディカ出版, 2015.
6) 三井さよ：看護とケア──心揺り動かされる仕事とは. 角川学芸出版, p. 105, 2010.

> 看護職としての
> キャリアを立ち止まって探究する
>
> 村越望　秀明大学看護学部（入学時経験年数4年）

キャリアを見つめ直すために

　私は，看護学生時代に「どんな患者さんにでも看護ができるジェネラリストになりたい」と思っていました。そのためには新人時代からいろいろな病気やさまざまな状態にある患者さんに看護実践を行い，経験を積む必要があると考えていました。そこで私が就職先に選んだのが，全室個室病棟でした。全室個室病棟とはすべてが個室で構成されている病棟で，私が入職した病院ではほとんどすべての診療科の患者さんが入院していました。病院によっては特別室病棟と呼ばれていることもあります。

　私はこの病棟で看護師として働いていけば，私がめざしたジェネラリストになれるのではないかと考えていました。入職後，日々さまざまな診療科の患者さんに看護をさせてもらいながら，1人でできる処置や受け持ちをさせてもらえる患者さんが増えることで，少しずつ成長を感じ，充実した日々を送っていました。

　しかし，看護師2年目の終わりごろから，「自分の看護の専門性がない」と思うようになってきました。日替わりのようにさまざまな診療科の患者さんが入院し，新たな疾患や治療について勉強をしても次に生かせないことが多く，自分の経験が積み重なっていないような気がしていたからでした。そして，「このままこの病棟にいても学びが浅く成長しないのではないか」「3年目にもなってどこにいっても通用しない，なんの強みもない看護師になってしまったのではないか」と考え，今後の自分の看護職としてのキャリアについて悩むようになっていきました。

　私の周りの全室個室病棟で働く同期も同様の理由で悩んでいました。ちょうどそのころに，看護職生涯発達学と出逢い，大学院で全室個室病棟の看護について探究することで自らのキャリアを見つめ直せるのではないかと考え，進学を志しました。

　しかし，大学院入学後，全室個室病棟の何を研究したいのか漠然としていたことに気づかされました。そこで，テーマを絞りこむために文献検討を行いました。私がま

ず調べたのは「看護実践」についてでした。それは, 全室個室病棟でどのような看護実践が行われているのか探究することで, 自分も培っていたであろう全室個室病棟の看護の強みを記述できるのではないかと考えたからでした。

チン&クレイマーは「実践ということばは, 看護師が人々のケアにおいて出会う経験を意味している」[1]と述べています。そして,「看護ケアが行われている場面での経験は, 看護実践の一部とみることになる」とされており, これらのことから私は, 看護実践は看護師のみで行われる行為ではなく, 患者との相互行為なのだと考えました。そのため, 全室個室病棟の現状を理解し, そこに入院する患者の特徴や働く看護師の特徴を理解することが全室個室病棟の看護実践を探究するためには必要なのだと考え, 全室個室病棟の歴史から順番に調べていくことにしました。

全室個室病棟の歴史[2]

全室個室の病棟は, 中世の終わりのドイツ, ニュルンベルクではすでに存在し[3], 個室病室は裕福な人々を対象とすることが多かったとされています。19世紀後半には, 個人の尊重が保たれる個室病室は特別な価値をもっていると考えられていました。そして, 自費入院患者の病室が存在するようになり, この有料個室の考え方は現在にも通ずるもので, これが現代の個室病室の原型と考えられています。

一方, 日本では明治時代には病室ごとに等級が決められており, 1874年に建てられた東京府病院では, 公立病院であるにもかかわらず, 巡査の初任給が4円の時代に一等室は1日入院料が1円で, 別室付き, 布団などが与えられ, 看護人あるいは付き人が1人付いていたとされています[4]。私はここに, 現代の日本の個室病室の起源があるのではないかと考えました。しかし, まだすべての病室が個室の病棟はありませんでした。

1920年代に入ると, アメリカで全室個室病棟構想が起こっていました。当時考えられた全室個室病棟の利点は, ①疾患の程度, 伝染性, 性別, 年齢, 地位, 家柄などに関係なく病室に入ることができること, ②柔軟に病室を使え, 多くの患者を収容できること, ③病室で診療が行われるため診療室が不要となること, ④他人の生活習慣に合わせなくてもよいこと[3]などが挙げられていました。さらに, 病床利用率は94〜97%と高く, 病院の経営上もよいとされ, 現在アメリカでは個室が主流となっています。その他, 欧米諸国では個室病室も存在していますが, アメリカのような全室個室

の病院はあまりみられないとされています[5]。

　日本でも，1992年に聖路加国際病院で全室個室化が行われました。しかし，日本では一病棟あたりの病床数の規模が40〜50床と欧米に比べて大きく，看護の動線が大きくなることなどからあまり普及しませんでした。これは，在院日数の短縮に伴い，現在の病床数では入退院の動きが激しく，病院運営に影響するからだともされています[6]。しかし，最近では欧米同様の35〜40床程度に設定された病棟が増えつつあり，それに伴い，公的病院でも全室個室病棟の設置はなされています。また，近年患者のニーズの多様化や，感染症対策に対する意識の向上があるため，全室個室病棟は増加していくのではないかと考えています。

　実際，厚生労働省によると病床数全体では2005年には143万2811床[7]が2014年には136万6138床[8]に減少しているにもかかわらず，個室病室は2005年の14万8173床[7]から，2014年には17万3638床[8]へ増加しており，それだけ個室という環境のニーズがあることが予想されます。そのため，全室個室病棟は今後増加するのではないかと私は思っています。

全室個室病棟の
入院患者の特徴

　では，現在全室個室病棟に入院している患者にはどのような特徴があるのでしょうか。

　全室個室病棟は，患者の多くは，会社社長，会社役員，医師など社会的地位が高く，経済的に豊かな人およびその家族が入院している傾向にあるとされています[9]。これは，差額室料が発生するため，経済的な余裕が必要であるからだと考えられます。この患者が個室病室に求める療養環境の特徴としては「プライバシーが保てる」「他患者との煩わしさを避ける」「家族との関係が保てる」「自宅での生活の延長に近い」[10]などが挙げられています。

　そして個室の長所としては，「生活のプライバシーが保て個人の生活スタイルを維持できる。同室患者との性格・習慣の違いによるストレスがない」[11]とされており，患者は個人的な空間が得られることを個室に期待しているといえます。

　また，選定療養に含まれている差額ベッドは，保険診療適用サービスと適用外サービスとの境界が明確であり，患者の「自己負担している」という意識が強く表われると考えられます。加えて，看護師に対しては「自分の気持ちを話しやすい」や「熟練し

た看護師による処置やケア」を期待する[12]とされており，個室という環境面だけでなく，全個室病棟で行われる看護に対しても期待をもっています。また，個室に入院する患者自身の特徴として，約7割が70歳以上の高齢者で，日常生活動作に問題のある患者も多く，何らかの治療が中心となっている患者よりも，日常生活援助が中心となる傾向にあるとされていました。そのため，入院する患者の診療科はさまざまで，患者数にばらつきはあるものの，21の診療科の患者が入院しているという報告もありました[9]。これらのことから全室個室病棟に入院する患者の多くは，「差額室料を支払い，看護師も含めた療養環境に期待をもっている」という特徴があると考えられました。

全室個室病棟の
看護師の特徴

　全室個室病棟で働く看護師の特徴としては，大きく2つの側面が考えられました。1つ目は複数の診療科の患者を含め，さまざまな年齢や回復期にある患者を対象としていること，2つ目が個室病室を希望した患者に看護実践を行っていることでした。

　さまざまな患者を対象としている面では，全室個室病棟で働く看護師たちは「医療モデルを追求する傾向にある」「専門病棟と違い科ごとの症例数が少なく，経験が蓄積されにくく，自分たちの行っている看護に対しての自信がもてずにいる」[9]や，「慣れない科・初めて経験する疾患をもつ患者が多く，勉強が追いつかない」「自分の知識不足で，特に夜勤のときなど，即時入院患者の重要な観察ポイントを見逃してはいないかと不安」[13]など，医学モデルにおける治療や疾患に対する知識や技術が蓄積されないことにより，日々の実践に自信をもてずにいることが考えられました。医学モデルとは，障害を個人の問題として，病気・外傷やその他の健康状態から直接的に生じるものととらえるものだとされています[14]。

　同様のことは，混合病棟にもいえることですが，全室個室病棟は，個室という環境を求めている患者が多く，混合病棟以上に多岐にわたる診療科の患者を受け入れていることが予想されます。そのため，特に慣れない科，初めて経験する疾患をもつ患者が多いために，勉強が追いつかないことによる不安を，看護師は抱えていると考えられました。

　一方で，個室病室を希望した患者に看護実践を行っている場面では，看護師たちは患者を「自分を最優先することを希望し，待つことができない患者」「自己主張をた

めらわない，または自己主張ができる患者・家族が多い」「看護師の役割を患者が理解していない」「専属の看護師（1対1の看護）を求めている傾向がある」[9]と特徴づけています。さらに「看護業務以外の要求に対するジレンマ」「ニーズとわがままの線引きが難しい」など，患者の求めている看護と全室個室病棟で働く看護師が考えている看護に「ズレ」が生じているとされていました。

■ めざしていたジェネラリストの看護師

　このようなことから私は，全室個室病棟で働く看護師は患者の診療科や年齢，回復期などがさまざまであることに悩み，患者の求める看護を実現するために葛藤しながらも，看護実践を行っているのではないかと思いました。そして，この看護実践は医学モデルにもとづいた知識，技術も，さまざまな看護の専門領域における知識，技術も統合した看護師の看護実践なのではないだろうかと考えました。そして，これが私のめざしていたジェネラリストの看護実践ではないかと思うようになりました。

　ジェネラリストの看護師について，日本看護協会の看護にかかわる重要な用語の解説では，「ジェネラリストとは特定の専門あるいは看護分野にかかわらず，どのような対象者に対しても経験と継続教育によって習得した多くの暗黙知に基づき，その場に応じた知識・技術・能力を発揮できる者をいう」[15]と定義されています。さらに，2005年度版看護白書では「ジェネラリストとは，特定の領域のスペシャリストをめざすのではなく，従事した領域で直接クライエントに対して質の高い看護サービスを提供することを志向する看護者を言う。組織内の看護提供システムの改善に寄与し，その成果をクライエントに還元していく責任を負う」[16]とされていました。

　この定義では，スペシャリストの看護師は特定の領域をめざす者とされており，ジェネラリストの看護師とは別の存在として考えられています。このように，ジェネラリストの看護師とはスペシャリストの看護師と対概念としての印象があり，ジェネラリストの看護師そのものとしての定義は曖昧であることが考えられました。しかし，私は山崎によるジェネラリストの看護師の定義における「従事した領域で直接クライエントに対して質の高い看護サービスを提供することを志向する看護者」[16]という部分は，スペシャリストの看護師も含めたジェネラリストの看護師の定義として妥当ではないかと思いました。それは従事した領域で専門分化された知識と技術を統合し，直接患者に質の高い看護サービスを提供できるのがジェネラリストの看護師ではな

いかと思ったからでした。

そして，近年ではジェネラリストの看護師に求められる統合する力を培う教育へ看護基礎教育も移り変わっています。2009年から施行されている第四次改正の看護基礎教育課程では，統合分野が新たに設けられました。統合分野は，この改正にあたり行われた「看護基礎教育の充実に関する検討会」[17]で，看護基礎教育課程における専門分野だけでなく，基礎，専門基礎分野，すべてを統合して，看護実践の場に近い状況で実践を通して学習する分野として位置づけられました。これは，知識・技術を統合することは看護実践能力を高めるとされたからでした。そして，この現行の看護基礎教育課程で教育を受けた看護師は，ジェネラリストの看護師に求められる統合する力を培っているのではないかと思います。

▎統合力のある看護師を研究対象に

私が研究を始めた2015年の時点で，統合分野の設けられた看護基礎教育課程で教育を受けているのは1〜4年目の看護師でした。佐藤はキャリアの視点から，看護職を志した看護学生から経験10年程度までの看護職をキャリア基盤形成期としています[18]。このキャリア基盤形成期に1〜4年目の看護師はありました。そこで，このキャリア基盤にある看護師を協力者とすることで，全室個室病棟の看護師の看護実践の特徴が記述できるのではないかと考え研究を開始することにしました。

この文献検討をとおして，キャリア基盤形成期に全室個室病棟で経験を積んだ看護師の看護実践にはどのような特徴が描かれるのか，非常に楽しみになったと感じています。また，この研究が自分自身の看護師としてのキャリアを立ち止まって思い直す機会にもなったのだと思います。今後，今まであまり注目されることのなかった全室個室病棟の看護について，早く報告できるように研究結果をブラッシュアップしていきたいと思います。

参考文献
1) ペギー・L・チン，メオーナ・K・クレイマー著，川原由佳里監訳：チン＆クレイマー——看護学の総合的な知の構築に向けて．エルゼビア・ジャパン，2007.
2) 村越望：全室個室病棟の歴史と看護師の現状．東京女子医科大学看護学会誌，11 (7) , 37-42, 2016.

3) R. ヴィッシャー, H. ラウ著, 小室克夫訳：病院建築の新たな挑戦──全個室時代の到来. 集文社, 1990.

4) 酒井シヅ：日本の医療史. 東京書籍, 1982.

5) 柳沢忠：病院建築家の眼　病室は個室が良いのか？. 総合看護, 39 (3), 48-49, 2004.

6) 河口豊：入院病床と病院建築の現状とこれから. 近代建築, 68 (2), 70-72, 2014.

7) 厚生労働省：主な選定療養に係る報告状況. 2009.
http://www.mhlw.go.jp/shingi/2009/03/dl/s0325-9l.pdf　2019/7/30 accessed

8) 厚生労働省：主な選定療養に係る報告状況. 2014.
http://www.mhlw.go.jp/file/05-Shingikai-12404000-Hokenkyoku-Iryouka/0000112036.pdf
2019/7/30 accessed

9) 佐藤美幸, 新野由子：特別全室個室病棟の特性と看護のあり方の一考察. 日本看護学会論文集（看護管理）, 36, 490-492, 2005.

10) 木鋤愛, 春口摩弥, 藤井真貴ら：個室病室に患者が求める療養環境の調査. 第26回東京医科大学病院看護研究収録, 40-43, 2006.

11) 中山茂樹：個室病室の普及を考える. 病院設備, 42 (6), 589-591, 2000.

12) 稲川沙智, 河野知華, 六人部かおり, 他：特別病室入院患者の療養生活への期待と満足の関係について. 国立看護大学校研究紀要, 11 (1), 29-36, 2012.

13) 石川早苗, 森田夏実, 水津美保子, 他：複合科・全個室病棟の新設時における看護婦のストレス──開設時と1年後を比較して. 日本看護管理学会, 2 (2), 15-22, 1998.

14) 安酸史子, 鈴木純恵, 吉田澄恵編, 第1部2章　セルフケアの低下と再獲得. ナーシング・グラフィカ成人看護学 (2)　セルフケアの再獲得　第2版. メディカ出版, pp. 21-44, 2014.

15) 日本看護協会：看護に関わる主要な用語の解説──概念的定義・歴史的変遷・社会的文脈. 2007.
http://www.nurse.or.jp/home/publication/pdf/2007/yougokaisetu.pdf　2017/8/2 accessed

16) 山崎美恵子：「ジェネラリストの標準クリニカル・ラダー」について. 平成17年版 看護白書, pp. 197-209, 2003.

17) 厚生労働省：看護基礎教育の充実に関する検討会報告書. 2007.
http://www.mhlw.go.jp/shingi/2007/04/dl/s0420-13.pdf　2018/5/18 accessed

18) 佐藤紀子：クリニカルコーチの育成が必要と考えた背景. 看護管理, 23 (6), 438-440, 2013.

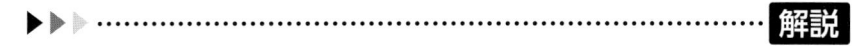

壁として現われるものの
実相を探る

　第2章の1群目として，キャリア初期と呼ばれる20代の看護師たちのぶつかる壁と，壁として立ち現われてくるものの実相を探ってみたい。

　ここでは，新井麻紀子さんの「自らつかみ取る未来，浸透する看護」，佐久間和幸さんの「卒業後2年目の男性看護師のキャリアデザインを研究した意味」，味木由佳さんの「非日常の手術室で看護を見いだしていく新人を見つめて」，伊能美和さんの「なぜ，看護師は夜勤を続けられるのか」，小川美咲さんの「看護職にとっての，死の悼みかた」，村越望さんの「看護職としてのキャリアを立ち止まって探究する」の6本から，次のようなテーマで考えていく。

・複雑な教育制度と看護師を選択するということ
・見いだすことで拓かれるということ
・疲弊する若い看護師たち
・キャリア初期看護師にとっての患者の死

▶▶▶ 複雑な教育制度と看護師を選択するということ

　新井さんは，20代のころに新人看護師の指導で挫折し，そのことから看護教育に関心をもち，教員養成課程で学び，その後5年一貫校の教員になった。そこで初めて出会う15歳の高校生である生徒たちが，高校で必要とされる科目を学ぶと同時に看護を学ぶ姿を見て，これまでは考えてもいなかったさまざまな壁にぶつかっている。新井さんが述べているように，日本の看護教育制度は複雑で，多様である（**図**）[1]。

　図をとおしてこの制度を見つめていると，さまざまな疑問点が指摘できる。「なぜ，こんなに多様で複雑なのか」「大学での教育に一本化すればよいのに」「准看護師制度はどうなるのか」「看護師資格が中学校卒業で取れるのは

▶▶▶ ••

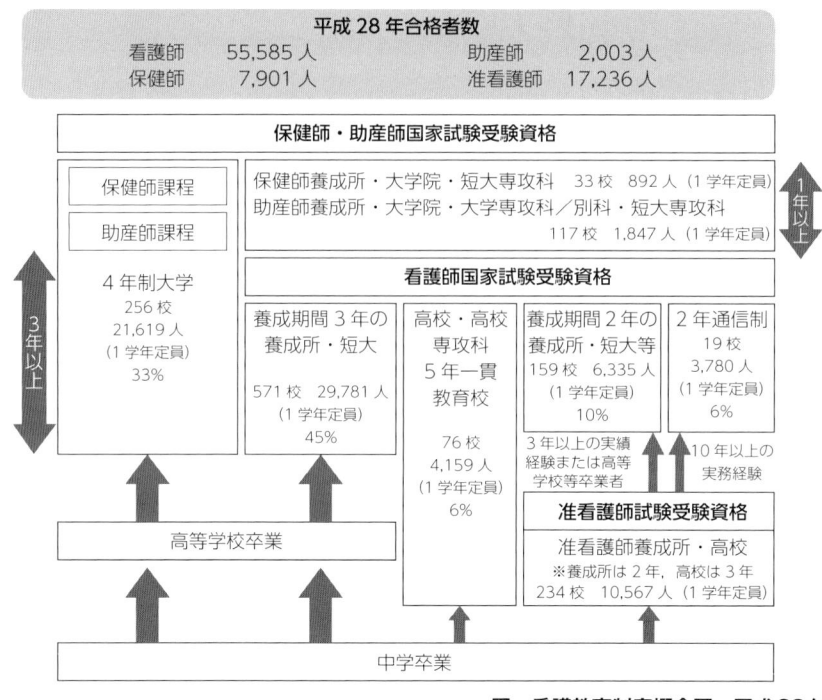

平成28年合格者数			
看護師	55,585人	助産師	2,003人
保健師	7,901人	准看護師	17,236人

図　看護教育制度概念図　平成28年

＊学校養成所数,1学年定員は平成28年4月現在
出典:「看護師等学校養成所入学状況及び卒業生就業状況調査」(厚生労働省)

いかがなものか」など，枚挙にいとまがない。しかし，この制度のなかで学んでいる1人ひとりの学生や生徒たちの実相はどのようなものなのか，これまでほとんど明らかにされていない。

　図を見ると，2016年度の高校・高等学校専攻科5年一貫教育校の1年間の定員は4159人で，これだけの人数の若者がこの制度で学んでいることが示されている。

　私自身も，20代後半の1980年前後，看護専門学校の教員をしていた。高校の衛生看護学科が100校を超えていた時代であった。当時の衛生看護科は，高校卒業時に都道府県知事の行う資格試験を受け，准看護師の資格を

解説

取ってから2年課程の教育機関で学んでいる者が多かった。しかし，現在は5年間の一貫教育を受けた後に看護師国家試験を受けることが多い。

　私は当時，高校卒業後の3年課程の学生と，准看護師資格をもつ2年課程の学生を教える新米教員だった。2年課程の学生の多くは18歳で地元を離れ，大学病院で准看護師として3交代で働き，その合間の時間に夕方から学校で学んでいた。彼女たちは私から見ても頑張っている存在で，日勤と深夜勤の間に学校に来る日もあった[注]。当然，授業中に眠ってしまう学生もいたが，これから深夜勤務なのだと思うと，起こすことはできなかった。眠くなることを避けるために，バケツに水を入れて足を冷やしている学生もいた。そうした厳しい環境にいるからなのか，2年課程の学生は概して他者に対する気遣いができる人が多く，新米教員の私はそんな学生たちから気遣われながら，教員になっていった。

15歳で看護師になることを選択

　新井さんが出会ったのは，夜勤をしながら夜の講義で学ぶ学生ではなく，高校で看護を学ぶ生徒たちである。15歳で看護師になることを選択し，多忙なカリキュラムを若さでこなしていく力をもっていた。まさに，看護職生涯発達学のなかで最も若い存在である。

　新井さんの研究は，看護科のある高校を卒業後，2〜6年の経験をもつ看護師に，「あなたにとって看護師という職業はどのようなものですか」という問いを投げかけることから始まっている。そこで語られた内容は「看護師になりたくて看護師になって，夢中で仕事を覚え，大卒の看護師の達者な言葉に圧倒されながら，今は自分に不足していることに向き合いながら」仕事を継続している彼女たちの様相であった。

　5年一貫校の卒業生は「熟慮に乏しい」といわれるようだが，そのことをとらえ直せば，彼女たちは仕事をするなかで「熟慮することを学んでいる」ともいえるだろう。

注）当時の病院は正規3交代が通常であった。

男性看護師を選択すること

　看護職を選択する，という点では，佐久間さんの研究も，女性が多い看護師のなかでの男性看護師に焦点を当てており，共通するテーマを内包している。私にとって男性の院生として最初に登場したのは佐久間さんであったが，新鮮な感覚があったと記憶している。その後も博士前期課程（修士課程）には 4 名の男性の学生が入学することになった。

　男性看護師の割合は，2014 年で 6.5％と漸増してはいるがまだ少数派であることは明らかである。私自身は看護学校で，また大学院で学んだときにも男性はいなかったし，看護教員も圧倒的に女性が多かった。今では男性教員も増え，学会などで男性看護職者と出会うことは多くなったが，当事者たちはどのような経験をしているのかはほとんど知らないままに過ごしていた。1989 年に指定規則が改正された際，男子学生も母性看護学実習をするようになった。私は当時，小児科と産婦人科病棟で主任看護婦をしていた。受け入れ側の準備をしていたとき，産婦人科の医師たちは「全然問題ないと思います」と言っていたが，患者さん（産婦や褥婦）への説明はていねいにするようにした。私たちの心配は杞憂に終わり，患者さんの多くは男子学生を受け入れ「わたしのお兄ちゃん」と言って，実習生を待っていてくれた。

　内科病棟で婦長をしていたとき，男子学生ががんのターミナル期の男性患者を受け持ったことがあった。患者さんは私に，学生が髭剃りをしたときにとても心地よかったと話してくれて，実習が終わってからも来てほしいと依頼した。学校の先生をとおしその話を男子学生に伝えたところ，亡くなる前の日まで学校に行く前に毎日バイクで病棟に立ち寄ってくれて髭をそってくれた。優しい学生だったと記憶している。

　佐久間さん自身のこととも重なるのであろうが，男性看護師たちは学生のころから「どうして男性なのに看護師になろうと思ったの？」と問われることが多かったと推測している。そのようなときに男子学生が答える内容と，この研究で語られた内容はおそらく異なるものなのだと思う。

　佐久間さんの研究に協力してくれた卒後 2 年目の男性看護師たちは，1

人ひとり, 成長過程でのさまざまな経験をもち, なかには「これまでの自分を変えたい」と強く願っていた人もいた。その人にとっては看護師になるということが, これまでの自分を変えることになることだという。そして, 看護学校時代, 看護師になってから, あらためて問われたときに変わっている自分に気づいていた。

佐久間さんは, 最初に勤務した病院で男性看護師長のいる病棟に配属となり, その師長の配慮で1年目, 2年目と経験をつむこととなった。佐久間さん自身も今になってその師長の存在の意味を深く考えるようになっているが, 大きな存在だったのだと思う。佐久間さんの研究では, 研究協力者からモデルとなる男性看護師との出会いを求める声が聞かれていた。

どのような時期であれ, 人は看護師になることを選択し, 看護師になってまたそこから学び続けるのだと思う。人生100年時代となり, さまざまな時期に看護師という仕事を選択する人たちを, 看護師の同僚として迎え入れ, ともに学び支え合いながら仕事をする可能性を見いだした研究であった。

▶▶▶ 見いだすことで拓かれるということ

第3章で, 看護職が「教えること, ともに学ぶこと」についても取り上げるが, ここでは, 新人看護師にとっての学ぶこと, 見いだしていくことに焦点を当てたい。

手術室に配置された新卒看護師は何を見いだしたのか

味木さんが焦点を当てた新人看護師に関する研究は, これまでは看護管理者の立場から, あるいは教育担当者や指導に当たる看護師の立場からなされる量的な研究が多く, 新人看護師自身の視点から得られたデータを用いて行われている研究は希少である。新人看護師は仕事に慣れることにエネルギーを注いでいることから, 研究協力者として自身の経験を語ることは難しいと考えられている。また, 学生から看護師へという移行の過程は混沌としてお

▶▶▶ ……………………………………………………………………………

り，言語化できるほどには経験が消化されていないことが多い。看護職生涯発達学のこれまでの研究においても，卒後1年目の看護師へのインタビューは難しく，その多くが，やっと少しずつ言語化することが可能になると考えられる2年目の看護師を対象とした研究になっている。

　味木さんの研究は10名の新卒から手術室配置となった看護師に，「手術室でいちばん心に残っている出来事は何ですか」「器械出しと外回りで大切にしていることは何ですか」などの質問をし，協力者の自由な語りを引き出すという姿勢で行われている。本研究では6人の語りを用いて結果を説明しているが，考察ではさらに1人ひとりの語りのテーマを見いだしていた。

　Aさんは「知識をもって，患者さんを守るのがオペ室の看護。でもこのままでいいのかな」，Bさんは「日々やっていることの1つひとつが看護だったんだ」，Cさんは「患者さんにとっていちばんの心配事である手術にかかわれることを誇りに思う」，Dさんは「患者さんにとって非日常的な手術で安楽を手助けするのが手術看護師」，Eさんは「患者さんは覚えていなくても，寝ている間守ってくれる存在として意味がある」，Fさんは「ありがとうって言われて初めて，ここの仕事に看護を見いだした」というのが，それぞれのテーマであった。これらを見ると，新卒で手術室配置となった看護師たちが，基礎教育で学んだ看護の本質を，手術看護を実践しながら見いだしていったプロセスが見て取れる。

　「どう教えたらよいのか」は看護師にとっての永遠のテーマなのかもしれない。しかし，どんなに素晴らしい教え方をしても，受け取る人が何を選択するのかはブラックボックスである。真剣に教えれば教えるほど，教わる人の関心が遠のいていく，ということもある。

　一方，協力者の語りから味木さんがサブテーマとして見いだしたもののなかに，こぼれるように多くの「見いだされた看護」が表現されている。

　先輩や上司からのかかわりのなかのものに絞ってみても，「指導者ごとに違う指導方法に対して感じる理不尽さ」「先輩独自のルールにしたがわなきゃいけない理不尽」という受け止めがたい状況があった。一方で，「先輩は責めることなく，針の紛失がもつ意味を諭してくれた」「先輩が解剖と手順が

つながっていることを教えてくれた」「先輩がみんな優しかったから続けてこれた」「プリセプターはずっと見守ってくれる」「プリセプターは精神面でもプリセプターだった」「この職場はまっすぐ疑問を受け止めてくれる体育会系」と表現されるように，先輩たちのかかわりから多くの学びを得ていたことも示されている。さらに，先輩からではなく，「自分のペースで先輩を観察できる外回りが好き」「先輩を見て，流れを読んだ器械出しを心がける」という自らが選択的に見ることで見いだされている手術看護もあった。

　この研究は，手術室に配属された新卒看護師が見いだす手術看護を探求したものであったが，味木さん自身は修士課程修了後に大学教員としてのキャリアを積んだ。そこでも味木さんが教員としての経験のなかで見いだしていったものが確かにあったと思うし，今は子育てをしながらまた新たな自分を見いだしているのだと思う。味木さん自身も，生涯発達の渦中に在る。

▶▶▶ 疲弊する若い看護師たち

　前項では，看護師という職業を選択し，看護を見いだしていく看護師たちのことを述べた。しかし同時に，多忙を極める現場で看護を見いだしながら働くうちに，看護師たちは徐々に疲弊していくことも知られている。新人看護師の離職率は10％程度で推移しているが，特に20代の看護師の離職も多く，結婚・妊娠・出産・子育てというライフイベント上の理由だけでなく，「疲れてしまった」という理由での退職が多いといわれる。

　伊能さんの研究は，20代という若い看護師にとっての夜勤のもつ意味について言及したものである。このテーマにたどり着く前提としては，都会の大学病院で勤務をしていた伊能さんの抱えていた疲弊感，モチベーションの低下の実感があった。

　伊能さんが仕事をしていた都会の大学病院に象徴されるように，夜間，若い看護師たちが経験の少ない研修医とともに奮闘している姿を，私は容易に想像できる。私も都会の大学病院で学生の臨地実習指導をしていたし，卒業生たちから聞こえてくる勤務の大変さにともにため息をついたことが数知

▶▶▶ ●●●

れずあったからである。それでも，若い看護師たちは仕事に打ち込み，そのなかで実践力を獲得していく。また，夜勤という言葉に象徴される実態は，どの時代であっても同様に，過酷な仕事としての局面が強調されている。近年導入された16時間の夜勤という形態の妥当性については，私自身は異を唱えているが，現在も多くの職場で看護師は16時間勤務という夜勤を続けている。

　夜勤は，看護師にとって必然の仕事ととらえられてきた。言い換えると，「夜勤をして一人前」ということだ。現在は多少の変化があるかもしれないが，長い間，看護師募集の要件には「夜勤ができること」が入っていた。私自身のこれまでの研究の過程でも，「夜勤が怖くなって師長になることを決めた」という人も少なからずいた。その人は，「40代になって視力が衰え，注射薬のアンプルに書かれている文字が見えにくくなって怖くなった」と話していた。私も30代は夜勤をしていたので，夜勤で蓄積された疲労は2〜3日続くこと，体内リズムが崩れて睡眠がとりにくいことなどを経験している。50代まで3交替での夜勤をしていた友人は，「3交替だったらまだ大丈夫だったけど，職場が2交代を導入して，やってみたけど，朝方の引き込まれるような眠気が怖くて，続けられなかった」という。

　私が臨床で過ごした30代（30年前）のころは，子どものいる看護師は希望すれば夜勤が免除され，外来勤務をすることも多かった。現在でも，育児休暇の制度が浸透し，小さな子どもをもつ看護師の夜勤が免除されている場合も多い。しかし，子どもをもっても仕事を継続する看護師が増加したこともあり，伊能さんが体験したように20代そして30代の看護師の夜勤負担が増加していることも見逃せない。夜勤については，看護師全体の働き方の問題として再考するときが来ていると思う。

　一方，患者の立場からすると，夜は長く，痛みや不安が顕在化しやすい。昼間は職員や医師，看護師，面会の家族が大勢いるが，夜は病院内がひっそりと静まりかえる。通常ならば，家族とともに過ごす時間，自分の家でゆったりと過ごすことのできる時間が，入院中は拘束され，観察され，束縛される時間となる。とはいえ，体調が不安定であったり，術後のセルフケアのできない状況

では, 他者の助けが必要であり, 自分の身体に不安を覚えるときには, 入院していることで得られる安心感もあるだろう。

　夜勤が長時間化するということは, 突然訪れる「急変」という事態も夜に出現することが多くなる。また, 生理学的に考えても, 明け方に呼吸機能が低下することから, この時間帯の死亡が必然的に多くなる。加えて, 夜勤帯は師長が不在で, 先輩もいつもいるわけでもなく, 少ない人数でなんとかやりくりしながら朝まで患者を守っていくことが, 看護師には求められる。そのなかで, 看護師が多くのことを経験し, 学んでいることは自明のことであろう。

▶▶▶ キャリア初期看護師にとっての患者の死

　小川さんもまた, キャリア初期看護師を研究協力者としていた。修士論文として取り組んだ「キャリア初期看護師にとっての患者の死」というテーマは, CCU という集中ケアの場にあった。

　小川さんが述べているように, 看護師の仕事は死を避けて通ることができない仕事である。それゆえに, 20 代のキャリア初期看護師の抱える「死そのものへの恐怖」や「自分が患者さんを殺してしまうのではないかという不安」に対して, 救いとなる方法を考えなければならないだろう。ベナーは次のように主張する[2]。「(看護師は) 人の不幸に接しても参ってしまわぬよう, 笑いや虚勢や超然とした態度でこうした経験に対処しようとしたり, 何らかの自衛策を編み出したりすることがある。しかしそうした方策はつかのまの免疫力を与える『絆創膏』でしかない」とし, そのうえで「『免疫力を得よう』というのとは逆に, 自分が心痛と恐怖にさいなまれていることを自分自身, また同僚の前で認めることである」とする。このことは, 小川さんが「キャリア初期看護師が(中略)十分に思いを表出できる場を設け, 話を聴くこと, そして他者から承認されることを感じられるようなかかわりが必要なのではないでしょうか」と述べていることと, 共通の示唆であるといえるだろう。

　恐怖の感覚に襲われたときは, そのことを互いに認め合い, これに立ち向かえるように互いに支え合うことが, 必要不可欠なのではないだろうか。こ

▶▶▷ ....

れは, 基礎教育の段階でもカンファレンスなどの場で意図的に考えていただ
きたいテーマでもある。

「体験」から「経験」へ, そして経験するということへ

　小川さんの論文のなかに,「研究をとおして私のなかの苦しみの『体験』が
『経験』に変わった」ことについての記述がある。ここで使われている「体験」
と「経験」について考えておきたい。

　私自身は 30 年ほど前に, 経験について深く考えた時期があった。当時は臨
床で仕事をしていたが,「経験でものをいう」ことに批判的な時代になり, 根
拠に基づいた看護実践を求める風潮が強く顕在化してきたときであったと
思う。今では「経験知」という言葉が使われるようになり, 個々の看護師がも
つ個人的な知識は, 暗黙知として貴重なものであることも認識されるように
なったが, 私は当時から, 哲学者であり思想家でもある森有正[3]の提唱する
「経験」の概念を用いて, 以下のように考えてきた。

　森は, 体験を「経験の中にある一部分が, 特に貴重なものとして固定し, そ
の後のその人のすべてを支配するようになってくる。すなわち経験の中のあ
るものが, 過去的なものになったままで, 現在に働きかけてくる。これを体験
という」(p96)と述べている。そして, 経験については,「これに対して経験の
内容が, 絶えず新しいものによってこわされて, 新しいものとして成立しな
おしていくのが経験です。経験ということは, 根本的に, 未来に向かって人間
の存在が動いていく」とする。

　森の深い洞察に私が追い付いているとは到底思えないが, 私はこの森の定
義を看護師にあてはめて, 次のように解釈している。

　ある助産師がこれまでに 200 例の分娩を担当したとする。201 人目の産
婦さんと出会ったときに,「ああ, この人も今までの産婦さんの誰かと同じよ
うな経過を取るのだろう。あの人と同じような経過のようだ」と考えながら
分娩介助をするとしたら, この助産師は,「体験」としてそれまでの 200 例を
固定化しているということになる。一方, 200 例の分娩をその都度「こう考
えていたけど, そうではないことがある。こういう経過も起こり得るんだ」

と，１つひとつの分娩の経験のなかで，自身の感覚からこれまでの考えや技，姿勢を新しいものとして更新し続けている助産師は，今ここで「経験」しているということになるだろう。

　これはどのような場で働く看護師にとっても同様で，看護師にとっては日常的な術前・術後の看護を，患者にとっての固有の出来事としてとらえ，その患者の世界観を常に知ろうとする看護師は，日常の仕事のなかで「経験」していると考えている。自分の行為や死も含めた患者の反応，それによって感じたことを固定化せずに，壊され更新し続けるものとして「経験」するということなのだろう。森は「経験は常に未来に向かって開かれる」（p98）という。

　小川さんの研究のプロセスで考えてみると，小川さんのなかでつらい出来事として封じ込めていた「体験」，それは「私のせいで患者が死んだ」と固定化され，その後の小川さんを支配していたのであろう。しかし，時間が経過したのちに大学院生になった小川さんが，同級生や教員とともにこの固定された「体験」と再会し，おそらく小川さんのなかで何度も何度もこのときのことが反芻され，「私のせいで患者が死んだ」というだけのとらえ方から解放されていったのだと思う。そして，研究協力者との出会いのなかで，キャリア初期看護師にとってのCCUにおける患者の死を説明することで，その「体験」は「経験」となって今の小川さんにつながり，小川さんはこのことを研究協力者とともに「経験」し続けていると考えている。

　このように考えると，今を生きていることが「経験」であり，「経験」の自覚は，小川さんが研究で取り組む過程で「苦しみが希望に変わった」と述べているような，自身の感覚の目覚めとしてとらえることができる。

　村越さんの研究もまた，「体験」が「経験」へと変化する内容を内在している。村越さんは，学生時代からジェネラリストをめざしていたという。そして，卒業後は希望して全室個室病棟を選択した。しかし，２年目の終わりころから「自分の看護の専門性がない」と思うようになったという。ゼミでは，村越さんは，循環器病棟や消化器病棟に勤務している看護師のもつ，その疾患に特化した医学的知識の豊富さと，自分のもつ知識を比較することが多

▶▶▷ •••

く，ジレンマを抱えていたと発言していた。自身で選択した病棟で，思うような看護の経験が積めないという葛藤があり，それを研究のテーマとした。そして全室個室病棟で働く看護師は，診療科も年齢も健康段階も多様であり，その患者が求める看護を実践しているのではないかという考えにたどり着く。

　医学モデルにもとづいた知識や技術と，さまざまな状況にある看護の専門領域における知識や技術を統合した看護実践が，自分のめざしたジェネラリストの看護実践ではないか。そこからどのような全室個室病棟の看護師の看護実践の特徴を見いだすことになるのかと考えるに至ったのだと思う。

　修士課程の2年目になったころ，アルバイト先での看護について，「自分のこれまでの経験が生かせることがわかりました」と笑顔で話してくれたときには，村越さん自身が全室個室病棟で獲得した実践力を確認することができていたのだろうと思う。

　6人の院生の研究から見いだされたキャリア初期の看護師たちは，他者との関係性のなかでもがきつつも自らの力で看護実践の意味を見いだすことのできる可能性をもつ存在であることが示唆された。

　私は「看護職生涯発達学」の教育，研究に携わるなかで，看護師たちに生涯にわたって看護師であり続けてほしいと願っている。キャリア初期の看護師が，仕事を辞めることを考える前に，キャリアを積んだ5年後，10年後の自分について想像し，自分のキャリアを楽しんでほしいと願っている。

文献
1) E. H. シャイン著, 二村敏子, 三善勝代訳：キャリア・ダイナミクス──キャリアとは, 生涯を通しての人間の生き方・表現である。. 白桃書房, p. 44, 1991.
2) P. ベナー著, 井部俊子監訳：ベナー看護論　新訳版──初心者から達人へ. 医学書院, 2005.
3) 森有正：生きることと考えること. 講談社, pp. 96-100, 1970.
4) 宮子あずさ：臨床で働くと腹をくくった看護師にとっての, 研究のもつ意味. 看護研究, 49 (7), 564-569, 2016.

戸惑いながら乗り越えていく

(キャリア中期)

佐藤紀子

　看護師のキャリアについては,「ワークキャリア」と「ライフキャリア」に分けて考えることも可能であろう。「ワークキャリア」とは,看護師としての職業上の履歴を指す。○○看護専門学校で基礎教育を終了し,看護師国家試験合格,○○病院に就職,△△病院に転職,そこで主任に昇格……といった履歴書に書くような内容である。

　一方,「ライフキャリア」について研究したシャインによれば,「ライフキャリア」とは「生涯を通した人の生き方」と定義され,人は,「個人・組織・家族」のなかでバランスをとりながら仕事を継続していることになる。

　たとえば,30代半ばでどうしても認定看護師の資格を取りたいと考えた場合 (個人),看護部長に相談して了解を得て (組織),家族に相談したら応援してくれたので (家族),受験をして学び,認定看護師になったというようなことである。一方で,認定看護師になろうとしても,看護部長に認めてもらえなければ,退職して夢を叶えるかあるいはあきらめるかを選択することになる。家族の状況が許さない場合も同じようにあきらめる選択をしなくてはならないこともあるだろう。「ライフキャリア」という考え方は,このように「ワークキャリア」の背景にある多様な状況を含めたキャリアを指すことになる。

　日本全体が終身雇用制であった時代が過ぎ,職場を変わりながら仕事を継続することが多くなった現代では,看護師もいくつかの職場を変わりながら働く人が増えている。ここでは,キャリア中期の働き続ける看護師たちに焦点を当てて考えていこう。

2 戸惑いながら乗り越えていく (キャリア中期)

小児病棟の中堅看護師が仕事を続けてきた原動力

内藤茂幸　北里大学病院 (入学時経験年数12年)

▎いきいき働く看護師と意欲を失い去っていく看護師の違い

　看護職生涯発達学に出会う以前，私は小児病棟に10年以上在籍し，主任としての役割を担っていました。毎年，次年度の退職者がわかる時期になると，何となく落ち着かない気持ちになっていました。

　「小児がんをもっと専門的に勉強したくて」「結婚を機に違う土地に引っ越すんです」「地域医療に興味があって訪問看護をやってみたい」など，退職の理由はさまざまで，それぞれが描くキャリアに向かって進んでいるスタッフには声援をもって見送れますが，「なんだか疲れました……，モチベーションが上がらないんです」というような理由を聞いたときには，自分自身の力不足を感じていました。ましてや，それが長年苦楽をともにしてきた病棟の中心的な存在であるスタッフの口から聞かされたときには，「なぜ？」という想いや，悲しさ，悔しさ，そして，主任として組織に所属している看護師を支援するとういう役割を発揮できなかった自分への不甲斐なさなど，いろいろな感情が交錯しました。

　「もっと，自分にできることはなかったのだろうか」

　「同じ組織に所属していても，いきいきと仕事に取り組んでいる人と，仕事への意欲を失い去っていく人。この違いはどこにあるのだろうか」

　そんな問いが，私を大学院へと進めた理由でした。

　大学院で勉強をしたいと思ったのはいいけれど，さて，自分が求めているのは何なのか，まだまだ漠然としていました。やっぱり，看護管理になるのか，でもなんだか違うような気もする……。そんなことを考えながら，思いつくままに各大学院のホーム

ページを覗いてみました。

「看護職生涯発達学」

東京女子医科大学看護学研究科のホームページを訪れたときに，この言葉が急に目に飛び込んできました。「女子医……，男性の自分は対象じゃないな」とも思ったのですが，どうやら男性でも入学できるらしい。そして，「看護職生涯発達学」という響きがとても魅力的に感じられ，「なんだろう……，看護職の発達？」と食い入るようにホームページを見ました。そして，看護職1人ひとりの支援を大切にするという「看護職生涯発達学」の根底にある考え方に「これだ！」と思い，すぐさま佐藤紀子先生にメールをさせていただいたのでした。

こうして，看護職生涯発達学を学ぶ，大学院生活が始まりました。

▎小児病棟の中堅看護師が仕事を続けてきた原動力

入学当初，研究として取り組みたいテーマについてはまだ漠然としていましたが，ゼミでの意見交換をとおして深めていくなかで，自分の関心が中堅看護師に向いていることが明確になっていきました。

中堅看護師を対象にするにあたり，中堅看護師をどのように定義するのかの検討を重ねました。中堅看護師を経験年数によって定義している文献は多く，それが一般的な考え方でした。しかし，この研究では中堅とは役割を示す言葉であるととらえ，病棟の看護業務において中心となる役割を担う者としました。そして，佐藤先生らによって示された『『キャリア中期看護師の臨床実践力測定尺度 ver. 3』作成の試み」[1]を参考に，中堅看護師の役割を設定しました。

そして，もう1つはそもそもの問いである，小児病棟で看護師を続けてきた人と，辞めてしまう人の違いはどこにあるのかということでした。

「辞めたいと思う気持ち」＜「看護師を続けていくエネルギー」というような図式はなんとなく頭に描いていたのですが，仕事を続けてきたエネルギーというものをどう表現するのか，それが課題でした。職務満足，やりがい，モチベーションなど，関連すると思われるいくつもの用語を検討しました。しかし，どの用語もしっくりとせずにいたとき，「原動力」という言葉に辿り着きました。

原動力とは，目的をもった行動へ人を駆り立てるエネルギーです。すなわち，看護師を続けてきたもととなる力ととらえました。もっとも大切なことはそこには，<u>困難を</u>

経験してもなお, 能動的に仕事を続けられる力という意味合いを含んでいるということです。

　こうして, 「小児病棟で看護師を続けてきた原動力とは――中堅看護師に焦点をあてて」[2] が研究テーマとして決まりました。そこに至るプロセスでは, 用語というものにこだわる意味や意義を深く学んだように思います。その用語は辞書にはどのように定義されているのか, 類義語や反対語にはどのようなものがあるのか, 英語に変換した場合はどのような表現になるのか, そして, 一般的にはどのようなイメージをもって受け入れられているのかなど。特に, 研究テーマに関する用語では, その研究のなかで文字通りキーワードになるため, その用語に対して自分自身が "しっくりくる" ことがとても大事なことだと感じました。

現象をありのまま知る
質的研究手法で

　研究手法は, そこに起きている現象をありのままに知るために質的研究手法を選択しました。そして, プロセスを有する現象の分析に適しているといわれている, 木下[3] の修正版グラウンデッド・セオリー・アプローチ (以下, M-GTA) を選択しました。原動力を獲得していく過程には必ずプロセスが存在すると考えたからです。

　本研究では, 7人の小児病棟で働く中堅看護師の方にご協力をいただきました。

　インタビューでは, 以下のような質問を中心に話していただきました。

・あなたが小児病棟勤務を希望した理由は何ですか
・あなたが小児病棟で看護をしていくうえで大切にしていることは何ですか
・あなたはなぜ小児病棟で看護師を続けることができたのですか

　本格的なインタビューは初めての経験でしたが, その方の経験や想いにふれることができ, とても楽しい時間でした。自分も長い間小児看護の臨床に携わっていたため, 「それわかるわー!」とか, 「やっぱり同じような悩みを抱えているんだなぁ」など, 多くの共感できる内容がありました。

　しかし, 実はそれが大きな落とし穴でした。インタビュー内容を逐語録に起こし, 分析を進めていくなかで, インタビュー対象者と筆者とのあいだで知らず知らず暗黙のうちに理解し合ってしまい, その部分が語りとして表われてこなかったのです。そのことが明らかになってからは, 言葉にしてもらうことの大切さを意識しながらイン

タビューを実施していきました。

“vivid”に富んだ
表現になっているか

　そして，分析を進めていくゼミでは，“vivid”（躍動的な，きびきびした，強烈な，目の覚めるような，鮮やかな，真に迫ったなど）がキーワードになっていきました。ある日のゼミで，佐藤先生が「質的研究の結果の表現はやっぱりおもしろくなきゃ。そうじゃないともったいない」と話されていたのがとても印象に残っています。

　最初は，この言葉の意味を理解できていませんでしたが，質的分析手法を用いた研究のクリティーク（評価，批評など）を重ねているときに，「なるほど，こういうことか」というのがわかってきました。確かに，そこには起きている現象が自然と思い浮かぶような豊かな表現もあれば，通り一遍の表現に感じられるようなものもありました。「おもしろい」のなかには，興味深い・心に響くというような要素が含まれているのだと思います。自身の研究の成果もおもしろく表現したい！　それが，“vivid”につながっていったのでした。

　M-GTAでは，まず，語りのなかから分析の問いと関連していると思われる箇所を抜き出し，それを1つのヴァリエーションとします。他の類似するヴァリエーションも説明できると考えられる定義を設定し，概念を生成していきます。そして，概念生成が終了した後は，複数の概念間の関係性を検討しながら意味のまとまりを考慮し，サブカテゴリーを生成します。さらにサブカテゴリーの関係性を吟味し，カテゴリーとして収束させていきます。この概念やカテゴリー名をつけるときに，“vivid”に富んだ表現になっているかどうかを心がけました。

　「vivid……，vivid……」と念仏のようにつぶやきながら，“vivid”を求め彷徨い，数多の言葉たちが浮かんでは消えていきました。そして，その状況をいきいきと描き出す“vivid”な表現が見つかったときには，佐藤先生をはじめとするゼミの参加者と「それだーー！！」と声を揃えて叫んでいました。

連続的に補完し合いながら
作用する原動力

　そのようなこだわりを経て，研究結果として7名の逐語録より34の概念が抽出され，11のサブカテゴリーを経て，原動力として3つのカテゴリーが生成されました。な

お，カテゴリーは〔　〕で示してあり，サブカテゴリーは《　》で表わしています。
　考察の一部とともに，今回の研究で得られた結論を以下に示します。

1. 小児病棟の中堅看護師が仕事を続けてきた原動力は，〔病と共にあり未来に向かう子どもという存在〕〔［子ども］［家族］［子どもと家族の相互作用］に関わるからこそ得られるやりがい〕〔創ってきた居場所で現実と可能性を見据えて歩いている実感〕という3つのカテゴリーとして表わされたエネルギーであり，力でした。
2. 看護師たちは，日々，子どもたちとのかかわりのなかで，癒しや心地よさを感じており，子どもという存在そのものに対する肯定的な感情を抱いていました。また，成長にかかわれることの嬉しさや成長を実感できる喜びを感じていました。そして，それらの思いはさらに，「病と共にある子ども」という事実をとおして深化しており，原動力の1つ〔病と共にあり未来に向かう子どもという存在〕に大きく影響していました。
3. 子どもや家族，そして，子どもと家族の相互作用をふまえた看護は，小児看護実践においていちばん難しいところであるといえます。しかし同時に，看護師たちのもっとも重要な力の入れどころであり，大切にしているところでもあります。いわば，小児看護の核となるようなもので，そこに立ち向かい，乗り越えたときにこそ得られる充実感が原動力の1つ〔［子ども］［家族］［子どもと家族の相互作用］に関わるからこそ得られるやりがい〕に大きく影響していました。
4. 看護師たちはそれぞれの職場において，小児看護という枠組みにとらわれることなく，広い視点をもちながら，自身の役割を見いだし，自律しながら行動することができていました。それらは，組織内で必要とされる感覚や，居場所につながっており，原動力の1つ〔創ってきた居場所で現実と可能性を見据えて歩いている実感〕に大きく影響していました。
5. 原動力を獲得する過程においては，仕事や役割そのものに対して内発的に動機づけられることが大きく関連していました。そして，デシ[3]が述べている内発的に動機づけを刺激する3つの要素である，「自律性」「有能感」「関係性」を刺激することが重要であると考えられました。

　今回，M-GTAの分析をとおして3つのカテゴリーを得ることができましたが，いずれのカテゴリーも3〜4のサブカテゴリーを含んでいました。実際の研究協力者の語

りも特定のカテゴリーのみに偏ることなく，全員が3つのカテゴリーにかかわる内容を語っていました。したがって，それぞれの原動力のうち，どれかに重きを置かなければならないようなカテゴリー間の構造ではないと考えました。

また，研究協力者が原動力として表現したのは，子どもという存在そのものに救われる場面，苦しみながらも小児看護実践の醍醐味を味わったときにやりがいを感じた場面，そして，病棟での自分の居場所を実感するような場面でした。すべての原動力を常に一定のレベルで動員しているのではなく，その時，その状況に応じた原動力を用いながら進むことができていました。

このような，常に連続的に補完し合いながら作用している様から，回転することで最終的に"円"になるプロペラをイメージしました。小児病棟の中堅看護師が仕事を続けてきた原動力は，3つの羽があることで回転し，推進力を得ることができるプロペラモデルとして表現できると考えました（**図**）。

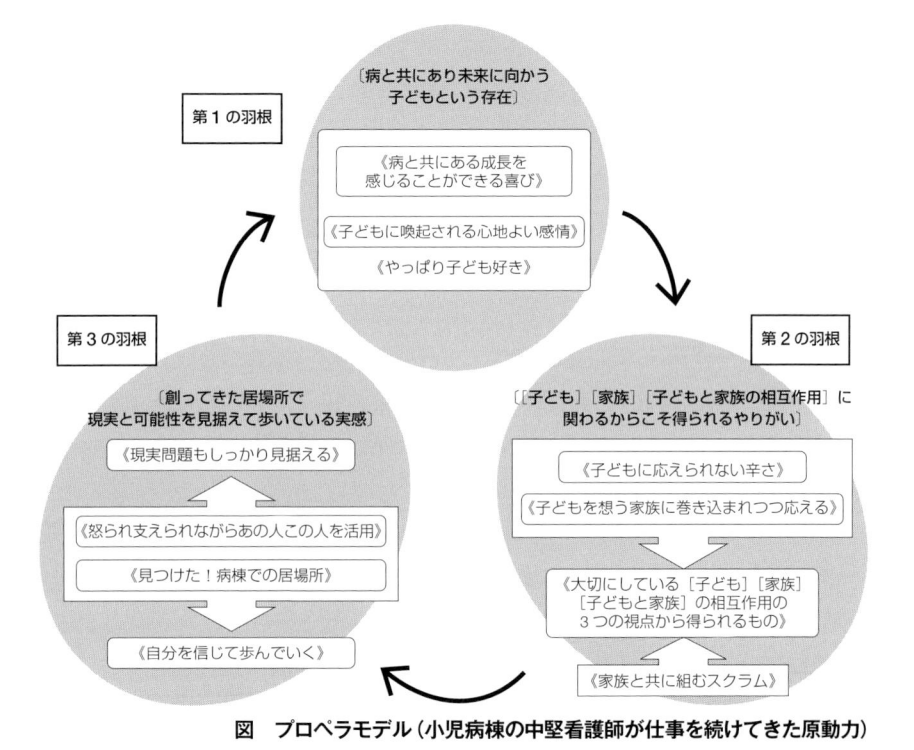

図　プロペラモデル（小児病棟の中堅看護師が仕事を続けてきた原動力）

研究結果は広い分野で
応用できる

　M-GTAの提唱者である木下[4]は, M-GTAを用いて見いだされた理論は, 関連した社会的立場においてもかなりの程度は説明力を期待でき, そして, 説明だけでなく予測にも有効であると述べ, フォーマル理論への発展についてふれています。そのようなこともふまえ, 自身の研究をまとめた後, ずっとあたためている着想があります。それは, 今回の研究結果を, 小児看護領域に限らず, より広い分野で応用できるという可能性です。

　〔病と共にあり未来に向かう子どもという存在〕という原動力は, 小児看護の対象である子どもという存在そのものを肯定的にとらえている内容でした。子どもは人の成長・発達過程において非常にダイナミックに変化をする存在であり, そのような意味では, ある種, 特別な時期ではあります。しかし, 小児病棟で働いている看護師の子どもに対する思いに限らず, 看護師を志し, 看護師として歩んでいくうえで, 看護の対象である "人" そのものの存在や, "人とのかかわり" を肯定的にとらえていることは想像に難くないといえます。そのような側面から, 今回得られたこの原動力は広く, 「看護の対象である病とともにある人という存在」に起因されているものであるととらえることができます。

　次に, 〔[子ども][家族][子どもと家族の相互作用]に関わるからこそ得られるやりがい〕は, 小児看護実践において大切にしている "核" のようなものが包含されていると考えられ, そこに起因している原動力として成立していました。小児看護に限らず, さまざまな看護領域にも当然, 看護実践の核になるようなものが存在します。集中治療室での看護では生命の危機的状況からの脱出, 慢性疾患看護では病と上手に付き合っていくことへの支援, 精神看護では心の安寧など……。それぞれの看護領域にある看護の "核" のようなものへかかわることでやりがいを見出し, 原動力へとつながっていくのではないかと考えます。

　そして, 〔創ってきた居場所で現実と可能性を見据えて歩いている実感〕については, 組織のなかで居場所を創っていくその様がまさに, 中堅看護師として自律する力そのものであると理解できました。

　今回の研究では, 前述の佐藤先生らによって示された臨床実践力測定尺度[2]を用いて中堅看護師を設定しています。そのため, このような原動力がカテゴリーとして生成されたのは, ある意味当然なのかもしれません。しかし, 今回, 研究協力者の語

りを帰納的に分析した結果，それが表現されたというところに意義を感じます。

　つまり，看護の対象である病とともにある"人"という存在，その領域にある看護実践の核にかかわるからこそ得られるやりがい，そして，中堅看護師として自律しているという実感，という3つは小児看護という枠に留まらず，中堅看護師が仕事を続けてきた原動力として発展できる可能性を示唆していると考えます。

▌研究を実践に活かすということ

　大学院進学をきっかけに一度臨床を離れ，大学において看護基礎教育に携わっていた期間がありましたが，今は再び小児看護の臨床に身を置いています。小児看護の現場が好きということもありますが，やはりあの時，職場のスタッフが仕事を続けていく原動力をなくしてしまい，去っていく背中を眺めたときに抱いた，「もっとできることがなかったか」という想いも大きく影響していると思います。

　もちろん，臨床に戻ってからも病棟を去ってしまう看護師がいなくなったわけではありません。でも，あの当時と違うのは，自身の研究成果をもとに，今はやるべきことがわかっているということです。研究は実践に活かしてこそのものです。そうできる立場にいることは幸せなことだと感じています。

　現場での実践は，試行錯誤・七転び八起きであり，日々振り返りや自己内省の連続です。まさに，「すべって，転んで，立ち上がる」を体現しているといえますが，看護職生涯発達学で大切にしている「看護職1人ひとりを支援していく」ことを心に留めながら，これからも取り組んでいきたいと考えています。

※この文章は『看護教育』の連載「すべって，転んで，立ち上がるために——看護職生涯発達学から」（2017年9月号掲載）の内容を加筆修正したものです。

文献
1) 佐藤紀子，牛田貴子，内藤理英，出口昌子・土佐千栄子：「キャリア中期看護師の臨床実践力測定尺度ver. 3」作成の試み. 日本看護管理学会誌, 10 (2), 32-39, 2007.
2) 内藤茂幸，吉田澄江，佐藤紀子：小児病棟の中堅看護師が仕事を続けてきた原動力. 日本看護管理学会誌, 18 (2), 103-113, 2014.
3) 木下康仁：ライブ講義M-GTA 実践的質的研究法——修正版グランデッド・セオリー・アプローチのすべて. 弘文堂, 2007.
4) E. L. デシ, R. フラスト著, 桜井茂夫監訳：人を伸ばす力——内発と自律のすすめ. 新曜社, 1999.

大学病院の 30代後半の看護師が抱える葛藤

鈴木真由美　日本医科大学看護部教育支援室（入学時経験年数20年）

▌後輩看護師の告白と上司の評価

　以前同僚として働いていた後輩看護師のAさんは，小児科病棟，外科系混合病棟，呼吸器内科を経て消化器外科病棟に勤務し，学生指導やチームリーダー，委員会活動をしている，看護師経験14年目のベテランナースでした。

　そのAさんが，看護師という仕事を継続していく意思はあるものの，現在何を目標に頑張ったらいいかわからない，やりたいと思うことがないと，大学院に通い始めたころの私に話してくれました。私は，臨床にいたころ，約10年間Aさんの仕事ぶりを見てきたので，Aさんの葛藤し苦しんでいる姿が自分のことのように思え，2時間余り話を聞き続けました。

　しばらくしてAさんは，「女として，看護師として別に何を成し遂げているわけでもない，宙ぶらりんの自分は何なんだろうって思って焦った時期もあったんだけど，でもなんか，実は小さな仕事でも，自分が完ぺきに，与えられたことをやることで還元できることもあるんだと思うようになって，まあいいかと思って吹っ切れたんですよね」と，その後の心境を語ってくれました。

　同じころ，Aさんの上司をとおして，Aさんに対する評価を知りました。しかし，管理者が語るのは，Aさんに対する役割期待に限られており，実際の患者さんとのかかわりなど，Aさんが日々行っている看護についての評価はまったく聞くことができませんでした。管理者にとってAさんは，役割をなかなか果たしてくれない人と映っていました。管理者が語るAさんのイメージから，「寝たきり看護師」（10年を超え仕事を継続している看護師で，管理者が期待する役割を発揮することなく，淡々と仕事をしている看護師を揶揄する造語）という言葉を連想してしまいました。しかし，本当にそうなのだろうか。私の知っているAさんは誰よりも患者に対して一生懸命で，看護に熱く，後輩にも熱心にかかわっていたのを見ていたので，管理者からの評価には

納得できませんでした。

▌経験10年以上の，進む道が見いだせない看護師の実践

　私は経験11年で新米の主任看護師となりましたが，経験10年を超えた看護師には，進む道が4つあるのではないかと感じていました。第一の道は看護管理者への道，第二の道として結婚や子育てをし，家庭を守りながら仕事を続け，病棟での役割は可能な範囲内で行う道，第三の道は自分の専門性を深め，認定看護師や専門看護師になるための学習や，大学や大学院へ進学する道，そして4つ目がそれ以外の道です。

　4つ目の道の入り口にいる看護師は，どうその先へ進むべきか苦悩し，何らかの選択や方向性の決定を迫られる状況に陥ります。まさに，Aさんもその段階にいました。

　Aさんだけではなく，経験年数10年を超えるベテランといわれる看護師たちからも，「昔はなんとなく興味のある分野や挑戦してみようという何かがあったけど，今はない」「仕事は続けたいけど，現在何を目標に頑張ったらいいかわからない」「管理者や認定看護師とかはやりたくない」「仕事を辞めて休みたい，リフレッシュしたい」「今の病院を辞めたいとも思うけど，その後のことも不安でなかなか先へ進めない」といった言葉を聞きました。

　30代の看護師たちは，結婚，出産や子育てというライフイベントが生じる時期でもあり，この年代まで仕事を続けていると，所属単位での役割や病院内の委員会活動など，さまざまな役割を担い，役割葛藤が生じる時期でもあります。そのため，30歳ごろを境に退職していく看護師が多いという現実もあります。

　病院での人材育成という観点では，大学病院などでは，キャリアラダーや目標管理の導入により，勤務年数により看護師個々が目標を立てなければなりません。しかし，特に看護管理者や認定看護師，専門看護師などのはっきりとした役割をもっていない場合，自分の進む道が明確にわからないという状況は，所属病棟での自分自身の存在意義や役割が認識できていないことの現われではないかと考えました。しかも，こうした看護師たちが患者のベッドサイドで行っているケアや日々の業務については，断片的にしか見ることができないため，他者からは評価されにくいといった現実があるのかもしれません。

　そこで，この年代の看護師を対象に，行っている豊かな経験や豊富な知識を活かし

た看護実践を明らかにしたいと考えました。

研究方法

　研究フィールドには, 質の高い医療を提供できる医療人を育成するための体系的な教育を行っていると考えられる大学病院を選び,「大学病院で働き続けている30代後半看護師の看護実践」というテーマで研究に取り組むことにしました。

　そして, 都内の大学病院で役職や専門看護師, 認定看護師の資格をもたず, 仕事を継続してきた30代後半の看護師6名へ半構造的インタビューを行い, 修正版グラウンデット・セオリー・アプローチをもとに分析を行いました。

　この研究では, 看護実践を看護師が患者に対して行う直接的ケアに限らず, 人々のケアをするプロセスでの看護師の経験とし, これらの経験にはケアを受けている人, 看護師, その環境に存在する他者, また彼らの相互的交流が含まれる[1]と定義づけました。

　インタビューでは, 以下の2つの質問を中心に, 大学病院で仕事を続けた経験がどのように看護実践に結びついているかを適宜考えながら, 話を聞きました。

・最近, あなたの看護実践で印象に残っている出来事を教えてください
・そのときの状況について, あなたが考えたことも含め詳しく教えてください

　留意したことは, インタビューのなかで, なぜその行為を行ったのか, また過去に同じような経験がなかったかを聞くこと, 看護師の経験という点で患者とのかかわりだけでなく, 年齢や臨床経験年数, 現在の病棟での経験年数, 病棟異動の有無やライフイベントで経験した生活体験に関連したことについても聞かせてもらうことでした。

　研究協力者6名の逐語録より, 41の〈概念〉, 14の《サブカテゴリー》, 6の〔カテゴリー〕が生成され, 2の【コアカテゴリー】として収束されました。

明らかになった
2つの看護実践

　30代後半の看護師の看護実践は【患者さんや家族のことを考えて当たり前のことをやりながら時にはチームの力で看護をする】【ライフプランと働きやすさを天秤にかけながら腰が引けちゃうけど働き続けている】という2つのコアカテゴリーとして明ら

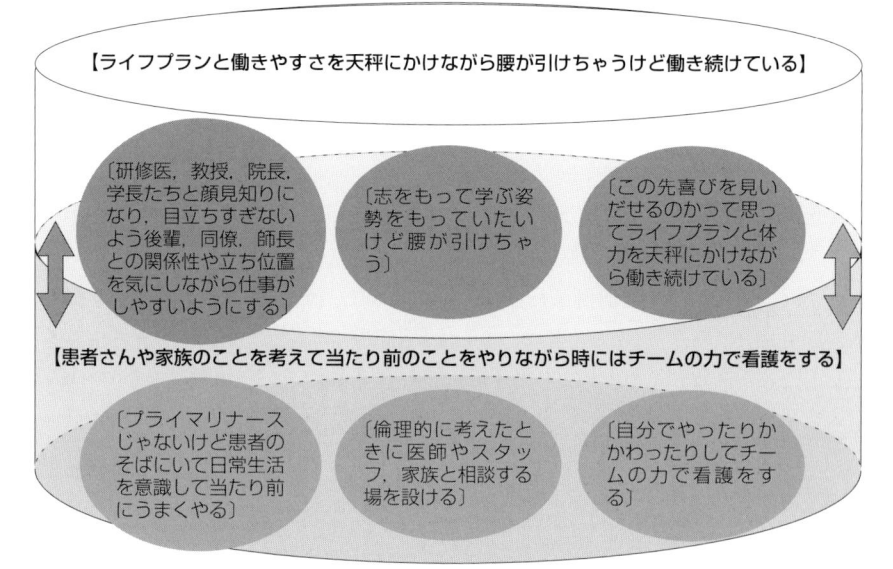

図　2つのコアカテゴリーとそれぞれのカテゴリーの関係を表わした結果図

かになりました。**図**は【コアカテゴリー】〔カテゴリー〕の関係を表わした結果図です。

　ここで明らかになった2つの看護実践は，性質が異なり，状況によってその割合が変化することから，水と油のように交じり合うことのない液体のようなもので，看護師それぞれがいろいろな形のコップを持っており，その2つを溢れ出さないように自分で調整しながら看護実践を行っていることを図で示しました。

　この2つの看護実践を導いたカテゴリーを中心に，ストーリーラインを説明したいと思います。

コアカテゴリー1　【患者さんや家族のことを考えて当たり前のことをやりながら時にはチームの力で看護をする】

　30代後半の看護師は1人の看護師として，〔プライマリーナースじゃないけど患者のそばにいて日常生活を意識して当たり前にうまくやる〕こと，日々の患者とのかかわりのなかで〔倫理的に考えたときに医師やスタッフ，家族と相談する場を設ける〕ことや，周りの状況をみて〔自分でやったりかかわったりしてチームの力で看護をする〕ことを経験し，【患者さんや家族のことを考えて当たり前のことをやりながら時には

チームの力で看護をする】という実践をしています。これは，1人の看護師として患者さんや家族に向き合ったときに，目の前の患者さんに対して多様で複雑なケアを行うばかりでなく，ケアの質を落とさないように看護スタッフ全員に配慮しながらチームで看護を行っていることととらえました。

<table>
<tr><td>コアカテゴリー2</td><td>【ライフプランと働きやすさを天秤にかけながら腰が引けちゃうけど働き続けている】</td></tr>
</table>

　一方で，30代後半の看護師はともに働く仲間に対し，〔研修医，教授，院長，学長たちと顔見知りになり，目立ちすぎないよう後輩，同僚，師長との関係性や立ち位置を気にしながら仕事がしやすいようにする〕こと，大学病院という組織のなかで〔志をもって学ぶ姿勢をもっていたいけど腰が引けちゃう〕ことや，さらに今の自分を見つめ，〔この先喜びを見いだせるのかって思ってライフプランと体力を天秤にかけながら働き続けている〕という経験をしており，それらを内包した【ライフプランと働きやすさを天秤にかけながら腰が引けちゃうけど働き続けている】という実践をしています。つまり，30代後半の看護師は，先のキャリアプランが描けないという問題が解決できない状態のまま，働きやすさから働き続けていました。

　こうして30代後半の看護師は，状況によってそれぞれの占める割合が変わりつつも，自分のなかでバランスを取りながら，【患者さんや家族のことを考えて当たり前のことをやりながら時にはチームの力で看護をする】を根底にしつつ，【ライフプランと働きやすさを天秤にかけながら腰が引けちゃうけど働き続けている】ことが明らかになりました。

▌実践力が高く病棟の看護の質を決定づける30代後半の看護師

　この研究をとおして，30代後半の看護師は自身の先のキャリアプランが描けないことを感じていながらも，患者にとっての快適な生活について考え，退院後の生活を見とおしながら看護することが当たり前のことであり，また，患者の退院や転院を促進し，病床を稼働させる重要な担い手であることがわかりました。

　さらに，さまざまな疾患や治療とそれに必要な看護を学んでいること，多くの範例を経験していること，患者や家族，あるいは病棟の状況を察知し，チームの誰もが取り組めないような厳しい状況の患者に対してかかわりをもち，わずかな患者の反応を

感じ取りながら患者理解に努め，ケアの糸口をつかむという高い実践能力をもつ人材であることもわかりました。

そして，患者の安全を守ることや意思決定支援など，倫理的に考えなければならないときには，コミュニケーション力を駆使し，医師やスタッフ，家族に働きかけ，先を見とおした援助を行い，患者に悔いのないようにすることや，患者や家族の気持ちを傾聴し表出を促すことを行っていました。これらのことから，30代後半の看護師は患者・家族および医療チームとの協働の能力が高く，病棟の看護の質を決定づける欠くことのできない人材であるといえます。

また，経験を重ねているからこそ，困難なことからも逃げずに，受け持ちとしての役割や，後輩看護師，看護学生の指導的役割を果たさなければならないと考えています。そして，大学病院という組織のなかにあって志をもたないことへの罪悪感から，自分の資質や課題を振り返り，継続学習をしていく必要性も認識していました。

しかし，組織の現状を考えると，多様な業務に追われ，さらに，経験年数を重ねた今の自分を変革するために必要な労力を考えると，新たな挑戦には逃げ腰になっていることもまた，語りのなかから確認することができました。

▎貴重な人材を確保していくために

組織にとって，このような貴重な人材を確保していくためには，この先の具体的なキャリアプランを見いだせずにいるこの年代の看護師たちを支援していく必要があります。

大学病院では，卒後教育は新人から5年目までに焦点があてられていることが多く，キャリア中期の看護師に対する教育プログラムはあまり行われていません。30代後半の看護師はライフイベントも多様なうえ，何度か病棟異動を経験したり，学生指導や新人指導を担っていたり，管理代行業務をするなど，キャリアもさまざまです。そのため，一律の研修・教育ではなく，個々のニーズに合わせた支援をしていかなければなりません。また，先述したように，新たな学びを得ることに腰が引けてしまっている場合もあり，そのような看護師に研修を受講するよう勧めても，当人の負担になってしまうことも考えられます。

30代後半の看護師の支援のためには，まず，それぞれの看護師が日々の看護場面でどのような問題に直面しているのか，仕事を続けていくうえでどんな支援が足りないと感じているのか，また何を悩んでいるのかなど，漠然とした悩みや不安，疑問を

解決する手助けをしていく必要があると考えます。

　すでにいくつかの大学で行われているような, キャリアカウンセリングを受ける仕組みをつくることも1つの方法でしょう。その時, カウンセリングを行う人は, 看護の世界に精通しており, 相談者の背景を理解しやすい人であること, そのうえで, 利害関係が起きないよう, 所属組織の看護管理者ではないことが望ましいと考えます。

　私は大学院を修了後, 教育担当師長として働いています。日々, 看護部全体の教育について考えるなかで, これからも, 臨床の場に出向き30代後半の看護師が行っている看護実践を見いだし, それをいろいろな人と共有し, お互いの看護実践を学ぶ機会をつくること, 自分の課題に気づきながらも変革することを負担に思い逃げ腰になっている看護師や, これからのキャリアを描けず悩んでいる看護師の話を聞き, 課題の乗り越え方を話し合ったり, 自分の将来の方向性を探すお手伝いが少しでもできたらと思っています。

※この文章は『看護教育』の連載「すべって, 転んで, 立ち上がるために——看護職生涯発達学から」(2017年11月号掲載)の内容を加筆修正したものです。

引用・参考文献
1) P. L. チン, M. K. クレイマー著, 川原由佳里監訳：チン＆クレイマー　看護学の総合的な知の構築に向けて. エルゼビア・ジャパン, p. 338, 2007.
2) E. H. シャイン著, 二村敏子, 三善勝代訳：キャリア・ダイナミクス——キャリアとは, 障害を通しての人間の生き方・表現である。. 白桃書房, 1991.
3) 門脇文子, 水谷泰子, 清水房枝：大学病院で働くキャリア中期の看護師が就業継続してきた要因. 第42回日本看護学会論文集, 144-147, 2012.
4) 木下康仁：グランデッド・セオリー・アプローチの実践——質的研究への誘い. 弘文堂, 2003.
5) 佐藤紀子：今日の現任教育の課題とキャリア中期看護師の育成——キャリア中期看護師の臨床実践力測定尺度を開発して. 看護管理, 17 (6), 490-499, 2007.
6) P. ベナー著, 井上智子監訳：ベナー　看護ケアの臨床知——行動しつつ考えること, 第2版. 医学書院, 2012.

3人の患者さんの死から, 夜間の看護実践の追究へ

若林留美　東京女子医科大学看護部 (入学時経験年数20年)

心に残る3人の患者

Sさんとの時間

　私には, 看護師生活のなかで転機となった患者さんが3人います。

　Sさん (当時30代の女性) との出会いは, 循環器内科・外科混合病棟での臨床経験4年目のときでした。Sさんは, 難治性致死性不整脈と心不全の加療目的で転院してきた方で, 入院が長期化していました。Sさんは, 心不全症状で苦しんでいたにもかかわらず, 「大丈夫」と, なるべく周囲へ迷惑をかけないように振る舞うような人でした。

　そのため, 私はSさんがつらそうに目をつぶりベッドに横になっていたり, 手足の冷たさが強かったり, 食事が進んでいないときには, 特に気にかけるようにしていました。なかなか状態が改善せず, Sさんにとってつらい状態が続いていましたが, 当時の未熟な私はとにかく話を聴くことしかできなかったため, ベッドサイドに座り, Sさんの話をじっくり聴く時間を大切にしていました。

　そのため, 業務に振り回されず, 私が1人の人間としていられる勤務後にベッドサイドに行き, Sさんとの時間をつくるようにしていました。多くの場合, 日勤後から消灯前までの夕方から夜にかけて, ゆっくりお話をさせてもらっていました。今思うと, 他人のことを思いやる優しいSさんと話すことで, わたし自身も癒されていたのかもしれません。

　ある日, いつものように「(勤務の後) 落ち着いてからでいいから来てね」と声をかけられましたが, その日の日勤の業務が消灯過ぎまでかかってしまいました。Sさんは横になって目をつぶっていたため, 私は翌日の夜勤でお話を伺おうと思い, 声をかけずに帰宅しました。

　翌日の昼過ぎ，「Sさんが急変した」という知らせを自宅で受け，勤務前でしたが，すぐに駆けつけました。Sさんは心室頻拍から心肺停止となり，PCPS（経皮的心肺補助装置：Percutaneous cardiopulmonary support）を装着することになりました。私は，PCPSという機器を見たのは初めてだったので，そばにいても何もすることができませんでした。

　"昨日帰る前に，Sさんにひとこと声をかければよかった……何を話そうとしていたんだろう……，なんでちゃんと聴いてあげられなかったんだ……"と後悔の念が渦巻くなか，自分にできることが見いだせず，茫然としていました。結局，Sさんは機械を装着したにもかかわらず，回復の見込みはなく，母親の同意のもと，PCPSを停止しました。

　Sさんは心臓移植も検討されていたため，自分も役に立てればとドナーカードを持っており，角膜移植のドナーになりました。ドナーになると聞いた際，「Sさんらしいな」と思う反面，「亡くなった後までつらい思いをしなくても」と，複雑な気持ちになりました。角膜の摘出が終了した後，Sさんの体を母親とともに綺麗にし，荷物整理をしていたときに，「形見として何か持っていてほしい」と言われ，タオルをいただき，今でも大切に持っています。

▌1か月に3人を看取る

　ちょうどその時期は，他にも2人の重症患者をプライマリーナースとして受け持っていました。その1人のAさんは，先天性心疾患で心不全と肺高血圧症による呼吸困難感が強く，SpO_2が90%台から70%台まで一気に低下するため，肺の血管を広げる内服薬の服薬タイミングをその日その日の状況に合わせて調整するのが難しく，不安の強い患者さんでした。特に，夜間の呼吸困難感が強く，呼吸状態が不安定なときは，Aさんのそばに付き添い，暗い部屋で2人で何時間も過ごしました。

　もう1人のBさんは拡張型心筋症で，植え込み型VAD（補助人工心臓：Ventricular Assist Device）を装着していて，敗血症により"死"を待つか，一か八か"VAD抜去術"を実施するか，苦しい決断を迫られていました。結局，「パートナーとの将来にかけたい」という思いから，"VAD抜去術"を決断しましたが，手術前日の消灯時間を過ぎてから，「おれ，怖いよ」とポロっと本音を話しはじめたため，その後，Bさんの思いをじっくり聴かせていただきました。「こんなこと，話してごめんね。聴い

てくれてありがとう。でも大丈夫，手術することは決めているから……」と，複雑な思いを抱きながらも，自分で決断し覚悟を決めていました。Aさん，Bさんともに，一生懸命生きましたが，その後ほどなくして，最期を迎えることになりました。

1か月のうちに，3人の患者の死を経験し，自分の能力の限界・無力感・困難感・未熟さ・後悔・医療の限界などを感じました。そしてそれが向上心へとつながり，自己研鑽を積むきっかけとなりました。今まで自分とかかわってくださった患者・家族との出会いを無駄にせず，次につなげていきたいと強く願うようになり，それから，自分なりに勉強し，院内外の研修などにも積極的に参加するように変化していきました。

▎実践を確実なものにするための資格取得と大学院

その後，循環器ICUや循環器小児科病棟を経て，臨床経験10年目ごろ，やはり慢性心不全患者とじっくりかかわりたいという思いから，循環器内科病棟への配転願いを出しました。その病棟では，重症心不全で入院が長期化する患者や，最期を迎える患者も多く，困難感や無力感を感じることもありましたが，自分なりに頑張って向き合う日々を送っていました。

そのころ，先輩の勧めで日本循環器看護学会をはじめとするさまざまな学会へ参加するようになり，自分が狭い世界にいたことに気がつき，重症心不全や終末期の心不全患者への看護ケアを，もっとしっかり実践できるようになりたいと強く思うようになりました。さらに，慢性心不全看護認定看護師の教育課程が開講されるという情報を得て，「私がやりたかったことはこれだ！」と思い，臨床経験17年目の2012年に資格を取得しました。

慢性心不全看護認定看護師の資格を取得した後は，院内スタッフや認定看護師仲間とともに課題に向き合い，日々の看護実践を確実に行うことを第一目標としました。そして，学会発表にチャレンジしたり，自分で限界を決めずに行動できるように，私自身も変化していきましたが，「慢性心不全看護認定看護師として，私は何をしているのか……」と，まだ自分に自信がもてずにいました。

そこで学びを深めるために科目等履修を受け，大学評価・学位授与機構の課題研究では，Sさん，Aさん，Bさんの経験などから，「心不全患者の末期・終末期医療における緩和ケア・予後説明の現状に関する文献検討」に取り組み，看護学士の学位

を取得しました。そのような学びのなかで，末期・終末期の心不全患者とかかわる看護師を支える体制を整え，安心して看護に向き合える環境をつくり，研究的な取り組みもできるようになりたいと感じ，臨床経験20年目の2015年に東京女子医科大学大学院看護学研究科"看護職生涯発達学"へ進学しました。

私は"乗り越えた人"では
なかった

　大学院入学時は，研究テーマとして「末期・終末期の心不全患者とかかわる看護職」に焦点をあてたいと考えていました。「自分は20年間の臨床経験のなかで，つらい経験をなんとか乗り越えてきたが，経験の少ない看護師は困っているはず」と決めつけていました。私が経験したような「患者の死によるつらい経験」を，後輩看護師がしなくてよいように，心不全患者の最期に向き合う看護師のサポート体制を構築したいと思っていました。私がなんとかしてあげなくてはいけないと思い込み，研究テーマを考えるゼミの準備を進めていきました。

　しかし，初回のゼミで佐藤先生に，「若林さんは，"乗り越えた人"になってしまっている。でも，誰もが困難に陥ることをくり返しているのではないか。自分の苦悩を転移しているのかもしれない。つらいのは若林さん自身じゃないの？　終わった話になっているけど，そうじゃないのでは？」と指摘されました。「自分はつらい状況を乗り越えてきたから，20年以上も看護師を続けてこられている」と思い込んでいた私にとっては，とても衝撃を受けるコメントでした。

　私は混乱し，自分が気になっていることが何かわからなくなり，勧められるままに，自分自身の印象に残る患者をていねいに振り返ってみました。すると，ゼミの準備の段階からなぜか涙が止まらなくなり，「終わったことになっていない自分」に気がつきました。特に，Sさん，Aさん，Bさんとの経験は，つら過ぎて向き合うことを避けていたのかもしれません。ゼミのなかで自分の感情と向き合い，人に思いを聴いてもらい，文章化することで，ようやく感情の整理をはじめることができました。

夜間の重要さに気づく

　大学院入学当初は，「私は慢性心不全看護認定看護師だから」と「心不全」のみにこだわっていましたが，振り返ってみると，印象に残る患者とのかかわりの場面は，

「夜」であることが多いことに気がつきました。そして，自己の感情や思いを吐露する患者へのケアや，身体症状の増悪，そこから不安感が増強する患者への「夜間の看護実践」の重要さに気がつきました。また，大学院進学にあたり，夜勤を中心とした時短勤務を行っていた際，夜間のトイレへの付き添い歩行について，「若林さんと歩いたとき，安心したって言っていましたよ」と，私自身の看護実践についてうれしいフィードバックをくれた患者や同僚をはじめ，素晴らしい「夜間の看護実践」をともに行う仲間がいたからこそ，この研究テーマにたどり着くことができました。

　トイレへの付き添い歩行ひとつとっても，昼間は，なるべく手を出し過ぎず見守り，自立をめざしたケアをメインとする患者でも，夜間は，暗い部屋で足元を照らし，スリッパをしっかり履けるまで待ち，睡眠導入薬内服の影響でふらつきはないか配慮しながら，もしもふらついたときはすぐに支えられるように手を添えて，ゆっくりとしたスピードで歩行するなど，細やかな配慮が，夜間では昼間以上に重要となります。そのため，とても研究意義のあるテーマであり，今の私にこそできる研究であると考え，「夜間の看護実践」の研究に取り組むことにしました。

▍「夜間の看護実践」の探究へ

　人間のもつ生体リズムに合わせた援助を24時間体制で行うために，多くの看護師は夜勤を担っています。診療報酬において看護職の夜勤体制が評価項目として示されるなど，「夜間の看護実践」の重要性は評価されつつありますが，夜間の看護体制・労働環境に対する課題は大きく，夜勤に関しては，労働環境の問題に焦点があたりやすく，夜間を通しての看護実践が記述されている研究は見当たらない[1]のが現状です。たとえば，「看護職の安全と健康」に焦点をあてた『看護職の夜勤・交代制勤務に関するガイドライン』[2]が示されていますが，夜間の「患者の生活」や「必要な看護実践」に対する検討まではされていません。

　そのため，「夜間の看護実践」を具体的に記述し，個々の看護師の経験知を看護師間で共有する必要があると考えました。

　私の勤務する大学病院では，夜間も点滴療法などの濃厚な診療が継続され，夜間に状態が悪くなる患者や，緊急入院患者も多く，20年以上の経験のある私でさえ，今でも夜勤は緊張します。「夜間の看護実践」はいろいろな場で提供されていますが，私は夜間も濃厚な診療が継続される「大学病院の交代制勤務で夜勤をしている看護

師の夜間の看護実践」を研究テーマとし，所属する看護現場で高度な看護実践を行い，かつ，モデル的な看護実践を教示することができる熟達した看護師の看護実践に焦点を絞りました。

研究協力者は，大学病院に勤務し，高度急性期病床で変則2交代制で夜勤をしている看護師経験5〜12年の9名でした。研究協力者には，以下の2つを中心に質問しました。

・**直近の夜勤で，どのような看護を夜間に行いましたか**
・**昼間の看護と夜間の看護の違いは何ですか**

そして，質的帰納的研究デザインで，修正版グラウンデッド・セオリー・アプローチ（M-GTA）を参考に，データを分析しました。

研究協力者のインタビューから得られたデータは，素晴らしいものでした。夜勤の大変さを吹き飛ばすほどのパワフルでたくましい，そして愛情のこもった素敵な「夜間の看護実践」を聞けて，インタビューしている自分自身が，楽しくうれしい気持ちになりました。

「消灯になるときは，ベッドサイドのライン整理と，スリッパの位置，ベッド柵，テーブルの位置を一気にシャッてみるようにしています」「夜，何があっても大丈夫なように，想定内の出来事で収められるように……，当直帯は……ほしい指示がもらえなかったりとかするので，日勤のうちから，夜どうするとか，整えて……」というように，夜間，スタッフが少なくなる状況のなか，患者それぞれを全体的にとらえ，夜間をとおして継続的に"生活"を尊重する看護実践を重視していました。そして，当直体制のなか，医師と交渉し，"生活"と診療のバランスをとり，「安全」を守るために，チームワークを大切にしながら，連携・協働する姿をみることができました。

▌研究を経たからこそできる，夜間の看護実践

大学院を終え，臨床に完全復帰した2017年度は，プリセプターの役割を担うことになりました。4月の約1か月間は，プリセプティーの新人看護師とともに看護実践を行いました。特に，研究テーマとした「夜間の看護実践」に関しては，研究結果を参考にし，「夜間の看護実践」がイメージできるようにかかわることを心がけました。「夜勤の流れ」など，看護師の時間軸に沿った今までのオリエンテーションから，「患者の生

活」に沿って，どのような看護が必要なのか，そのためには，自分はどのような行動をしたらいいのか，感じてもらうように意識しました。

　初回の夜勤で新人看護師は，「寝る時間・起きる時間も患者によってさまざまで，その時間に合わせて，就寝前のケアや内服介助はタイミングを見ながら行っていく必要があること」や，「カーテンの開閉，尿瓶の片づけ，ベッド柵・ナースコールの確認，枕・布団の調整などの環境整備の重要性」について，振り返ることができていました。そして，2回目の夜勤では，排泄介助，不安やそれに伴う症状，苦痛症状の出現時などにナースコールが多いという夜間の特徴をとらえることができており，夜間の巡視の際は，「夜間（睡眠時）無呼吸があってドキッとしました」という，循環器疾患患者ならではの観察もできていました。

　私自身が大切にしている視点やその根拠，たとえば，心不全患者は夜間に呼吸状態が悪くなりやすくなるという，生体リズムや疾患に合わせた身体的変化の特徴をふまえたうえで，就寝前には特に，体位調整が重要であるという内容を，夜勤前のオリエンテーションに加えることにより，素直に観察し，驚くべき勢いで実践能力を身につけていく新人看護師のすごさを，日々肌で感じています。月日が経過すると，連続して受け持つ患者については，私よりも新人看護師のほうが，観察できているところもあり，新人看護師のfreshに感じている視点も大切にしながら看護をすることで，私自身の看護実践にも影響し，学び合えていることを実感する日々を送っています。

　このように，新人看護師や看護学生の力を信じ，学ばせていただいているという意識がもてたことは，研究を通じて，自分自身が自己の看護実践の価値を認められるようになったことが大きいと思います。

　1人ひとりの看護師がふだんの当たり前の看護実践にあるすごさや価値に，自分自身で気がつき承認していくことで，看護職として生涯発達できるようにお互い学び続けていきたいと思います。

引用文献
1) 若林留美，佐藤紀子：「夜間の看護実践」現状と課題——「夜勤」の歴史的変遷を踏まえて．東京女子医科大学看護学会誌，12 (1)，1-5.
2) 日本看護協会：看護職の夜勤・交代制勤務に関するガイドライン，メヂカルフレンド社，2013.

子どもをもつ女性看護師の
経験をみつめる

三好麻実子　東京女子医科大学八千代医療センター（入学時経験年数13年）

▎論文のテーマは自分自身への問いかけから

　私が，子どもをもつ女性看護師を対象に研究に取り組もうと思ったきっかけは，上司との面談でのやりとりでした。看護師経験7年目，29歳のとき，結婚して3年目で，年度末の上司との面接で「来年度は子どもがほしい」と伝えると，翌年度，部署異動を命じられました。当時，子どもをもちながら仕事をしている看護職は少なかったため，「妊娠を予定している者や子どもがいる看護師はこの部署には必要ないと判断され，部署異動をすることになったのだろう」と解釈しました（のちに，この上司とは当時のことを確認し，そのような意図での部署異動ではなかったことを共有しました）。

　異動した年に，私は予定通り，妊娠・出産を経て，1年間の育児休業を取得後，復職しました。復職後は，地元の保育園と夜勤時は院内保育所に預けるという二重保育をしながら，仕事を継続していました。核家族でしたので，子どもが病気のときには自分が仕事を休むこともしばしばありました。

　また，夜勤のときは電車で1時間の道のりを子どもと一緒に通勤し，院内保育所に預け，休憩のほとんどない夜勤をこなし，夜勤終了後には，また1時間かけて電車で地元へ戻り，保育園をはしごして子どもを預けるという仕事のスタイルでした。このような働き方を2年ほど続けました。このとき私は，「なぜ，こんなつらい思いをしてまで仕事を続けているのだろう」という自分自身への問いかけが生じました。

　当時，科目等履修生を修了して学士論文の提出がまだであった私は，このことをきっかけに「夜勤を伴う病棟勤務をする看護師の職業継続理由とその対処」という研究を行いました。私と同じ境遇の「夜勤を伴う病棟勤務をしている看護師2名」の語りを質的にまとめた研究でした。

　そして，学士修得後，大学院へ進み，子どもをもつ女性看護師を研究の対象としました。このとき私は，3歳と1歳の女の子をもつ看護師でした。当時（2008年）は，ワー

ク・ライフ・バランスという言葉をよく耳にするようになったころで, 結婚をしても仕事を辞める看護師が少なくなり, 子どもをもちながら仕事をしていく人が増えてきた印象がありました。そのため, 子どもをもつ看護師に関する研究は,「子育て支援策」「子どもをもつことでの仕事継続の困難さ」「子育てをしながら働くためのやさしい職場環境」など, 子育て支援に対する研究が主なものでした。

しかし一方で, 子どもをもつ女性看護師1人ひとりの仕事に対する取り組み方については, あまり注目されていない現状があるのではないかと推察しました。そこで, 私は研究テーマを「子どもをもつ女性看護師の仕事の経験」としました。

子どもをもつ女性看護師の子育てと仕事の関係についての研究

子どもを育てながら働いている看護師の仕事の経験を明らかにすることは, 出産・子育てを経て生涯にわたって学習し, 専門職として仕事を継続するための支援への示唆が得られるのではないかと考えました。そこで, 研究の目的は,「子どもをもつ女性看護師の仕事の経験を明らかにする」としました。また, 特に重要となる用語を以下のように定義しました。

仕事：多くの経験を積むなかで培ってきた全身まるごとを使って, 何かを作り出したり成し遂げたりする活動

経験：ある個人が, これまでの人生行路から自らのとらえている意味に影響を与え, 未来に向かって開かれている, 内面的変化や主観的にとらえたあるがままの状態

キャリア：職業の昇進にかかわることだけでなく, その個人が生涯をとおして, 生活全般を含む多くの経験を積むなかで培ってきた, 全身まるごとを使って何かをつくりだしたり成し遂げたりする活動

研究の方法と対象

研究デザインは, 質的帰納的方法を採用しました。研究協力者は, 大都市圏に位置する大学病院に勤務する, 小学校低学年までの子どもをもつ女性看護師10名。小学校低学年までとした理由は, 保育園や学童保育など保護者以外の保育者を必要とし

ている年齢の子どもをもつ看護師の仕事の経験を明らかにしたいと考えたからです。

　研究協力者には，半構成的質問項目を用いてインタビューを行ないました。質問項目は，以下のような内容で設定しました。

・仕事を継続していくうえで，日常生活や働き方で工夫していること
・看護という仕事へ向かわせている原動力は何か
・看護をするときに心がけていること
・看護師としてどのようにあり続けたいか

　分析方法は，まず，録音したデータをくり返し聴き，逐語録を作成しました。次に，逐語録を読みながら，各研究協力者の逐語録全体から解釈した全体像（オーバービュー）を文章にしました。抽出した全体像の印象を参考にしながら，語りの内容の中心である「仕事の取り組み方」と「子育ての環境」を分析テーマとしました。

　分析テーマを決定した後，再度，抽出した全体像の印象を参考にしながら，分析テーマと逐語録を照らし合わせ，データの関連箇所に着目し，それを1つのヴァリエーションとし，かつ，他の類似例をも説明できると考えられる概念を生成しました。概念をつくる際に，分析ワークシートを作成し，概念名，定義，最初のヴァリエーションを記入し，これをくり返し，概念を生成していきました。

　研究協力者は，11か月から10歳の子どもをもち，看護師経験年数は11〜22年でした。育児分担者は夫のみが7名で，実両親の協力を得ている者が3名でした。

子どもをもつ女性看護師 10名の語り

　子どもをもつ女性看護師10名の語りから，41個の概念が生成され，10個のサブカテゴリー《自分の看護の基本》《理想のキャリア》《仕事の満足感》《看護師の経歴に入り込んでいる出産・子育て》《産休・育児休暇は仕事のリセットにはいい機会》《同僚に認めてもらう仕事をすることで，子どもに合わせて仕事を調整》《仕事と子育ての波長合わせで毎日が全力疾走》《子育てはなんとかやりくり》《子育てはいつか落ち着き仕事に前向きになれる》《今後も看護師を続けていたい》，さらに，4個のカテゴリー〔看護師であることの原動力〕〔看護師の経歴を豊かにしている出産・子育て〕〔子育てと仕事をなんとかやりくり〕〔看護師を続けていたい〕に収束されました（**図**）。

　次に，〔カテゴリー〕《サブカテゴリー》〈概念〉「ヴァリエーション」の一部を紹介しま

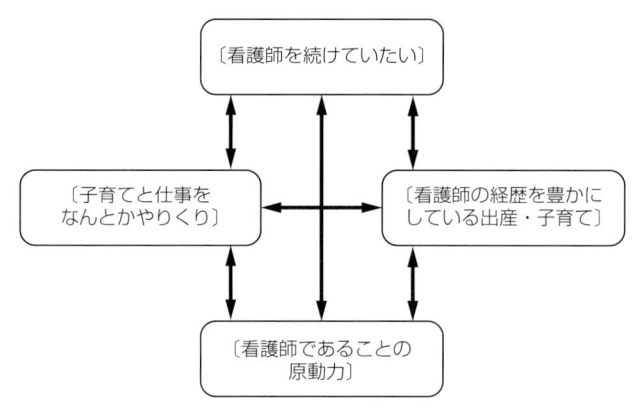

図　子どもをもつ女性看護師の仕事の経験

す（以下，アルファベットは研究協力者の記号）。

カテゴリー1　〔看護師であることの原動力〕

　〔看護師であることの原動力〕とは，看護師という仕事をとおして培ってきたことを活かし，その仕事をとおして今後の自分の人生を表現していきたいため，看護師の仕事を続けていたいと感じている力のことです。この〔看護師であることの原動力〕は《自分の看護の基本》《理想のキャリア》《仕事の満足感》の3個のサブカテゴリーから導かれました。

《自分の看護の基本》

　このサブカテゴリーは，看護師になろうと決めてから現在に至るまでの経験のなかで，日々の看護で心がけている基本の軸になっていることがあるということです。〈自分の看護の基本は変わらない〉の1個の概念から収束されました。

〈自分の看護の基本は変わらない〉

　これは，日々の看護場面で必ず心がけている基本の軸となる看護観があることを示しています。研究協力者Dから，「自分の看護の基本は，人とかかわることとか，思いやりとか，気づきというところとか，そういうところを大切にしていく。それはどこの施設に行っても変わらない」という看護の基本が語られました。

カテゴリー2　〔看護師の経歴を豊かにしている出産・子育て〕

　これは，出産・子育ての経験を看護に活かしたり，子どもに合わせて仕事を調整したりすることで出産・子育てが看護師の経歴に入り込んでいることや，出産・子育てを経験したことで看護師としての経歴が変化したということです。《看護師の経歴に入り込んでいる出産・子育て》《産休・育児休暇は仕事のリセットにはいい機会》《同僚に認めてもらう仕事をすることで，子どもに合わせて仕事を調整》の3個のサブカテゴリーから収束されました。

《看護師の経歴に入り込んでいる出産・子育て》

　このサブカテゴリーは，出産・子育てを経験したことが看護師の仕事に影響を与えたことを示しています。〈看護師の経歴に入っている出産・子育て〉〈出産・子育ては患者と同僚に対して待つ時間をもたせてくれた〉〈具合の悪い子どもをみると母親へ気持ちが寄せられてつらい〉〈子どもをもつと患者からの見方が「看護師」から「子どもをもつ母親」に変わる〉〈子どもや地域の人から学んだことも看護に活かす〉の5個の概念から収束されました。

〈看護師の経歴に入っている出産・子育て〉

　これは，看護師の経歴のなかに出産・子育てを含めていることや，出産後も仕事に復帰することを前提に産休や育児休暇をとっているということです。研究協力者Dは，「今立場が主任なんですが，主任にちょうどなったときに結婚することになって，ちょっと，生活が変わるということに不安だったんですけど，所帯をもってみて，年齢がたぶんいっていたので，すぐ出産とかってなって，出産が入ったんですね。それから外来勤務をしています」と，自分の看護師としての経歴を説明するとき，「出産が入って」と語っています。

カテゴリー3　〔子育てと仕事をなんとかやりくり〕

　これは，子どもをもって仕事をすることは毎日が全力疾走で大変であるが，家族の誰かが欠けたら成立しない子育てチームを結成して協力し合い，家事と子育てを分担しながら仕事をすることができているということです。《仕事と子育ての波長合わせで毎日が全力疾走》《子育てはなんとかやりくり》《子育てはいつか落ち着き仕事に前向きになれる》の3個のサブカテゴリーから収束されました。

《仕事と子育ての波長合わせで毎日が全力疾走》

　このサブカテゴリーは，仕事も子育ても今自分が使える精一杯の時間と体力を使っ

て波長を合わせようと取り組んでいることを示しています。〈時間に追われて毎日が全力疾走〉〈育児休暇明けは仕事に慣れるまでに時間がかかる〉〈子どもが病気のとき, 子どもの回復力に期待して仕事をする〉〈仕事をしている自分には満足しているが, 子育てとの波長が合わない〉〈自分の勉強をする時間がない〉の5個の概念から収束されました。

〈時間に追われて毎日が全力疾走〉

　これは, 子どもをもつことで, 仕事以外の保育園や小学校の社会的関係のなかで時間的制約が生じて, それに合わせ行動しているということです。研究協力者Eは「子どもを朝7時に保育園が開く時間に預けて, 閉園する間際に子どもを迎えにいくという毎日が続いて, (中略) 自分が毎日全力疾走しているような生活」と, 社会的関係のなかで常に時間の制約を抱えている様子を語っていました。

《子育てはいつか落ち着き仕事に前向きになれる》

　このサブカテゴリーは, 子育ての大変な時期はいつか終わり, 子どもの成長とともに子育ての環境が変化していくことで, 仕事に向かう時間が長くなるということです。〈子育てが落ち着き, 仕事に前向きに取り組んでいる〉〈大変な時期は子どもが成長することで逃げ切った〉〈子どもをもって仕事するのが大変なのは当たり前〉〈子どもを連れての通勤は日常になっている〉の4個の概念から収束されました。

〈子育てが落ち着き, 仕事に前向きに取り組んでいる〉

　子どもの成長とともに仕事に向かう時間が長くなることで, 自分の興味のある専門性を見つけたいと思うことを示しています。研究協力者Iは, 「いま子どもの手が離れてきたときに, 自分はこういうことがしたかったんだろうなっていうことが見えてきたりして, 子どもの成長はありがたいですね。保育園のお迎えがなくなるじゃないですか。子どもたち勝手に帰ってくるし, 時間を守って家に帰らないといけないっていうのがないので, ある程度仕事も残さず帰れるし, あと子どもたちが学校いっている間は, 自分の時間を使って自分の余暇もあるし, 仕事もできるし, そういう数時間でも時間が取れるというのが大きいかなって思いますね」と, 子どもの成長に伴い時間の制約が緩和されてきて, 仕事に前向きに取り組んでいることを語っています。

　カテゴリー4　〔看護師を続けていたい〕

　これは, 看護という人とかかわる仕事を今後も続けていたいという気持ちです。《今後も看護師を続けていたい》の1個のサブカテゴリーから収束されました。

《今後も看護師を続けていたい》

　このサブカテゴリーは，現在，こんなに仕事を続けているとは思わなかったが，これからも仕事を続けていたいという気持ちです。〈人とかかわる仕事がしたい〉〈仕事がこんなに続くと思っていなかった〉〈外来は子どもをもっている看護師が多く，子どもが原因の出来事もお互い様で仕事を続けていこうという気持ちになる〉〈今の病院で看護師を続けていきたい〉の4個の概念から収束されました。

〈人とかかわる仕事がしたい〉

　これは，人間対人間のかかわりのなかで，人の役に立つことが生きていくうえで自分自身の満足につながると考えていること，患者とかかわることで自分の人生において学ぶことが多いと感じること，人とかかわることで自分も幸せな気分を感じていることを示しています。研究協力者Fは「（看護師という仕事で）人の役に立てるっていうのが自分らしくいられることにつながって，張り合いのある生活ができるっていうのはあるよね。自分に自信がなかったら，どんどん落ち込んで，それこそうつ病になっちゃうかもしれないけど，自分を頼ってくれる人がいるっていう自信をもって自分らしくいられる源になっているよね。誰かが，ほめてくれたりとか，認めてくれたりとかいうのは，生きる意欲とかがんばる意欲につながるよね。（中略）結局，認めてくれる人がいるからだっていうね，意味では必要だよね，生活に仕事は」と，人の役に立つことが自分の満足につながっていると語っています。

子どもをもち
看護師を続けていくことをキャリアに

　研究協力者たちは，〔看護師であることの原動力〕をもち，〔看護師を続けていたい〕と感じていました。岡本[1]は，子どもをもち仕事をしている女性の職業意識について，「自分にとって家庭も大切であるが，仕事は自分を支えるものとして大切だと自覚している」と述べています。このことから，子どもをもつ女性看護師たちは，「自分の生涯において子どもをもち看護師を続けていくことをキャリアとしている」ことが考えられました。

仕事が継続できる
環境

　健康な人格を研究していたオルポート[2]は，「健康な人間は未来に向かって努力す

る」とし,「仕事と責任は人生に意味と継続感を与えてくれる。なすべき重要な仕事と,それに必要な技能と,そしてそれへの献身,関与がなくては,成熟も積極的な精神的健康も達成することはできない」と述べています。このことから,研究協力者は〔看護師であることの原動力〕をもっていることで,今現在は〔子育てと仕事をなんとかやりくり〕しているが,人とかかわることで自分も成長できると感じるため,今後も〈人とかかわる仕事がしたい〉という想いから,将来的にも〔看護師を続けていたい〕と考えていることがうかがえました。

これは,高橋[3]が「内発的に動機付けられていれば,人は,自己の環境を処理し,効果的な〈変化〉を生み出すことができる」と述べているように,研究協力者たちは「看護の仕事に内発的に動機づけられることによって,子育てと仕事の環境を調整し,仕事が続けられるよう効果的に対処している」と考えられました。

子どもをもち仕事をしている
女性看護師の理解の一助に

研究協力者たちは,看護師になり多くの経験を積むなかで,看護師としての原動力をもち,出産・子育てが看護師の経歴を豊かにしていることを感じ,子育てと仕事をなんとかやりくりしながら,今後も看護師を続けていたい想いを抱いているということが明らかとなりました。このことは,子どもをもち仕事をしている女性看護師の理解の一助を示すことにつながりました。

しかし,本研究の協力者たちは,中堅看護師で安定した仕事ができ,看護の仕事を継続することに迷いのない看護師たちでした。そのため,今後は幅広い層の子どもをもつ女性看護師の仕事の経験を対象に研究をしていくことが必要です。

▎9年後

大学院を修了してから9年経ち,本研究に取り組んでいたときは2人であった子どもが,3人に増えました。そして,当時は核家族でしたが,現在は実家を二世帯住宅に建て替え,実両親の援助を得ながら仕事に向かっています。

夜勤回数も子どもがいるからという配慮は受けず,同僚と同じように行っています。当時「なぜ,こんなつらい思いをしてまで仕事を続けているのか。研究してみたい」と抱いた研究動機でしたが,子どもの成長と環境の変化とともに「こんなにつら

いという思い」は解消しつつあります。当時の想いがあっての本研究結果であったと、本稿をまとめる作業によって振り返ることができました。

※この文章は『看護教育』の連載「すべって, 転んで, 立ち上がるために――看護職生涯発達学から」(2017年12月号掲載) の内容を加筆修正したものです。

引用・参考文献
1) 岡本祐子編 : 女性の生涯発達とアイデンティティ――個としての発達・かかわりの中での成熟. 北大路書房, 2002.
2) D. シュルツ著, 上田吉一監訳 : 第二章　成熟した人格―オルポートのモデル. 健康な人格――人間の可能性と7つのモデル. 川島書店, 1996.
3) 高橋信夫 : 虚妄の成果主義――日本型年功制復活のススメ. 日経BP社, 2004.

40代看護師にとっての
仕事の意味

高柴律子　成田赤十字病院（入学時経験年数26年）

▌40代で大学院へ

　40歳になったころ、「あと4回ぐらい、勤務異動すると定年になるんだなぁ～」と漠然と思ったことを覚えています。そのころ、師長として、自分はこのままでよいのだろうかと悩み始めていました。そのタイミングで、教育担当師長の役割が与えられました。看護師経験が長いにもかかわらず、教育に携わったことがなかった私が、日本赤十字医療施設で統一したキャリア開発ラダー導入を担当することになったのです。しかし、そのときは、看護実践者キャリア開発ラダーの内容を十分に理解しないまま流れに乗って進めることしかできず、形だけの完成となりました。

　そのため、「このままでは、教育の基本を理解しないままキャリア開発ラダーのシステムのみを導入することになるが、それでよいのか」と不安が募りました。その不安を解決しないまま1年が経過したころ、院内研修で、佐藤紀子先生の講義を受けました。その講義はナラティブを深く理解するためのもので、日頃、私たちが行っている看護実践を言語化して語り、聴いている人からポジティブフィードバックを受けることでやりがいにつながることを学びました。また、一生懸命に聴くことで語った人への理解を多方面から深めることができると実感しました。

　講義終了後、佐藤先生と看護部長から、大学院への進学を勧められ驚きました。「この年で？！　ついていけるかしら」と不安に駆られましたが、そこから真剣に考え、看護短大時代に習得できなかった看護を学問的に探求する能力を習得したいと強く思うようになり、これが最後のチャンスだと考え、進学を決意しました。

　いざ入学してみると、同期は20～30代がほとんどで、40代はたった2人でした。ゼミが始まって皆さんのわかりやすいプレゼンテーションや深みのあるディスカッションを聴いていると、それだけで落ち込んでしまいました。今までの私は何を学んできたのだろう、これまでの私の経験は何の役にも立っていないのではないかと、自

分自身の経験を全否定せざるを得ませんでした。

　しかし，年を重ねてきた分だけ図々しくもなるもので，「このまま落ち込んでいるわけにはいかない」と切り替え，できない自分を素直に受け入れられた途端，気持ちが楽になりました。そして，これからの人生で，学生として学ぶ機会はこれが最後になるだろう。だったら，修士論文を完成できなかったのは仕事が忙しかったからという言い訳はしないと決めました。

▎40代看護師の働き方をみつめる

　教育担当師長として実践しているなかで，20 ～ 30代の看護師が新しいシステムや体制を取り入れようとすると，なぜか40代看護師が支援をするのではなく非協力的になっている場面を目にするようになりました。非協力的な40代看護師たちは役職には就いていないけれども，長年にわたり豊富な経験を蓄積し，患者の複雑・多様化したニーズにも難なく対応できる看護実践の担い手として医療チーム内でも大きな影響力をもっています。

　ではなぜ，彼・彼女たちは新しいことを始めてもいないのに反対するのでしょうか。また，このところ，看護管理者を志す者が減少し，「今の職位のまま自分なりに仕事を続けたい」と考える看護師が増えている傾向があります。これは，管理職の役割が自分のめざしたい仕事とは異なると考える看護師が増えているからではないかと推察できました。

　そこで，20年以上仕事を継続してきた役職に就いていない40代看護師が今後も仕事を継続していくために，看護という仕事の意味について，当事者とともに考える必要性を強く感じました。研究テーマを「40代看護師にとっての仕事の意味」[1]として，目的は40代看護師の経験に焦点を当て，個々の看護師自身が培ってきた仕事の意味を明らかにすることとしました。それにより，同年代看護師の共感が得られ，元気に働き続けられるきっかけへつながると考えたからです。

研究に取り組んで

　研究協力者は，関東周辺にある一般病院に勤務する，役職に就いていない40代看護師で，本研究参加の同意が得られた10名でした。平均年齢43.4歳，平均経験年数

21.7年，すべて女性です。

　インタビューでは，以下の２つの質問を中心に話を聴きました。
・**今まで働き続けてきてうれしかったこと，つらかったこと**
・**辞めずに働き続けてきた理由と仕事で大事にしていること**

　データ収集方法は，半構造化されたインタビューガイドにもとづいて面接を平均59分行いました。面接後は逐語録を作成し，全体像を要約しつつ，「仕事を辞めずに続けてきた原動力とその理由」「仕事を続けてきたなかで大事にしてきたもの」を分析テーマに文章を抽出し，具体例としました。分析は，修正版グラウンデッド・セオリー・アプローチ[2]を参照した質的帰納的方法を用いて行いました。

　その結果，34の〈概念〉，15の〔カテゴリー〕が生成され，3つの【コアカテゴリー】として収束されました。その後，簡潔に文章化したうえで結果を**図**に示しました。3つのコアカテゴリーについて紹介していきます。

コアカテゴリー1　【ひとりの人間として患者に寄り添えることが働く力】

　このコアカテゴリーは，働き続けられた原動力を表わしています。研究協力者たちが働き続けられたいちばんの理由は，患者のそばに寄り添えて自分が役立っていると実感できることがうれしいからでした。特に看護師としてではなく，〔ひとりの人間として信頼される〕ことが働き続ける原動力になっていました。

　40代看護師が語る〔患者に寄り添えることが働く力〕とは，患者がつらいときこそ，一緒にいて回復をともに喜び合えることであり，また，何もなくてもそばに寄り添っているだけでやりがいを感じていました。これは，20〜30代では感じられなかったことと語り，なぜなら，20〜30代は患者に何かしてあげることに優越感を感じていたからのようです。

　40代看護師は，そばにいて身体的情報に関する会話だけではなく，少しでも患者の気が紛れるような会話をしていました。そして，そのような〈患者とのたわいもない会話が私の働く力〉になっていました。まさに，野口もいう「無知の姿勢」[3]で患者にかかわれるようになっていたからではないでしょうか。患者の関心に寄り添い，患者が語ったことをもっと深く知りたいという姿勢で聴いていたのでしょう。これは，長年にわたり積み重ねてきた経験の賜だと感じました。

　さらに，佐藤[4]が，看護師の臨床力は看護師という役割を超えたところでの関係性

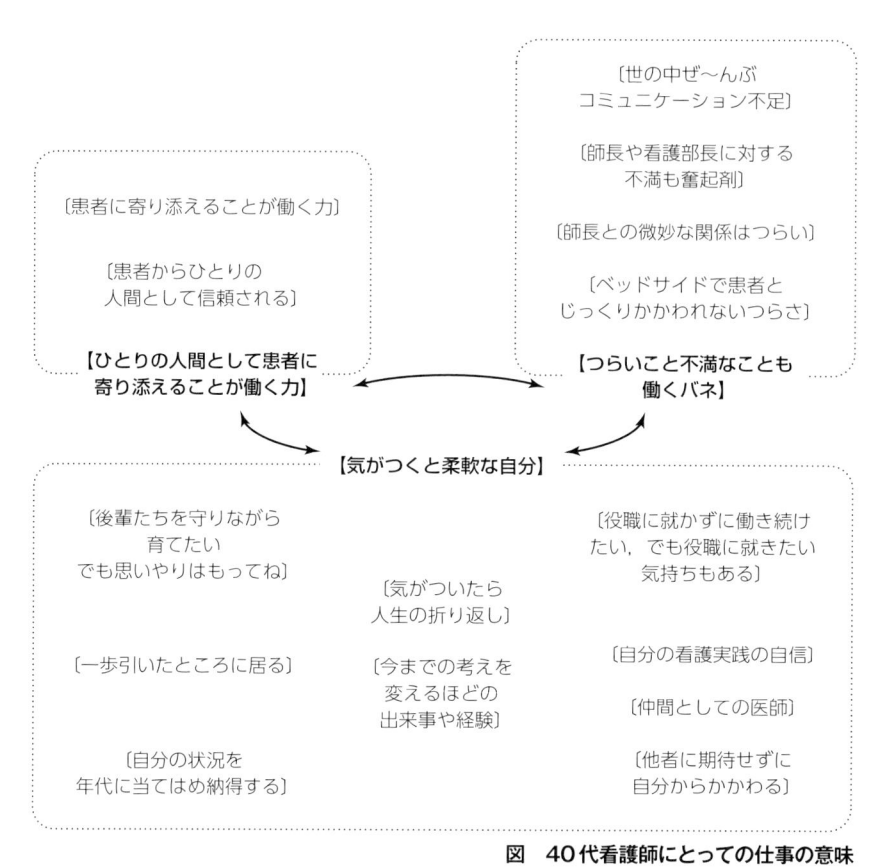

〔世の中ぜ〜んぶ
コミュニケーション不足〕

〔師長や看護部長に対する
不満も奮起剤〕

〔師長との微妙な関係はつらい〕

〔ベッドサイドで患者と
じっくりかかわれないつらさ〕

〔患者に寄り添えることが働く力〕

〔患者からひとりの
人間として信頼される〕

【ひとりの人間として患者に
寄り添えることが働く力】

【つらいこと不満なことも
働くバネ】

【気がつくと柔軟な自分】

〔後輩たちを守りながら
育てたい
でも思いやりはもってね〕

〔気がついたら
人生の折り返し〕

〔役職に就かずに働き続け
たい，でも役職に就きたい
気持ちもある〕

〔一歩引いたところに居る〕

〔今までの考えを
変えるほどの
出来事や経験〕

〔自分の看護実践の自信〕

〔仲間としての医師〕

〔自分の状況を
年代に当てはめ納得する〕

〔他者に期待せずに
自分からかかわる〕

図　40代看護師にとっての仕事の意味

を保持していることであると述べているように，患者から仕事人ではなくひとりの人間として信頼されることが，働くうえでの揺るぎない原動力となっていました。

コアカテゴリー2　【つらいこと不満なことも働くバネ】

　診療報酬の改定により在院日数が年々短くなっているため，看護師にとってベッドサイドで患者に直接かかわる時間をいかにして増やすかが大きな課題となっています。多くの施設では，業務整理や業務量調査結果を分析・活用し，直接かかわる時間を捻出できるかを検討していますが，思うような成果が出ていないのではないでしょうか。研究協力者たちは，患者とかかわれるベッドサイドが好きで，その時間が短く

十分なかかわりができないことをとてもつらいと感じていました。少しでも多くの時間が確保できるように，引き続き検討を重ねる必要があるでしょう。

また，40代になると師長と同年代になることが多いことから，「あまり出すぎた行動を取ると迷惑になったり，新しいことをやろうとするときも師長さんの考えることに相反したりすると，迷惑な存在になったりとかするので難しいんですよ」と，語っていました。まさに〔師長との微妙な関係はつらい〕と感じ，その距離や関係が難しいという思いを抱いていました。

さらに，「新しいこと（認定看護師）にチャレンジしようとしたときに，上司から，才能がないとか，40代に入って今さら何で？とか言われて悲しかったです。だから，絶対に取ってやるぞという思いが強くて」と，やる気を削ぐような対応をされ，不満や憤りを感じても，それを奮起剤とするたくましさがありました。この話を聞いた20代看護師は，「自分たちの年代では，単に落ち込んで自分のなかで消化するしかないのに，40代になると奮起剤になるのですね」と感心していました。ただ，すべてに当てはまるわけではなく，奮起剤にできない場合には不満を抱きつつ，それを引きずりながら積極的にかかわることも諦めていました。

このように不満と感じる原因の多くは，〔世の中ぜ〜んぶコミュニケーション不足〕であり，日頃から自分の考えを相手に伝えられるようなコミュニケーションが不足していると強く感じていました。

コアカテゴリー3 【気がつくと柔軟な自分】

このコアカテゴリーは，人生を振り返って気づいた自分を表わしています。看護師になって20年以上，40代の看護師は絶えず発生する〔今までの考えを変えるほどの出来事や経験〕をとおして，自分が変わるしかないという考え方が培われていました。若いときは，他者を自分の考え方に変えようと懸命でしたが，経験を重ねると相手を変えるのは難しく，自分が変わるしかないという考え方ができるようになっていました。そして，〔気がついたら人生の折り返し〕に来ていると実感し，今までのことを振り返り，周囲への感謝の気持ちを抱きながら，これからの方向を探っていました。

また，夜勤もして，定期的に勤務異動をしながら続けてこられたのは，体力の衰えを実感しながらも，自分の置かれている立場や状況を受け入れながら仕事を続けていこうと，〔自分の状況を年代に当てはめ納得する〕ことができたからでした。

さらに，定期的に勤務異動しているので，異動先の同僚からはできて当たり前と思

われているため，「わかりません」と言えないつらさと，長年働いているにもかかわらず知らないことの多さに不安も感じていました。ベナーの臨床技能の習得段階でも，勤務異動したばかりの看護師は初心者にあたります[5]。ベテラン看護師であっても同様です。臨床現場でわからないことをわからないと聞ける風土が，不安軽減の一助になるのではないでしょうか。

　そして，40代看護師は明確な役割を命じられていないため，積極的なかかわりをする立場ではなく，どこか部外者のように〔一歩引いたところに居る〕立場でかかわっていることを楽しいと感じていました。そのため，後輩たちには，自分が経験したつらい思いをさせないように見守りながら，個々人に合わせたかかわり方ができていました。

　しかし，その後輩たちが患者や同僚・医師に当たり障りのない対応をしているように感じられ，物足りなさや不満を抱いていました。特に，自分たちのやりたいことを途中で諦めてしまう場面を見て，最後まで諦めずにかかわってほしいと強く感じていました。

　また，後輩指導や病棟運営などにおいては一歩引いた態度でかかわっていますが，患者に関することや同僚の人間関係に関することは，一歩引いた立場ではなく〔他者に期待せずに自分からかかわる〕こともできるようになっており，患者や家族，同僚・上司を巻き込んで積極的に行動していました。

　さらに，医師に対しては，若いときは直接対決していましたが，今の年代になると相手の立場や考え方を理解できるようになり，ともに働く〔仲間としての医師〕と思えるようになっていました。特に，窮地をともに乗り越えられた連帯感，その後の労いの言葉に喜びを感じ，〔自分の看護実践の自信〕へとつなげられていました。

　一方，師長に対しては指導力を発揮し病棟をまとめてほしいと思う，そのかわり患者のケアなら任せてと自信をもって日々の看護実践を提供していました。ひょっとすると，師長には看護ケアにあまり口を出してほしくないと思っているのかもしれません。

　また，スタッフのなかでいちばんの年長者になると，自分たちの意見に反対する者はほとんどいなくなり，褒められたり，怒られたりすることもなく中途半端な立場で，本当に必要とされているのだろうかと考える年代でもありました。そのため，自分たちの存在意義にむなしさや不安を抱いているのではないかと感じました。

　そこで，人間のやりがいや喜びの背後には承認欲求が介在していることを忘れず，

役職に就いている・いないにかかわらず，互いに認め合う職場環境づくりの重要性が示唆されました。このように，40代になったからこそ味わう身体的・心理的変化を体感しながら，看護職を続けてきたなかで40代看護師は【気がつくと柔軟な自分】になっているのでした。

50代からの役割は後輩育成

50代になると定年まで残り10年程度となり，自分のできる役割が限られていることがわかってきました。私の役割は，やはり後輩育成に尽きる，もう一度現場をじっくり見ることから始めようと思い，師長だけでなく現場の看護師や看護助手たちと積極的にかかわりました。そのなかで，中堅からジェネラリストの看護師たちが，「時間外が減らないのは看護師が不足しているからだ！」「若い看護師たちのアセスメント能力が低下しているから大変だ！」「師長や管理部門が何とかしてくれないと困る」などの不満を訴えていました。それを聞いたとき，とても違和感を覚えました。それは，訴える内容は，どれも自分たちの問題として考えられていなかったからです。なぜなんだろう？　看護師たちが自立していないということなのでしょうか？

これを解決するため，40代看護師たちには豊富な経験を生かして一歩引いたところからではなく，後輩たちをどんどん巻き込んで質の高い看護実践をくり広げてほしい，と強く思いました。

私は現在，新米看護部長ですが，看護師たちが元気に仕事を継続できることが看護の質向上につながると信じてかかわっていこうと思います。

引用・参考文献

1) 高柴律子，佐藤紀子：40代看護師にとっての仕事の意味. 日本看護管理学会誌, 17 (1), 57-66, 2013.
2) 木下康仁：グラウンデッド・セオリー・アプローチの実践――質的研究への誘い. 弘文堂, 2003.
3) 野口裕二：物語としてのケア――ナラティブ・アプローチの世界へ. 医学書院, pp. 90-106, 2002.
4) 佐藤紀子：看護師の臨床の「知」――実践の中で看護師を育てる語り（ナラティブ）の力. 看護学雑誌, 72 (4), 310-316, 2008.
5) P. ベナー著，井部俊子訳：ベナー看護論　新訳版――初心者から達人へ. 医学書院, 2005.

▶▶▷ ‥‥‥‥‥‥‥‥‥‥‥‥‥‥‥‥‥‥‥‥‥‥‥‥‥‥‥‥‥‥‥‥‥ **解説**

現場で格闘しながら
たくましく乗り越えていく看護職たち

　キャリア中期の看護師について，内藤茂幸さんは「小児病棟の中堅看護師が仕事を続けてきた原動力」，鈴木真由美さんは「大学病院の30代後半の看護師が抱える葛藤」，若林留美さんは「3人の患者さんの死から，夜間の看護実践の追究へ」，三好麻実子さんは「子どもをもつ女性看護師の経験をみつめる」，高柴律子さんは「40代看護師にとっての仕事の意味」のテーマで研究に取り組んだ。ここでは，次のようなポイントで解説していこう。

・居場所をつくる
・夜勤をして，子どもをもって働き続ける
・40代の看護師にとっての仕事の意味

▶▶▷ 居場所をつくる

さまざまな経験を重ねながら到達した居場所

　シャインによれば，青年期のキャリア上の発達課題の1つとして，「成人社会の仲間入りをする」ことが挙げられる。「成人社会」とは，仕事をする社会ともいえるだろう。仕事をするということは，その仲間に入ることであるし，先輩たちから仲間として認められることでもあるだろう[1]。

　内藤さんの論文は，小児病棟で働く中堅看護師の原動力とは何かを探求したものであるが，結果として3つの原動力が見いだされている。内藤さんは，この3つの原動力を「プロペラモデル」(105ページ参照)として示している。モデルに示されたプロペラの羽根は3つであった。第1の羽根は〔病と共にあり未来に向かう子どもという存在〕，第2の羽根は〔[子ども][家族][子どもと家族の相互作用]に関わるからこそ得られるやりがい〕，第3の羽根は〔創ってきた居場所で現実と可能性を見据えて歩いている実感〕であった。こ

の第3の羽根に示されている「居場所」が，看護師を続けていくときのキーワードなのではないだろうか。この羽根は，キャリア初期からキャリア中期に差しかかった看護師が獲得している共通する原動力であろう。

　社会人として歩き始めるとき，誰にとっても所属する場になじむためにある程度の移行期間が必要である。給料をもらう感覚に慣れる時期ともいえるし，仲間として看護職集団に迎え入れられる時期ともいえるだろう。そもそも，仲間としてある集団に属するということは，マズローの欲求階層の考え方でも示されているように，「所属と愛」の欲求が満たされることにつながる。新人看護師がここに至るまでの道程は，キャリア中期以降の10年にも20年にも匹敵する時間のように思う。

　このように考えると，この時期は多くの能力を獲得する時期のようにも見えるが，現実に向き合い，理想と現実とのギャップに戸惑い，葛藤し，理想とする看護を見失う時期でもあろう。そして，看護師であれば「こんな看護をしたい」という理想像ももっていて当然であるのだが，自分の理想とする看護を実践することは簡単ではない。この時期の看護師をベナーは新人（advanced beginner）とし，看護師人生のなかで最も苦しい時期であることを示唆している[2]。

　新人看護師は学生から社会人となって同僚と出会い，その仲間になるという大きな課題を抱えている。そして，さまざまな患者や家族との出会い，先輩や上司との関係性のつくり方，夜勤という変則勤務をこなしながら自分の生活をつくり上げるという経験を通して，中堅看護師になっていくのだろう。

　この過程をたどってきた中堅看護師の現在を，内藤さんは「創ってきた居場所」と表現している。誰かがつくってくれた居場所ではなく，自身がさまざまな経験を重ねながら到達した居場所であることを表わしており，しかしそこは将来を確信できる安定した場所ではなく，現実と可能性を見つめ日々自問自答している場所である。この第3の羽根は，小児看護の実践者だけではなく，他の領域の看護師にも適用できる汎用性のあるカテゴリーだといえるだろう。

病棟に欠かせない人材

　次に，鈴木さんの研究テーマ「大学病院で働き続けている30代後半の看護師の看護実践」に目を転じてみたい。

　内藤さんの論文で第3の羽根として示されているように，キャリア中期の中堅看護師は「創ってきた居場所で現実と可能性を見据えて歩いている実感」を抱いていることが示唆されている。

　鈴木真由美さんの論文は30代後半の看護師に焦点を当てているが，30代後半看護師はとりもなおさず「創ってきた居場所」をもっていることが読みとれる。居場所があるということは，安定感をもつことであろうし，所属する部署での自分の存在についても一定の自信をもっているのであろう。キャリアという言葉は多様な使われ方をしているが，仕事と生活のバランスをとることが奨励されつつも，常に今より高いハードルを越えることを迫られているニュアンスも含んでいる。30代後半の看護師は，休日や夜勤帯のリーダーとして，日勤帯では看護管理者に必要なことを報告しながら仕事をするリーダーとして，実践ができる存在である。鈴木さんも30代後半の看護師を評して，「患者さんに対する看護師としての姿勢は真摯であり」「患者からの難しいと思われる要望に対して，適切な人に相談し，最短のルートで時間と手順を考え実施し，患者に満足のいく結果を出すことができ」「ルーチンワークは完璧にどんなときも行うことができ」「この人に聞けばなんでも知っている存在で病棟には欠かせない人材」であるとしている。

　病棟に欠かせない人材であることは周囲の看護管理者も認めてはいるのだが，「では，次はどうするの？」「管理者になるの？」「専門看護師，認定看護師になるの？」という問いが彼女たちに投げかけられる。

　私は，新しい資格や役割を問いかけることよりも，看護実践の質に目を転じることを薦めたいという立場である。10数年の経験をもつキャリア中期看護師が，あらためて日々の実践をていねいに省察すること，そして省察しながら実践することで，今の自分に拓かれている可能性に気づくことができるのではないだろうか。自分の可能性を拡げるためにこれからのキャリアを

考えることこそが，大切な選択であると考えている。30代後半の看護師たちが日々行っている看護実践のなかに，支援の核があると考える。

　私はこの研究をとおして，30代後半看護師が力を発揮しきれない現状について批判的に考えている。というのも，30代後半の看護師と，20代の看護師の実践の質的な差異が注目されていない現状があると思えるからである。ラダーが開発され，看護実践力が問われるようになってはいるが，熟練した看護に対する正当な評価がなされていないのではないだろうか。複雑な状況にある患者や家族の看護を実践できるこの年代の看護師には，日替わりのチームリーダーではない，真の意味のチームリーダーとしての役割を任せたいのである。数年の経験があれば，誰でもチームリーダーができるようにと考えられている現状への疑問でもある。自分だからできる看護に自信をもち，そのうえで省察を重ねることでプロフェッショナルとしての自覚がもてる職場をつくっていただきたいと願っている。

▶▶▶ 夜勤をして，子どもをもって働き続ける

30代，夜勤にみる豊かな実践力

　2000年に入るころまで，看護師は「子どもが小さいうちは外来勤務」を選ぶことができた。しかし，それ以降，子育てをしていてもできるだけ夜勤をすることが期待されるようになった。そのため，夜勤ができないことを理由に退職していく看護師が多数存在していた。その要因は，第2章の1で紹介した伊能美和さんが「大学病院で働く20代後半の女性看護師が"夜勤を続けられるわけ"」の研究に取り組むなかで考察した，以下の文章にも表われている。

　2交代制の夜勤に従事していた当時は，夜勤前後も含め約24時間ぶっ続けで起きていることが多く，「もう目覚めることはないかも」と考えながら，泥のように眠りにつく日々が続いていました。そのため，夜勤で削られていく心身にばかり目が向き，夜勤の利点は日勤の回数が減ること，給料が増えることしか認識しておら

▶▶▷ ....

ず，自身が夜勤から何を学び，獲得してきたかを考えることはありませんでした。

　しかし，研究をとおして，看護師がいかに多くのことを獲得しながら夜勤を続けてきたのか，そして壮絶な夜勤を経ても今後も夜勤を続けていくわけ，また研究協力者との相互作用から見えてきた夜間看護の意義を学べたことが私自身の看護師としての発達を認識する機会となりました。加えて，病院に勤務する看護師にとって，24 時間とおして患者を看護しているという誇りは非常に大きいものであり，看護師にとっての夜勤は，職業人としてのアイデンティティを支える重要な要素であると気づかされたことで，以前よりも前向きに夜勤に臨むことができるようになりました。

　伊能さんの研究のなかには，「妊娠したらこのつらい夜勤から逃れられる」という 20 代後半看護師の語りもあり，つらいけれど今は頑張ろうとしている姿が見えてくる。

　「大学病院の交代制勤務で夜勤をしている 30 代看護師の夜勤の看護実践」の研究に取り組んだ若林留美さんも，夜勤におけるこの年代の看護師たちの豊かな実践力について言及している。

　振り返ってみると，印象に残る患者とのかかわりの場面は，「夜」であることが多いことに気がつきました。自己の感情や思いを吐露する患者へのケアや，身体症状の増悪，そこから不安感が増強する患者への「夜間の看護実践」の重要さを理解しました。

　（中略）トイレへの付き添い歩行ひとつとっても，昼間は，なるべく手を出し過ぎず見守り，自立をめざしたケアをメインとする患者でも，夜間は，暗い部屋で足元を照らし，スリッパをしっかり履けるまで待ち，眠剤内服の影響でふらつきはないか配慮しながら，もしもふらついたときはすぐに支えられるように手を添えて，ゆっくりとしたスピードで歩行するなど，細やかな配慮が，夜間では昼間以上に重要となります。

　さらに研究の過程では，夜勤についての次のような描写がある。

··· **解説**

　「消灯になるときは，ベッドサイドのライン整理と，スリッパの位置，ベッド柵，テーブルの位置を一気に『シャッ』て見るようにしています」「夜，何があっても大丈夫なように，想定内の出来事で収められるように……，当直帯は……ほしい指示がもらえなかったりとかするので，日勤のうちから，夜どうするとか，整えて……」というように，夜間，スタッフが少なくなる状況のなか，個々人を全体的にとらえ，夜間をとおして継続的に"生活"を尊重する看護実践を重視していました。そして，当直体制のなか，医師と交渉し，"生活"と診療のバランスをとり，「安全」を守るために，チームワークを大切にしながら，連携・協働する姿を見ることができました。

　ここからもわかるように，この年代の看護師の夜間の看護実践には深い意味があり，新人や経験の少ない看護師を気にかけながら，そしてその力を合わせながらといったように，看護師同士の信頼関係や互いの力量を慮りながらの実践が不可欠であることが示唆されている。

子育てと仕事をやりくりしながら看護師を続けたい

　このように，夜勤からも多くのことを学びつつ看護実践を続けていく看護師は，キャリア中期において妊娠・出産・子育てという，ライフサイクルのなかでも大きなイベントを迎えることになる。そこでは，夜勤のつらさ・きつさとは異なる現実に向き合うことになる。

　三好さんは，仕事をしている自分がテーマのど真ん中にいること，つまり「子どもをもつ私」が経験していることから探求をスタートした。看護職生涯発達学の研究の多くは，研究の過程で自分の抱えている課題を客観的に眺めつつ，看護師を研究協力者にしてデータを集めて分析をしている。しかし，三好さんの研究は，自身の切実な，「私はどうしてこんなに大変なのに看護師を続けているのだろう」という疑問に，三好さん自身が真正面から取り組んだ成果であった。「子どもをもつ看護師の経験」に照準を合わせることで，「子どもをもつ」看護師を，丸ごと理解しようとしている。

　論文全体を改めて概観すると，研究協力者である10名の看護師が，看護師

である自分を肯定しているからなのか，子どもをもつことでたくましくなっているからなのか，研究結果からは落ち着き腰の据わった，信念のようなものを読み取ることができる。「子どもをもつ」ことについて，三好さん自身も，結婚をして新しい家族ができたこと，家族の病気，子育てをとおして，看護のおもしろさを再確認していることに気がつくことになった，と語っている。自分以外の他者でもある新しい家族をもち，家庭を育んでいる途上にあるということが，このたくましさの一因なのかと考えさせられる。

　20年ほど前，短大の卒業生であった三好さんは学位取得をめざし科目等履修生として学んでいた。当時は，科目等履修生も卒業論文を書くことが求められていて，その論文指導を私が担当した。卒業論文のテーマは「育児休業後，夜勤を伴う病棟勤務をしている看護師の職業継続理由・継続上の困難とその対処」であった。当時育児休業制度はあったものの，三好さんの勤務する病院では育児休業を終えると夜勤をすることも期待されていた。三好さんは第一子を出産した後で，「子どもをもち夜勤をすることは正直大変で，夜勤に行くのに子どもと一緒に電車に1時間乗り，院内保育所に預け，夜勤を終えて，子どもと一緒に電車に乗り地元に帰り，保育園に預けるという二重保育をしていました」という状況にあった。そして，2006年にこの研究成果をある学会で発表している [3]。2008年から大学院で学んでいるので，修士論文は卒業論文の続きとして取り組んだのだと思う。

　研究の結果として示されたカテゴリーは図（125ページ参照）に示されているように，〔看護師の経験を豊かにしている出産・子育て〕〔看護師であることの原動力〕〔子育てと仕事をなんとかやりくり〕〔看護師を続けていたい〕という4つであった。三好さんの記述とは異なる順番ではあるが，私はこの図について私の視点から解説を試みたい。

　〔看護師であることの原動力〕は，図の下部に配置されている。これまで培ってきた看護師としての経験が，子どもをもつことで更新されたことを示しており，〈子どもに恥じないように仕事をしたい〉〈仕事をして社会とつながっていたい〉などの概念から構成されていた。子どもをもつ女性看護師は，子どもをもつことであらためて「どうして仕事をするのか」を問われ，仕事を

するのであれば子どもに恥じない仕事をしなければと考えており，それが看護を続ける原動力になっている。

〔看護師の経験を豊かにしている出産・子育て〕は図のなかほどにあり，研究協力者たちが自身のキャリアを語る際に出産や子育てをキャリアのなかに入れ込んでいることを示している。キャリア理論では「ワークキャリア」と「ライフキャリア」という考え方があるが，ワークのなかにライフが入り込み，ライフのなかにワークが入り込むという双方向からの読み取り方ができるのだと思う。このカテゴリーは，〈看護師の経験に入っている出産・子育て〉〈上司と同僚に仕事を調整してもらっている〉〈産休は仕事を整理してリセットするにはいい機会〉などの概念から構成されていた。これは周囲の人の力を借りながら，時には休暇を取りながら仕事をしていることを自覚し，長く続くキャリアのなかで仕事を休むことは必ずしもマイナスではないことの実感を表わしている。

〔子育てと仕事をなんとかやりくり〕は，〔看護師の経験を豊かにしている出産・子育て〕とともに図のなかほどにあり，相互に影響していることとともに，図の下部にある〔看護師であることの原動力〕とも相互に影響し合っていることが示されている。このカテゴリーは，〈仕事を辞めても自分の満足する子育てはできなかった〉〈時間に追われ毎日が全力疾走〉〈子どもを連れての通院は日常になっている〉などの概念から構成されている。このカテゴリーは子どもをもつ女性看護師の，仕事と私生活の時間配分の戦略を包含している。なんとかやりくりするということは，日常の過ごし方そのものでもある。子どもをもつ女性看護師たちにとっては，日常が全力疾走であることが表われている。

〔看護師を続けていたい〕という概念は，図の上部に配置されており，研究協力者たちの今の気持ちを表わしていることがわかる。〔看護師の経験を豊かにしている出産・子育て〕〔子育てと仕事をなんとかやりくり〕しながらも，今の私は〔看護師を続けていたい〕と考えていることを示している。

このように眺めてみると，これは子どもをもつ女性看護師だけに共通するものではなく，看護師たちは子どもをもったり，自分が病気をしたり，親の介

▶▶▶ ••

護が必要になったりなどのさまざまなライフイベントを経験することで自身の在りようを問われ，その問いに答え続けていくのではないだろうか。そのなかで，三好さんは子どもをもつ看護師たちの仕事の経験に焦点を当てた研究を行った。しかし，すべての看護師は1人の発達途上に在る人として生きており，すべての経験が自身のキャリアになっていくのだと思う。そこには日常でのやりくりや戦略がある。

▶▶▶ 40代の看護師にとっての仕事の意味

40代ということ，20年間働くということ

　ここまで，20〜30代の看護師たちに焦点を当てた研究について述べてきた。基礎教育終了後のキャリア初期は，看護師にとって，思いがけないさまざまなリアリティ（現実）に遭遇し，転び，傷つき，つまずきながら過ごす時期なのであろう。そして，20代後半から30代の看護師たちもまた，その時々での現実に向き合い，夜勤をすることの負担感と夜勤で培われた自身の看護実践の力に気づきながら仕事に向き合っていた。

　2003年ごろから，新人の離職率の高さが問題となっているが，昭和時代に看護婦になった私は，20代を4か所の病院や看護学校で過ごしている。自分ではそれなりに考えたうえでの離職や転職であったし，それを許容する風潮もあったのだろう。私もまた，無我夢中で過ごした「キャリア初期」の時代であったと振り返っている。

　私は現在，7つ目の職場に属しており，新しい職場に慣れるまでの時間を経験的に知っている。当初は，何もかもが未知であるために，その職場の「普通」のことがわからない。たとえば，10年の看護師経験があり，病院という類似した環境にあると思われる場所であっても，言葉が違う，物品が違う，看護師同士の相互行為のパターンが違う。例を挙げると，上部消化管造影のことを「MDL（Magen durchleuchtun）」と言う施設もあれば，「upper GI」と言う施設もある。言葉が違えば，カルテに書かれた日常的な検査も理解できない。流動食についても，ある病院では「リキッド」と言う。ある看護師は，手術を終

えて病室に戻ってきた患者を迎えることを「着床」と言ったら笑われたという経験を話してくれた。そんな積み重ねが，看護師の自信の喪失につながるのだ。

しかし，後述する高柴さんの研究の協力者は同じ施設で仕事を継続している看護師たちであり，病院の内部の状況を知り尽くしていた。このことは，後の章に登場する村上優子さんの論文で示された「病院を変わって看護師が経験したこと」（152ページ参照）と対比すると，長く同じ職場にいたことにより，彼女たちは自信をもち，人生の継続感にもつながっているのだと思う。一方で，そのことにより培われた実践知を自覚することはかなり難しいことも推測できる。

私は，40歳のときに看護管理学を専攻して修士課程を修了した。就職先を探したが，40歳の私を師長で雇用する病院はなかった。それはつまり，その病院のことを何も知らない看護師は師長として雇用できないということである。しかし，それによって，40代看護師のもつ個人的知識があらためて言語化され，職場にフィードバックされる機会を失ったということになるかもしれない。

40代看護師の実践知

40代の看護師は，およそ20年を超える看護師としてのキャリアをもつ熟達者である。ここでは，金井壽宏氏の『実践知——エキスパートの知性』に示されている熟達者の特徴[4]を用いて考えてみたい。金井は，熟達者の特徴を次のように述べている。

・熟達者は実践知，とりわけ事実に関する詳細な知識，さらに言語化，意識化されにくい知（暗黙知）を多くもっている。
・熟達者は，最高のパフォーマンスを，素早く正確に実行できる。
・熟達者は初心者がわからないような重要な特徴（異常や欠落など）に気づく検出（detection），それが何であるかがわかる認識（recognition），さらにそれを他のものと弁別できる知覚的スキルをもつ。
・熟達者は，すぐれた質的分析ができる。

▶▶▶ •••

・熟達者は，正確な自己モニタリングを行い，自分のエラーや理解の状態を把握できる。

　高柴さんは，この「40代看護師」に焦点をあてた研究に取り組んでいる。そこで，40代看護師の実践力への期待について解説を試みたいと思う。

　高柴さんの研究協力者は，前述のように，ほとんどが就職した施設で継続して仕事をしている看護師であり，非管理者であった。研究結果からも熟達した実践力をもつ看護師たちであろうことが推測される。彼女たちの言葉を借りると，「人生の折り返し地点」でもあるだろう。40代の看護師は，これまでに出会った無数の患者とその家族，上司である看護師長や看護部長，同僚や後輩，医師などとの相互行為のなかで熟達してゆく。その長年にわたる相互行為をとおした実践が，実践知，暗黙知となっている。しかし，自身の実践知，暗黙知を言語化することには困難が伴う。もし，熟達した40代の看護師が自身の実践を言葉にして後輩や他者や医師，そして患者や家族に伝えることができれば，看護は確実に変化するだろう。

　高柴さんの論文では，10人の40代看護師の逐語録から，【ひとりの人間として患者に寄り添えるのが働く力】【つらいこと不満なことも働くバネ】【気がつくと柔軟な自分】という3つのコアカテゴリーが生成されている。

　第1の【ひとりの人間として患者に寄り添えるのが働く力】は，患者との相互行為から培われた仕事を継続する原動力としてとらえられている。60代の私も「原動力は？」と問われれば，救うことのできなかった小児科の子どもたちや，がんであることを告げないままに看護を実践した時代の患者や家族との場面が無数に浮かんでくる。そして，その人たちにできなかったことをこれからの人にできるようになることを願いつつ，基礎教育・継続教育の任を担っているのだと思う。

　看護師が患者とその家族から在りようを問われ続け，育てられていることがこの研究においても示されているが，40代看護師が「ひとりの人間として」という境地に在ることが生涯働き続けることの原動力であることが示されている。

　第2の【つらいこと不満なことも働くバネ】は，40代の自分が活かされて

解説

いないこと，尊重されていないと感じていることを否定的にとらえるのではなく，「バネ」にしている点にたくましさを見いだすことができる。コアカテゴリーを見ると不満やつらさがあっても奮起する気持ちに変えて仕事を続けてきた様相が見えてくる。そして，その不満やつらさも客観的に見つめて，その原因をコミュニケーション不足ととらえ，絶望的には考えずに，なんとかなりそうとするおおらかさが見えてくる。

　第3の【気がつくと柔軟な自分】は，40代を人生の折り返し点と位置づけ，これからの自分を考えるときに，過去の自分と比較して見えてきた姿なのだと思う。医療技術やITの普及，IC（インフォームド・コンセント）や個人情報保護，患者の意思決定支援や退院支援など20年間の変化を受けつつ，同じことのくり返しではない日々のなかで，思考を問われ続けた結果なのではないだろうか。

　この3つのコアカテゴリーには示されていないが，金井によれば，「仕事における実践知は，職場の同僚や上司，顧客など他者との相互作用における対話や教えあい，情報のやり取りによっても学習される」[5]としている。キャリア中期の締めくくりの時期でもある40代看護師が，そのキャリアの過程で，省察しつつ実践することを意識的に行うことができるよう，折にふれ実践を語る場があることを願っている。

引用文献

1) E. H. シャイン著, 二村敏子, 三善勝代訳 : キャリア・ダイナミックス——キャリアとは, 障害を通しての人間の生き方・表現である。. 白桃書房, 1991.

2) P. ベナー著, 井部俊子監訳 : ベナー看護論　新訳版——初心者から達人へ. 医学書院, 2005.

3) 三好麻実子, 佐藤紀子 : 育児休業後, 夜勤を伴う病棟勤務をしている看護師の職業継続理由・継続上の困難とその対処. 第10回日本看護管理学会年次大会講演集, p.20, 2006.

4) 金井壽宏, 楠見孝編 : 実践知——エキスパートの知性. 有斐閣, pp.17-18, 2012.

5) 前掲書4), p.42.

多様な場で活躍し続ける看護職

(キャリアの分岐点)

佐藤紀子

　看護職生涯発達学の研究は，研究者自身も看護師であることを前提とし，さらに研究協力者も看護師であるという特徴がある。「当事者研究」という範疇に入るかどうかは議論の余地があるが，研究協力者の語る内容をどのように解釈するか，研究者自身の立ち位置をどこに置くのかについて検討が必要であった。つまり，自身の経験として，研究協力者の置かれた状況がわかってしまうという隘路（あいろ）に入り込むことを自覚しつつ，相手の経験に心を寄せていくことの難しさに常に対峙する研究なのである。

　研究に着手するために，自身のこだわりや気がかりを整理していく過程で，「辞めてしまった人たちはどうしているのだろう」「どうして辞めてしまったのか」「もし，私に力があったならば，一緒に働き続けることができたのだろうか」などという問いも生まれる。そして少なくとも，この領域で研究に取り組んだ院生たちは，さまざまな壁にぶつかりながら仕事を続けてきた看護師たちでもあった。そして，辞めた人もどこかで看護師として仕事をしているのだろうか，看護師をしていない人たちも，看護師として働いていたときのことを折に触れて思い出しながら暮らしているのかもしれないなど，考えを巡らせながら自身の研究に取り組んでいた。

　ここでは，看護師の多様な分岐点についての研究を紹介する。まず，キャリア初期の看護師が今いる病院から高度先端医療を担う病院に移動するという選択，大病院での過酷な勤務に疲弊した看護師が介護施設で働くという選択，正規雇用されていた看護師が非正規雇用として働くという選択に焦点を当てた研究，そして，師長になった看護師や定年を過ぎても働き続ける看護師の姿を紹介したい。いずれも当事者である看護師たちの実相が見えてくる研究である。

多様な場で活躍し続ける看護職（キャリアの分岐点）

病院を変わった看護師の経験

村上優子　首都大学東京健康福祉学部（入学時経験年数7年）

▌うまく言葉にできない経験を言葉に

　私にとっての研究の始まりは、「看護師として働き続ける中で経験すること——選択・決断という契機に注目して——」をテーマに大学の卒業論文に取り組んだことでした。看護師に、それぞれの職業人生における選択や決断についての話を聞き、時には、私の卒業後の進路を気遣ってもらいながら、大切にしたいことに出会えたという感覚をもって作成することができました。そして、おおげさに言えば、私が看護師として働くことを支えてくれる大事な論文になりました。

　しかし、論文の執筆（あるいは研究）が、筆者である私だけが"よかった"と感じるものでいいのだろうか、と悩むこともありました。そんななか、ともに卒業論文に取り組んだ友人から、1通のメールが届きました。そこには、「卒論、全部読んだよ。自分だけが大変なんじゃないと思ったら、もう少し頑張ってみようと思えたよ」ということが書かれていました。この言葉は、論文は、自分の手を離れたところで、読んでくれた誰かを支える力になる可能性があるのだと感じさせてくれました。

　当時、私は卒業してすぐに就職した病院からは変わって別の職場で働いていましたが、病院を変わって働く私に起こっていることが何なのか、私の経験にはどんな意味があるのだろうかと、うまく言葉にできない悶々とした気持ちの絡まりのようなものを抱えていました。今思うと、このような"自分探し"が修士課程での研究に取り組むきっかけだったように思います。そして、言葉にしようとすることで見えてくる大切な何かにまた出会いたいという気持ちが強くなり、私は、修士課程への進学を決めました。

▌病院を変わった看護師の経験から見えてきたこと

▌現象学の思想を手がかりに
▌経験に接近

　修士課程では，初めて病院を変わった看護師が，その経験を振り返って語ることをとおして，どのように経験を意味づけているのかを明らかにする研究に取り組みました[1]。この研究で探求することをめざした，病院を変わった看護師の経験は，「病院を変わる」という出来事は同じであっても，それぞれの看護師によって経験の仕方は異なり，1人ひとりの看護師の一連の文脈のなかで意味を成すという特徴をもっていました。

　このような経験は，それが自身にとってどういう意味をもっているのか，本人たちでさえはっきりと自覚しづらいものであり，また，数値化・類型化することや，既存の枠組みのなかでとらえることが難しい出来事でもありました。その本人にとっての意味を探究するため，病院を変わること，離職を肯定あるいは否定する見方や，あらかじめ研究者の用意した枠組みから理解しようとする見方をいったん棚上げし，「事例をたくさん集めて一般化したときには抜け落ちてしまう偶然の出来事の細部を明らかにすること」[2]を特技とし，「経験に与えられるがままの具体的な事象へ立ち還り，全てを問い直そうとする」[3]現象学の思想を手がかりに，看護師の経験に接近したいと考えました。

　研究参加者は，急性期病院あるいは大学病院から大学病院へ，臨床経験4年目に自らの意思で初めて病院を変わった臨床経験5年目の看護師2名でした。データ収集は，以下の内容を問いかけ，その後は，できるだけ自由に語れるように促していく非構造化インタビューを行いました。

・病院を変えようと思ったきっかけ，理由は何ですか
・実際に働いてみて思ったこと，考えたりしたことなどがあれば，具体的に話していただけませんか

　データの分析は，研究参加者それぞれの語りについて逐語録を作成し，語りの流れを大切にしながら，くり返し語られる言葉に注目しつつ，全体を何度も読み返すことから始めました。その際，研究参加者がインタビューで何を語ろうとしているのか，

どのような経験をしているのかといった点に注目しました。いずれの看護師においても，病院を変わった経験の入り口として「思っていたのと違う」という経験が語られたため，これを分析の柱にしました。

　今回は，そのなかのAさんの経験の一部をご紹介します。

Aさんの経験

若いうちに違う世界を見てみたい

　Aさんは，高校を卒業後，芸術系の学校に半年ほど通っていましたが，途中で進路を変更し，看護師になりました。看護系の学校を卒業後は，「附属だったからそこしか受けなかった」と関西の大学病院に就職したのですが，2年目の終わりごろから，「楽しかった」が「このままいて私どうなるんだろう」と思うようになっていったようです。さまざまな出来事をきっかけに，「違う世界を見てみたい」，それなら「若いうちがいい」という思いが強くなり，病院を変わることを決断し，3年目には「自分にあった病院」を探し始めていました。そして，4年目の4月に関東の大学病院へ変わり，外科の病床数の多い個室病棟に配属されました。

　Aさんは，「自分にあった病院」を探し始め，「違う世界が見てみたい」と言って新しい病院を選んだにもかかわらず，前の病院とやっていることが違って「びっくりした」と語りました。それは，Aさんにとってどのような経験だったのでしょうか。

思っていたのと違う

　Aさんは，あらかじめ「自分にあった病院」として，「通いやすい」「ちょっと行ってみたかった場所」「最先端のことをやっている」「大学病院以外では働けないだろう」と考えていました。しかし，Aさんの「びっくり」は，「同じ大学病院だからやっていることも一緒だろうなって思ってきたんですけど，実際は全然違ってて」という，「一緒だろうと思って」いた「看護方式」が違っていたことに対して感じられていました。

　Aさんは，「看護方式」が違うことに直面して初めて，大学病院は「看護方式」が「一緒だろうと思っていた」ことに，遡る形で気づいていくことになりました。つまり，病院を変わる前に，病院ごとの違いをある程度予想していたとしても，自分にとって「当たり前」になっていることは，病院ごとで違う可能性のあることとして，事前に予想することが難しいといえます。これまで自覚していなかったAさんにとっての「当たり

前」は, 転職した先の病院で思っていたのと違った経験がきっかけとなって, 気づくことができたことだったのです。

　Aさんは, このような「びっくり」したことから派生した事態を「葛藤」として経験していました。Aさんが以前働いていた病院は, チームナーシングであり, 自分以外にも患者のことを知っている看護師がいる状況でしたが, 新しく働いた病院ではモジュール型のプライマリーナーシング体制, つまり, 自分だけが患者のことを知っている状況へ身を置くことになりました。

　また, 以前の病院では, 医師とのやりとりや医師からの指示を伝えることはリーダー看護師の役割でしたが, 新たな病院では, 他の看護師や医師とのやりとりなど, 患者を担当している看護師1人ひとりが責任をもって行わなければならなくなりました。そこから, 安心感やつながりが途絶えたように感じ, 「自分だけで」看護を行っているという感覚が浮かび上がってきました。

　Aさんは, このような, 新しい環境における「自分だけで」と感じる患者の見方や責任の所在の変化にうまく馴染めず, 「うまく患者さん担当できない」という状況に陥っていました。Aさんにとっては, 「看護方式」の違いは, ただ単に違う内容, つまり差異のみが浮かび上がってくるのではなく, これまでの働き方を問い直すような事態への直面だったのです。

　Aさんは, 「自分だけで」看護を行わなければならないこと, 「判断」することに戸惑っていましたが, その「自分だけで」は, 自分（Aさん）という意味ではなく, 病棟の看護師それぞれが自分の判断で動いているという状況のなかで経験されていました。そして, この看護師の判断の範疇の変化は, Aさんにとって抵抗なく受け入れられるものではなかったため, 「葛藤」として経験されていたのでした。Aさんにとっての「葛藤」は, 前の病院のいいところであったからこそ際立つ, 新たな病院のよくないと感じる部分と, どうつきあっていくかということでした。このような, 新たな病院の「当たり前」は, Aさんにとって抵抗なく受け入れられるものではありませんでした。しかし, 違う見方をすれば, このように新たな病院で働くことによって, 前の病院との比較をすることができ, こんなふうに働いている人たちがいたんだ, という気づきを生むことにもなっていたのです。つまり, 「看護方式」が違ったことが, Aさんの基準のひとつとなって, 「葛藤」となったり, 「新たな働き方の発見」となったりしていたのです。

意味づけの更新

Aさんは，私からの「葛藤は，今はどうなっていますか？」の問いかけに，「葛藤はすごくきれいに整理されて」いるとも語っていました。「葛藤」が「整理」されたとは，Aさんの知っている病院ごとのいいところを「合わせればすごいいい病院になるんじゃないかと思えるようになってきた」ということでした。

そして，そのいいと思えるところを「自分だけで」もやっていくことができればいいのではないかと，「自分だけで」と語られていた意味が変化していきました。このような，「いいとこどり」をするように「思えるようになったのはよかったかな」と語られる変化の背景には，自分の選択を否定したくない，というAさんの思いがありました。このような変化は，Aさんにとって，新たな病院で働き続けるための方法でもありました。ここで大事なのは，「葛藤」が消えたわけではなく「整理」されたということと，Aさん自身が，その整理の方法をつかみとっていったということだと思います。

働き続ける看護師は，病院を変わったからといって前の病院での経験が白紙になるわけではありません。むしろ，その経験が土台になっているといえます。また，Aさんが新たな病院で働き続けることができているのは，たとえば，Aさんにとっての「葛藤」が，その状態に長く置かれたことで新しい「当たり前」として受け入れられたわけではありませんでした。つまり，病院を変わった看護師は，馴染みきれないものを残しつつも，働き続けるなかでそのつど「違い」として経験される事柄についての意味づけを更新させ，その意味づけの更新に支えられながら，結果，新たな病院で働くための方法を見つけていた，そのような開かれた経験だったのです。

▌自分の「当たり前」に気づくことで見えてくる大事なこと

私たちは，看護師として働く際に，自分が何を「当たり前」だと思っているのかに気づくことは難しいと思います。「病院を変わる」ことは，この「当たり前」に気づく1つの装置だったのだと思います。また，新しい病院での「葛藤」は，これまでのAさんが大事にしてきたことがあるからこそ「葛藤」として経験され，あらためて問うことができたのです。言いかえると，病院を変わるということは，自分がどんな考え方をしているのか，自分がどんな枠組みで物事をとらえようとしているのか，そういったことに直面する，そのような経験だといえるのではないかと思います。

鷲田[4]が，「私たちは裸眼で世界を見ているつもりになっているが，じつはいつもあ

るフレームワークのなかで見ている」「この眼鏡はたえず調整され，時に別の眼鏡に取って換えられることはあっても，眼鏡というものを外すことはできない」と述べているように，枠組み自体を取り払うことはできませんが，枠組みをもっていることを自覚することはできるのではないかと思います。自身の枠組みに自覚的であることは，多様なものの見方の可能性のなかに身を置くためのひとつの方法であり，意味づけの更新のひとつのきっかけでもあると思います。

▌意味づけの変化に寄り添うこと

　私たちは，「思っていたのと違う」と感じたこと，考えたことを，はじめにとらえたままの意味でもち続けるのでしょうか。最初は，予想通り，期待通りではなかったという「違い」を戸惑いや「葛藤」として意味づけていたとしても，状況とともに「違い」に対しての意味づけは変化していくのです。つまり，最初は否定的に物事をとらえていたとしても，最初の意味にとどまることなく，新たな可能性に開かれているということができると思います。Aさんは，当時のインタビューを振り返って，「あのころの私は，葛藤の処理をどうすればいいのか，独りでまとめるには幼かったんだと思います。論文という形で聴いてもらえたことは私にとってはよい場だったと思っています」と教えてくれました。

　このような意味づけの変化に寄り添うことこそ，「思っていたのと違う」という経験をする，病院を変わった看護師を支える態度になるといえるのではないでしょうか。また，病院を変わった看護師にとっても，このような意味づけの変化自体が新たな病院で働くことを支えるような経験になるのだと思います。

▌現象学との出会いが教えてくれたこと

　現象学との出会いは，私の研究にとって大きな意味がありました。特に，この研究にかかわる2つの点について紹介したいと思います。

　ひとつは，私自身のものの見方を常に問い続けることを教えてくれました。研究の過程では，看護師さんの経験に接近したいと思っても，知らずしらずのうちに私自身のものの見方が邪魔をすることがありました。このような枠組みに気づかせてくれるのが，現象学の思想だったのです。

　もうひとつは, 事例を集めて抽象化することでは掬いきれない看護師の経験を, 「現象学」は記述という方法で浮かび上がらせてくれました[2]。

　榊原[5] は, 臨床実践における経験の成り立ちは, 臨床の実践者各々の経験の積み重ねや身につけている身体的技能, さらにその個別の文脈によって異なると述べています。つまり, 病院を変わった看護師の経験は, これまでどのような経験をしてきたのか, どのような実践をしていたのか, どのような経緯で病院を変わるに至ったのかなどによって異なるのです。そのため, 個別の文脈がそぎ落とされてしまえば, "個々人の経験" は重視されません。そうすると, ここで見えてきた, たとえば, 方法を見失い取り戻していく看護師1人ひとりの経験にはふれることはできなかったと思います。

　このような現象学的な視点は, 私たちに個別の経験から自らの経験を見つめ直すきっかけをくれるのです。

　私は, 博士課程で外傷性脊髄損傷の患者さんの経験についての研究に取り組みましたが, このような現象学の思想が事象へ向かう態度を教えてくれています。

┃ そのつどの私を更新してゆく

　インタビューから4年後, Aさんの語りについて書いた記事をAさんに読んでもらうことができました。Aさんからは, 「懐かしい」という気持ちをもったことと, 「当時のほうが葛藤があったかと思っているのですが, 今は別の葛藤と闘っています」と感想をいただきました。この感想を読んだときに, 論文にするまでの過程を思い出し, 修士課程からの取り組みが, このように結実したことを本当によかったと思えるようになりました。

　私は, 時間をかけてこの研究に取り組むことで, 何度も何度も自分自身を見つめ直すことになりました。そして, そのなかで, 悶々とした気持ちは, 自分の大事にしていたこととの再会のチャンスなのではないかと思えるようになりました。

※この文章は『看護教育』の連載「すべって, 転んで, 立ち上がるために——看護職生涯発達学から」(2017年10月号掲載) の内容を加筆修正したものです。

引用文献

1) 村上優子, 佐藤紀子：病院を変わった看護師の経験の意味. 日本看護管理学会誌, 20 (1)：7-17, 2016.
2) 松葉祥一：第1章 現象学とは何か. 松葉祥一, 西村ユミ編. 現象学的看護研究——理論と分析の実際. 医学書院, pp. 8-14, 2014.
3) 木田元：現代の哲学. 講談社, p. 44, 1991.
4) 鷲田清一：哲学の使い方. 岩波書店, p. 164, 2014.
5) 榊原哲也：現象学だからできること. 臨床実践の現象学会第3回大会 Proceedings. 臨床実践の現象学会, 7-14, 2017.

介護分野の看護師として働いて気づいたこと

吉田千鶴　前帝京科学大学医療学部（入学時経験年数13年）

▌派遣看護師と介護施設を選択したわけ

　同じ大学病院で12年勤務してきた私は，大学院進学のために退職した後，この機会にいろいろなところで働きたいと思い，登録型の派遣看護師という選択をしました。

　登録型は，基本的には1日契約なので，好きなときに，好きな場所で働くことができます。自分の都合に合わせて働く，これが私のなかでの働き方改革でした。もちろん，よいことばかりではなく，見ず知らずの職場で，しかも日替わりで働かなければなりません。また，あの施設に働いてみたいと思っても，募集がなければ働くことはできませんし，募集があっても他の誰かが先に入ってしまえば，仕事はありません。何より，働いた日数分の給料しか手元には入ってこないので，生活のためには，ある程度仕事の数をこなす必要があります。

　働く場所としては，特別養護老人ホームや介護老人保健施設，通所施設など，いわゆる介護施設を選択しました。それは，当時，看護師の派遣は基本的に認められておらず，あくまで特例という扱いで，働ける施設が限られていたからです。しかし，慢性的な人材不足の解決策として，2004年に労働者派遣法が改正され，医療の充足を目的に例外的に看護師の派遣労働が介護施設などで可能になりました。とはいえ，現在でも多くの看護師が正規雇用されており，皆さんの職場に派遣看護師が存在するのはまれなのではないでしょうか。

　また，「派遣」とひとくくりにしていますが，派遣には2種類の雇用のされ方があります。1つ目は紹介予定派遣のように正規雇用につながっていく派遣です。約3か月間派遣として雇用され，その後は正規雇用につながる雇用形態です。これならば病院で雇用することも可能なので，みなさんの働く病院に派遣看護師さんがいる場合は，こちらの雇用形態であることがほとんどです。

　2つ目は私も選択した，派遣会社に登録して，好きなときに好きな時間で1日単位から働けるシステムです。この場合は主に福祉系の施設での雇用になるので，特別養護老人ホームや介護老人保健施設，通所施設が派遣先になります。

　また，一般的に派遣というと，「派遣切り」や「正規雇用への移行が困難」などという話をよく耳にしますが，看護職の場合は，今は派遣でも，いつでもどこでも正規雇用として働ける，辞めてもすぐに働く場はあるという現状なので，世間でいわれている派遣の困難さというものはほぼ皆無という状況です。

　しかし，私が登録型派遣看護師として介護施設を選択したのは，制度上，必然的に介護施設で働くことになったからだけではありません。これまで，病院看護師の経験しかなかったので，とにかく，病院以外のところで働きたいと思ったことに加え，幼いころから老人ホームや高齢者が身近だったので，病院ではない施設での高齢者ケアを経験したいと思ったからでした。

介護分野の看護研究の重要性を感じて

「着替えをお願いします」で思考が止まる

　私が初めて派遣看護師として働いた施設は，開設して間もない有料老人ホームでの夜勤勤務でした。初めての職場で緊張していましたが，迎え入れてくれた介護職の方が担当するフロアをとても親切に案内してくれました。その後，業務内容の説明をしてくれたとき，「朝，着替えをお願いしますね」と依頼されました。着替えって……？と，一瞬思考が止まってしまいました。着替えとはもちろん，起床したらパジャマから洋服に着替える，普段，私も含め皆さんも行っていることです。

　しかし，そのときの私は，患者さんも朝起きたら着替えをする，というごく普通のことまで忘れてしまっていました。病院では，普段は入らないような時間にお風呂に入ったり，お風呂の代わりに清拭をしたりするときに着替えをします。したがって，起床したからといって洋服に着替えることはなく，日中もパジャマや病衣，ルームウエアのような軽装で過ごすことがほとんどでした。介護職の方からの「着替えをお願いします」の一言で，病院では普段の生活が成り立っていなかったことを痛感しました。

大先輩は80代の
派遣看護師

　一緒に働く看護職や介護職には, さまざまな人たちがいました。いちばん驚いたのは, 勤務する看護師の年齢でした。病院では年の離れた看護師といっても40～50代の師長さんぐらいだったのですが, ある施設では, 80代の大先輩の看護師さんが派遣で働いていました。その方はテキパキと動くことはできないのですが, 腰が痛い, 膝が痛いと言いながら, 誰よりも早く来て, 情報収集をしたり, 入所者のところに顔を出したり, スタッフを和ませてくれ, 入所者と近い存在, 入所者が心安らぐ存在でもありました。

　このように高齢の看護師や介護職の働く場があるのだということがわかったことで, これから先, 自分が年老いたとしても, 看護師として働き続けることができると確信しました。その一方で, 介護施設では看護師の早期離職や人材不足は, 病院よりももっと深刻な問題でした。

介護施設でも
質の高いケアが必要

　私が勤務していた特別養護老人ホーム, 介護老人保健施設, 有料老人ホームには, 1施設に80～100人の入居者がいました。そこに看護師は4名程度。これでも規定[注]よりも多くの看護師が配置されていることになります。たとえば, 入所者80名に看護師が3名勤務していたとして, そのなかで, 正規雇用の看護師は1名, その他は派遣看護師という施設もあります。正規雇用の看護師も数か月, 数年単位で退職していくことが多く, 入所者に顔を覚えてもらう前に退職していることも珍しいことではありませんでした。

　さらに, 施設によっては看護師と介護職が協働してケアを行っているとは決していえないような状況もありました。それでは, 質の高いケアが行えるわけがありません。ただでさえ認知機能が低下した高齢者や, 長期間, 場合によっては最期のときまで過ごす施設における高齢者ケアが, このような状況でよいのだろうかと疑問を抱くようになりました。

注)　介護老人福祉施設の場合, 入所者50～129人に対して常勤換算で看護師は3名以上の規定がある。

問題が山積する介護分野の
看護を研究テーマに

　派遣看護師も場数を踏んでくると，同じ派遣看護師同士，初対面でも妙に親近感をもち，いろいろな話ができるようになります。派遣をする前はどんなところで働いていたのか，なぜ派遣で働いているのか，どこの施設が働きやすいかなどがよく出る話題でした。そうして話してみると，高齢者ケアに興味がありいろいろな施設で働いている人，病院での勤務に疲れて一度休憩がしたくて派遣を選んだという人，趣味のスノーボードをするためにオフシーズンに働いている人など，さまざまな動機で派遣，介護施設を選択していました。

　仕事についても，指示されたことをするだけ，それ以外は派遣の範疇ではないのでやらないという人，いろいろなことが見られるし経験できるからいいと話す人などがいました。多くの方に出会うなかで，派遣看護師も看護やケアに疑問ややりがいを感じながら働いていることが少しずつわかるようになってきました。

　しかし，その一方で，派遣看護師全体の傾向として，一時しのぎの感覚をもっており，前向きにキャリアをとらえたり，発展的な学びに向き合う機会がないことから，実施するケアの質が低下していくことに危機感も覚えました。

　そして，これらの経験から私が知ったことを私のなかだけで留めておいてよいのかと，疑問をもつようになりました。これから看護職の活躍する場が拡大し，介護分野でも大きな役割を果たしていくことになります。問題が山積する介護の分野における看護を研究することの重要性と必要性を強く感じ，修士論文のテーマとしました。

▌介護施設で働く看護師の選択と気づき

　この研究では研究協力者として，介護施設で働く20 〜 30代の登録型派遣看護師10名に，働く意味についてインタビューを行いました。インタビューでは，以下の2点を中心に語ってもらいました。

・なぜ介護施設，派遣を選択したのですか
・派遣看護師として働くなかで印象に残っている出来事，やりがいなどについて教えてください

とりあえず
派遣看護師として働く

　介護施設や派遣看護師を選択した研究協力者たちは，さまざまな理由で病院を辞めていました。私のように大学院進学のためという人もいれば，子どもがいるので常勤では働けない，組織に縛られたくないという人もいました。

　そして，次の働き方を考えたときに，〔とりあえず派遣看護師としてはたらく〕ことを選択していました。その理由には，自分のペースで働けることや，派遣なら残業がないため，時間に余裕をもてることが挙げられていました。

　また，一度は看護師を辞めて他の仕事に就いてみたものの，再び看護師として復帰した人や，常勤になるまでのあいだを埋めるというかたちで派遣看護師を選択した人もいました。派遣で働くことにして職場を選択するときには，自分自身の経験や興味のある分野の職場を選択したり，楽そうなイメージから働く場として介護施設を選択していました。

　〔とりあえず派遣看護師としてはたらく〕ことにして，介護施設で働いてみると，〔派遣や介護施設ではたらいたからこその気づき〕もありました。働き始めたころはわからないことが多く戸惑いや不安もあるので，「私は派遣だから」と積極的ではありませんが，慣れてくると少しずつ常勤の看護師や介護職とも話ができるようになります。どんな施設なのかが見えるようになってくると，ケアや技術を見直すようになり，やりがいや介護施設での看護師の役割に気づくようになっていきます。

　そして，介護職からケアやアイディアを学ぶことができることや，病院で働いているときにはルーチン業務のように，特に意識せず実施していた体位変換や口腔ケアなどの「端っこのケア」に，時間をかけて取り組むようになり，今ではやりがいに思えているという人もいました。この「端っこのケア」という表現は，実際にある派遣看護師から語られた言葉で，病院では主に医療行為や治療に関する行為がメインの業務とされ，体位変換や口腔ケアは，業務の流れのなかでの行為と考えられていたからでした。

　さらに，介護職から情報を得てケアを実施したり，時にはケアに一緒に入ることで，介護職がみている生活の視点と，看護師がみる身体的なアセスメントの部分を統合して，その人のケアができるようになることなどから，多職種連携やチームでケアしていくことにあらためて気づくことができた協力者もいました。そして，介護福祉士の資格をもっていない，経験が少ないなど，介護職の人の背景はさまざまであること

から，介護職だからといって，介護のことをわかっている，理解できていると思ってはいけないことに気づいている人もいました。

派遣を続けることへの不安やむなしさ

しかし，派遣や介護施設で働いていると，〔派遣ではたらき続ける不安やむなしさ〕を経験することもあります。1日単位の契約で働くと，実践したケアの結果や，自身がケアを行った方々がどのように変化していくのかを見ることはできません。また，責任のある仕事は任せてもらえないことにもむなしさを感じていました。そして，医療行為が少ないために看護の知識や技術が落ちていくことへの懸念，収入が不安定なことへの不安も生じていました。

さらに，印象的なエピソードとして，指示された業務が終了したので，「何か他にやることはありますか」と常勤の看護師に尋ねたところ，「あ，別にいいです」「シュレッダーかけてください」などと言われてしまい，「やりがいを削がれる感覚をもった」と述べた協力者もいました。つまり，派遣看護師であっても，根底には専門職としての仕事がしたいという欲求があることがわかります。

このように，派遣看護師として働くということは，仕事とプライベートの両立ができること，ケアの意味を介護職と一緒に考え実践できることなどのプラスの面がある一方で，不安定な収入や知識，技術力の低下への不安などのマイナスの面があり，その両面が混沌とした状態であることがわかりました。

▎介護施設における看護の研究は看護の発展に欠かせない

一般的には「介護施設」といえば，介護職に焦点が当たります。人員配置も介護職がほとんどで，看護師の役割が明確でないことや看護師不足などの深刻な状況があるにもかかわらず，ほとんど知られておらず，なかなか問題として浮き彫りにはなっていません。

私自身が派遣看護師として勤務した多くの介護施設の状況や，研究でかかわった方々の話でわかった介護施設での看護師の役割ややりがい，課題などの現状をふまえてもっと知ってもらうことが重要だと感じています。

　わが国では，治療やケアの場が病院から地域へ移行されようとしています。それに伴って，高齢者ケアも在宅ケアが中心となるように進められています。しかし，少子高齢社会により，ケアを行う人口が減少すること，複数の疾患をもちながら生活する人や医療的な処置が必要な高齢者も増加することが予測され，介護施設での医療的ケアが重要になり，看護師の役割やケアの質を見直すことが求められるのではないかと考えられます。地域包括ケアシステムを考えていくうえでも，介護施設における看護を取り上げた研究を進めていくことが，これからの看護の発展には欠かせないのではないかと思います。私も，そこに貢献できるよう研究を進めていきたいと考えています。

非正規雇用看護師として働いたこと
と向き合って

長尾祥子　九段坂病院看護教育室（入学時経験年数11年）

非正規雇用看護師から大学院生へ

　私は，非正規雇用看護師に関する修士論文を作成しましたが，大学院に入学したときには，こんなテーマで自分が論文を書くことになるとは思ってもみませんでした。そもそも，自分の大学院進学の背景に，この「非正規雇用」というキーワードが隠れていることにさえ気づいていませんでした。

　本来，進学する際には，もっと関心のあることをクリアにし，ある程度リサーチクエスチョンを明確にする必要があるのだと思います。しかし，私の場合，これからも看護師として働き続けたいのに，漠然とした行きづまりを感じ，数年間模索した結果，行きついた先が看護職生涯発達学への大学院進学でした。そして，入学後，研究室のゼミや大学院での授業をとおして，自分がなぜ漠然とした行きづまりを感じて進学に至ったのかを整理していくことで，非正規雇用として働いていた経験が，自分に大きく影響を与えていたことに気づいたのでした。

非正規雇用で働く
きっかけ

　そもそも私が非正規雇用看護師として働くようになったきっかけは，育児との両立が可能だったからでした。出産を機に離職し，子どもが1歳半になったころに復職を考え，就職先を探していたときに，近所の総合病院の病棟で，日勤パート看護師の募集をしており，すぐに応募しました。雇用形態にはこだわっていませんでしたが，病棟で働くことを希望しており，いずれフルタイムで働こうという思いもあったので，家庭での役割がひと段落するまでの暫定的な働き方としてパート看護師を選択しました。おおまかな契約内容は，土日祝日休み，夜勤なし，残業なし，月16日勤務，昇給賞与なし，というものでした。

　私にとっては、初めての転職でしたので、一時的な自信喪失や葛藤などはありましたが、看護師としてもチームのメンバーとしても多くの経験を得ることができたため、総じて満足して働くことができました。そのため、暫定的な働き方のはずが、あえて雇用形態や環境を変えようという思いにならず、結局、そのまま7年もの歳月が過ぎていきました。しかし、それはあっという間に流れた歳月というわけではなく、途中から生じた自分のなかの変化に悶々と悩む歳月でもありました。

看護師として
一人前でない存在

　はじめは、正規雇用看護師と同じように働けることに対しありがたいと思っていたのに、3年経ったころ、それまであまり意識しなかったようなこと、たとえば、どんどん役割を与えられていく若い看護師と比較し、自分を看護師として一人前ではない存在と感じたり、残業や夜勤、委員会などを担っていないことに負い目を感じたり、正規雇用者と自分との差異をこれまで以上に意識するようになりました。

　非正規雇用看護師は、私生活との両立を考えたときには問題のない働き方である一方で、看護師としてのキャリアについて考えると、漠然とした不安があり、働き続けることに限界を感じていたのでした。当然、非正規雇用なのだから、組織上重要な役割などが与えられないことはわかっていたのですが、正規雇用と非正規雇用の間にある業務上の差異が、チームの一員でありながら一員でないという微妙な感覚をもたらし、病棟での振る舞い方、看護師としての自分との向き合い方、患者との向き合い方などにも影響を与えていったのです。

　正規雇用で再就職することも考えたのですが、そのころには、働き続ける自信がなくなってしまい、悶々とする感覚を解消する術を1人では見いだせず、わらをもすがる思いで大学院へ進学しました。

　先にも述べましたが、大学院に進学する際には、非正規雇用として働いていたことがこんなにも自分に影響をもたらしていたという自覚はまったくありませんでした。今こうして述べることができているのは、さまざまな先行文献を用いて思考を整理し、ゼミを通してゆっくりと言語化できたからです。先行文献というものが、こんなにも思考の整理に役立ち、「語る」ということが、こんなにも自分を救うことになるのだということを、大学院で初めて経験することができた気がします。

　一方で、整理して言語化していく過程は自己嫌悪の連続で苦しみそのものでした。

ただ，徹底的に自分の経験を整理してしまうと，すべてが解決してしまったような感覚になり，その達成感から，大学院でやることはもうないという思いになったことも覚えています。しかし，大学院に入った以上，論文を書かなければなりません。私はひとまず，一般的な非正規雇用労働者と非正規雇用看護師に関する文献検討に取り組むことにしました。

┃多様な生き方を支える非正規雇用の側面

日本の非正規雇用労働者は，2008年の1765万人から2018年には2120万人へと増加しています[1]。このなかには，他の職務形態で勤務することが困難な単身層や中高年者の増加も認められており，国内における貧困問題に発展しているともいわれています[2]。また，非正規雇用労働者は，生涯を通じて賃金がほとんど変わらない，適用されている各種制度（雇用保険，年金，退職金制度など）の加入割合が低い，非正規雇用労働者に教育訓練を実施する事業所は正規雇用労働者の約半数にとどまっている，といった課題もあげられています[3]。

一方で，私が意外に感じたことは，非正規雇用として働くことに対して，必ずしも否定的な者ばかりではないということでした。非正規雇用労働者に関する調査や研究のほとんどは，労働などのマクロの視点から否定的に論じられることが多く，非正規雇用は正規雇用に比べ望ましくない働き方として扱われがちです。しかし，自分の価値観や生き方に合った働き方として非正規雇用を自ら選択している者のほうが，不本意に選択している者より多いことにもっと注目するべきであり，正規雇用との比較だけで，問題点のみを強調する論調は偏っているのではないかと思いました。労働問題としての視点だけでなく，この多様な社会のなかで，多様な生き方を支える非正規雇用の側面にも目を向け，非正規雇用を個の視点からとらえることも大切だと感じたのです。

┃非正規雇用は看護の質を低下させるのか[4]

非正規雇用看護師が増加した背景

非正規雇用看護師の割合も，2004年の14.7%[5]から2012年には18.2%[6]へと増え

ていました。非正規雇用看護師が増加した背景には，2006年の診療報酬改定において，入院基本料の看護配置基準が大きく変更され，より手厚い看護配置基準が設定されたことで，非正規雇用も含めた看護師の需要が高まったからと考えられています。また，正規雇用の過酷な労働環境もその1つの要因としてあげられると思います。

　近年，医療現場では入院期間の短縮や高度な対応が求められることにより，看護師の負担は増大しています。看護師の離職理由をみると，勤務時間の長さや夜勤の負担，責任の重さなどがあげられており，看護師の過酷な労働環境がうかがえます。こうした正規雇用の過酷な労働環境を理由に，看護師が長時間勤務や夜勤を伴わない非正規雇用を選択し，結果として，非正規雇用看護師の増加につながっているとも考えられます。実際に，潜在看護師や，結婚や出産・育児などの理由で離職した看護師の多くが，復職の際，仕事と家庭との両立のためにパート・アルバイトなどの非正規雇用を希望し，選択していることが明らかにされています[7-9]。

非正規雇用看護師の職務満足度

　ワークライフバランスに取り組む病院に勤務する看護師の職務満足度に関する調査[8]では，非正規雇用看護師を含む多様な雇用形態を選択する者のほうが，多様な雇用形態を選択しない者より，「仕事上の人間関係」「専門性」「看護師としての自己実現」のいずれにおいても，職務満足度の得点が有意に低かったという研究結果を示していました。その理由として，非正規雇用として働く看護師の多くは，家庭を有し，家事役割があるため，「子供の予測できない事情によって早退や欠席があると推察される。これらの事情に対して，負い目を感じており，自分たちが職場の同僚から認められていないと感じる傾向にある」ことがあげられていました。また，非正規雇用看護師は，「患者を受け持たず，機能別看護を行っている可能性があり，今までの経験や身につけてきた看護技術を発揮したり，新たな知識から得た創造性のある看護を提供する機会が少ないために，看護師としての自己実現を感じることが少ない」ことも示されていました。

　一方で，正規雇用看護師と非正規雇用看護師の職務満足度の調査[10]では，「看護業務以外の職務」「給与」「勤務シフト」「業務量」において非正規雇用看護師のほうが正規雇用看護職より満足度が高かったことを報告しています。これに対し，小川[11]は，「非正規雇用女性看護職員の多くは，正規雇用に比べ現状に満足しており，職務

満足感も高いが，それは主に外在的要因によるものであり，仕事への満足感を持続的に高めるためには内在的要因を重視すべきである」と述べています。

組織コミットメントと職務満足度

　看護師の組織コミットメントと職務満足感との関連については，多くの研究で明らかにされています。Meyer[12]は，「強い組織コミットメントを持つ看護師は，望ましい看護実践を行う」と述べており，グレッグら[13]も，「より良い看護実践を行うために組織へのコミットメントが必要となるため，組織コミットメントの観点からキャリア発達支援を考えることが，看護の質の向上につながると考えられる」と述べています。グレッグら[13]は，組織コミットメントの中心は，「自己の存在価値の実感」であり，それは「仲間との良好な関係」のなかで生じる「チームケアの満足」「能力発揮のチャンス」「充実感・やりがいの実感」から起こっていることを明らかにしています。

　これらの研究をもとに，非正規雇用看護師を組織コミットメントの視点からとらえたとき，非正規雇用看護師は，看護の質につながるような組織コミットメントを促す経験をもつ機会が少ないのではないかと考えました。つまり，非正規雇用看護師が，組織コミットメントしづらい状況に置かれていると仮定すると，組織に非正規雇用看護師を受け入れることは，看護の質の低下を招く重大な問題につながるともいえるのです。また，非正規雇用看護師は学習機会をもちづらく，自ら看護の本質を問い，看護実践能力を向上させる機会が少ないため，看護の質に影響を与えることは否定できません。

┃ 個人の視点から非正規雇用看護師をとらえる

　文献検討を行っていた当時を振り返ると，看護の質について考えていたこの時期がもっともつらく感じていました。私自身非正規雇用として働いている間，看護の質を低下させている自覚はまったくなく，看護の質の低下につながる状況にいたことに対しては認めがたい思いがありました。しかし，正直に言うと，「パートだからこの程度でいいかな」と思いながら仕事をしているときもあり，文献でいわれていることを完全に否定できない自分もいました。

　以上のように，非正規雇用看護師に関する先行研究には，職務満足に関するもの

や，組織コミットメントの視点に立つものがほとんどでした。しかし，1件だけ，南谷ら[14]の非正規雇用看護師自身にフォーカスを当てた質的な研究を見つけました。それは，結婚・妊娠・出産を機に，正規雇用看護職員からパート職員に雇用形態を変更したパート看護職を対象にインタビューを行い，その様相を明らかにした研究でした。

そのなかでは，何とかして正規雇用として働き続けようとしながらも，過酷な労働環境にある正規雇用に限界を感じ退職したことや，離職したことで意欲が再燃し，雇用形態にこだわらず就業を希望していることが示されていました。また，看護への愛着やキャリア発達への意欲を抱きながらも，職場への遠慮や家族観による潜在的制約とのあいだで葛藤していることも明らかにしていました。こうした結果を受けて，南谷らも，将来正規職員に戻りたいと考えているパート職員への支援の必要性を示唆しながら，看護師が退職する根本的な原因を，正規雇用の過酷な労働環境への反発であると述べ，この根本原因を改善することから取り組むべきであると主張しています。

この文献を読んだとき，私のもやもやした気持ちがすっと解消されたことを覚えています。職務満足度や組織コミットメントなどではなく，非正規雇用看護師を発達し続ける一看護師として多角的にとらえ，抱えている葛藤や思い，支援の在り方などを考えることも重要であり，そのためには，非正規雇用看護師個人の視点に立ったときに見える世界を明らかにする必要があると思ったのです。一度はこれ以上大学院でやることはないと感じた私でしたが，文献検討をやり終えたころ，やっと自分の経験が意味のあるものに変わり，やるべきことがわかった気がしました。

▌臨床現場の教育担当として

こうして，私は修士論文を作成していくのですが，ひたすら非正規雇用看護師個人の視点に立ち続けていくなかで，いつの間にか研究を通して「看護とは何か」という問いに向き合っている自分がいました。自分の足元を整理できたからこそ，そこに目が向くようになったのかもしれません。

現在，私は臨床現場で教育担当として働いています。佐藤紀子先生のもとで学んだ看護職生涯発達学は，私の軸となり，多くの看護師への支援につながっていると思っています。これからも，画一的ではなく，多角的な視点をもちながら1人ひとりの

看護師に寄り添い，教育担当という立場から，あらゆる立場の看護師とともにより質の高い看護の提供をめざしていきたいと考えています。

引用・参考文献

1) 総務省統計局：労働力調査. 2018.
 https://www.stat.go.jp/data/roudou/sokuhou/nen/dt/index.html　2019/7/31 accessed
2) 伍賀一道：「非正規大国」日本の雇用と労働. 新日本出版社, 2014.
3) 厚生労働省：「非正規雇用の現状と課題」.
 https://www.mhlw.go.jp/file/06-Seisakujouhou-11650000-Shokugyouanteikyokuhakenyukiroudoutais akubu/0000120286.pdf　2019/7/31 accessed
4) 長尾祥子：病棟で働く非正規雇用看護師の動向と課題. 東京女子医科大学看護学会誌, 11 (1), 25-30, 2016.
5) 厚生労働省：平成18年保健・衛生行政業務報告例 (就業医療関係者) の概況. 2005.
 http://www.mhlw.go.jp/toukei/saikin/hw/eisei/06/　2019/7/31 accessed
6) 厚生労働省：平成24年衛生行政報告例 (就業医療関係者) の概況. 2013.
 http://www.mhlw.go.jp/toukei/saikin/hw/eisei/12/dl/h24_hojyokan.pdf　2019/7/31 accessed
7) 厚生労働省：看護職員就業状況等実態調査. 2011.
 http://www.mhlw.go.jp/stf/houdou/2r98520000017cjh-att/2r98520000017cnm.pdf
 2019/7/31 accessed
8) 渡邊郁子, 塚原節子：ワークライフバランスに取り組む病院に勤務する看護師の職務満足度. 日本看護管理学会誌, 17 (1), 37-47, 2013.
9) 桶河華代：潜在看護師が再就職支援講習会に参加して復帰するプロセス. 聖泉看護学研究, 3, 9-18, 2014.
10) 川北敬美, 原明子, 松尾淳子, 道重文子：看護師の雇用形態別に見た職務満足度の比較. 日本看護研究学会誌, 36 (3). 319, 2013.
11) 小川フェネリーひとみ：地方の中規模病院に勤務する非正規雇用女性看護職員の職務満足と課題. 日本看護学会論文集 (看護管理), (42), 171-174, 2012.
12) Meyer, J.P., Paunonen, S.V., Gellatly, I.R., Goffin, R.D., & Jackson, D.N. : Organaizational commitment and job performance: It's the nature of the commitment that counts. Journal of Applied Psychology, 74 (1), 152-156, 1989.
13) グレッグ美鈴, 服部兼敏, 山本清美他：組織コミットメントの観点からみた臨床看護師のキャリア発達支援. 神戸市看護大学紀要, 13, 21-28, 2009.
14) 南谷志野, 平井さよ子, 賀沢弥貴, 飯島佐知子：ライフイベントを契機としたパート看護職のトランジションの様相. 日本看護管理学会誌, 15 (2), 113-125, 2011.

キャリア中期にある
看護師長が抱える葛藤

遠藤敏子　東邦大学医療センター大橋病院（入学時経験年数22年）

▍愚痴や文句が多いだけの師長では終われない

　私は，2007年4月から東京女子医科大学大学院看護学研究科博士前期課程の一期生として入学しました。

　入学以前から継続して私が所属している病院は，都内の大学病院で374床の2次救急指定病院（当時は475床）で，7対1の看護配置をしています。私は看護師になって10年目に病棟師長補佐となり，病棟師長は置かれていなかったため，師長の役割を担っていました。当時は，師長業務の理想と現実のギャップが大きく，一生懸命頑張っても頑張っても終わりのない仕事だと感じていました。しかし，そう感じているのは私だけなのかと思えるほど，周囲の先輩師長たちは淡々と仕事をこなしていました。師長会のメンバーにもなりましたが，周りは大先輩ばかりでした。何もわからない私は，何かあるたびに「なぜ，なぜ」と疑問を抱きました。なぜ，診療報酬の改定により医師が主導でしなければいけないことを師長に任せるのか。なぜ，病棟の看護師が休暇も取れない状況なのに院内の係に動員しろと言われるのか。看護の視点で検討していないのに，なぜ師長たちは黙っているのか。私は，恐れを知らずに，何度も師長会で発言をしていました。上司からは，少し黙っていられないのかというような目で見られることもたびたびありました。

　しかし，これらの疑問を解決するには，私自身が知識をもち，周囲（先輩師長）に，看護管理者として何を大切にするのかを説明できるようにならなければいけません。そして，愚痴や文句が多いだけの師長で終わってはいけないと考えました。そこでまず，学位授与機構（現・行政独立法人大学改革支援・学位授与機構）で看護学士を取得し，その後，看護職生涯発達学前期課程に入りました。私の修士論文の問いは「キャリア中期にある看護師長が抱える葛藤」です。その一部を紹介します。

┃キャリア中期の看護師長が抱える葛藤は何か

　日本看護協会の「2001年看護職員実態調査」[1]によると,中間管理職（看護師長）は平均経験年数が22.6年で,平均年齢はおよそ43.6歳と推定されます。シャインは,キャリア・サイクルのなかでキャリア中期には「キャリア中期の危機」があること,そこには2つの問題が存在することを指摘しています[2]。それは,①技術的な専門家技能に加えて自分の経験と知恵をどう役立てるか（ジェネラリストとしてどう効果的に動くか）,②他者の助言者になりたいという欲求の増大をどう満たすかという問題です。また,キャリア中期の多くの人びとは「自分のキャリアの前進が自分の目標・抱負・夢と一致してきたか,また,もしそうでないならこの不一致をどう解消すべきか」と自問すると述べています[3]。

　では,看護師長たちは,それまでの看護師としての経験と自己の将来へ向けての展望とを一致させることができているのでしょうか。私の周囲の看護師長たちは,社会からの要請,またそこから発生する病院としての指針に翻弄されているように見えました。そのことから,看護師長たちはそれまでに培ってきた看護観を揺るがされる状況にあるのではないかと考えました。

　そこで,キャリア中期にある看護師長の抱える葛藤は何かを明らかにすることを,研究の目的としました。研究協力者は,関東周辺の2つの大学病院に勤務する病棟看護師長で,看護師長の経験が1年以上ある40代の11名の女性でした。データ収集は,半構造化されたインタビューガイドを用いてインタビューをしました。分析結果は,それぞれ【コアカテゴリー】〔カテゴリー〕〈概念〉で表わします。

　インタビューでは,看護師としての経歴や大事にしてきたこと,印象に残った場面とともに,以下のような質問を投げかけました。

・看護師長になって,戸惑うようなことはありましたか
・今,誰か（社会・組織・上司・看護師・患者など）に,何か訴えたいことはありますか

師長の望む欲求と臨床現場の実際

　研究の結果,43の概念,12のカテゴリーが生成され,1つのコアカテゴリーとして収束されました。キャリア中期にある看護師長が抱える葛藤は,〔患者に寄り添う看

護をするために看護師と共に語り合える師長になりたい〕という願望から，現実の臨床現場での【今求められている役割を遂行したい】というコアカテゴリーに至るまでのあいだで起こっていたことが明らかになりました。葛藤を引き起こす体験として挙げられていたものが，〔ベッドサイドから隔絶される状況〕〔師長として自律するための壁〕〔物足りなさ・無力感〕でした。さらに，決して実在しないがいつも追い立てられるような〔現実には存在しない師長像〕に惑わされている姿が浮かび上がりました。

師長たちの望んでいる〔患者に寄り添う看護をするために看護師とともに語り合える師長になりたい〕とは，看護師としての体験に根差した〈患者に寄り添う看護をしたい〉〈1人ひとりの看護師を大事にしたい〉〈語り合いたい〉〈人材を育成したい〉〈活気ある職場を作りたい〉という欲求でした。

一方，実際の臨床現場では〔際限のない役割〕や〔手ごたえのない人材育成〕という【今求められている役割を遂行したい】という欲求がありました。〔際限のない役割〕とは〈クレーム対応〉や〈社会の変化への対応〉，またそれらに〈いつも追われている〉状況，すべて〈何でもかんでも師長〉の役割なのかと，看護師長たちは考えていました。また，〔手ごたえのない人材育成〕は，看護師長たちが〈人材を育成したい〉と考えながらかかわっても〈手ごたえのない看護師〉の存在があり，また〈師長からの承認を待っている看護師がいた〉ことに気づきました。そして，〈主任・補佐を育てる困難〉を感じていました。

師長として
自律するための壁

私が師長となり，看護師と語り合いたい，患者に寄り添った看護をしたいと思うと，目の前にそれを阻む壁が落ちてくる印象が強かったように思います。そこで葛藤を引き起こす体験の1つで，看護師長だった私をもっとも悩ませた〔師長として自律するための壁〕について具体的な語りを含めて説明します。

〔師長として自律するための壁〕は師長に任命されたとき，新たな部署に配属されたとき，あるいは日常，師長としての自律を阻む壁のことを示しています。壁の高さや大きさは，師長の経験やその状況によって違いがあることを示しています。このカテゴリーは〈現場では誰も教えてくれない〉〈前任の師長と比較される〉〈挫折した〉〈主導権は医師〉〈払拭しきれない師長間の上下関係〉〈腑に落ちない看護部からの指示・方針〉の6つの概念から導き出されました。

　〈現場では誰も教えてくれない〉という概念は, 師長がいろいろな状況に遭遇した
ときに聞きたい・知りたいことを誰も教えてくれず, 師長自身で悩み, 考え決断する
しかないということを示しています。具体的には「師長業務って, やっぱり誰も教えて
くれないよね, ノウハウは教えてくれないよねって」, また, 「いろんな師長さんたちに
そんな細かいことは相談できないし, やっぱり自分で何らか解決して, アドバイスとか,
相談とかにはのってもらえても, 現場にいるわけではないので」と語られました。師長
たちは, 臨床現場で起こる細々した問題に遭遇したとき, 最終的な決断は自分でしな
ければいけないと考えていました。
　〈前任の師長と比較される〉とは「師長が代わって物事が変わったって, 当たり前の
ことなんですけど, っていう思いがあるのが一点と, 前はこうだったのにっていう思い
があるのは確かなんです」「先生には『前はこんなことはなかったのに』って, しょっちゅ
う言われたし。結構何か, 別に新しいことを始めたりってことはないけど, 何か1つひ
とつが壁のように立ちはだかっていた」, さらに「新しい風は跳ね返される」と語られて
いました。師長たちは, 新たな病棟に配属されたとき, 前任の師長と比較されること
は当然のことと覚悟をしており, 乗り越えなければならない最初の壁だと考えていま
した。
　〈挫折した〉とは「毎日, 辞めたい感はあります。看護師は, 看護師を続けていること
に日々疑問を感じているので」「私ね, 一回挫折したんです。(中略)枯渇してしまった,
自分の中で。こんなに, こんなにいろんなことを教えて一緒にやっているのに, 何にも
返ってこない」と語られました。師長たちは, 看護師として働く意欲を失うことを体験
していました。
　〈払拭しきれない師長間の上下関係〉は, 同じ職位になっても, 以前の上下関係が
残っていることを示しています。具体的には, 「上の師長さんたちも, 私が一緒に部下
として働いた経験もある人なので。上司だったので。そういう上下関係がまだ外れな
い」と語られていました。研究協力者は師長となり, 元上司と同じ職位に就いてから
も, 研究協力者と元上司の関係は以前の上下関係が存続していると感じていました。
　このように, 研究協力者たちが師長に任命されたとき, 新たな部署に配属されたと
き, あるいは日常, 師長として自律しようとしたとき, それを阻む壁がありました。そ
れは研究協力者と看護師や同僚・先輩の師長, 医師との人間関係であったり, 組織
のシステムでした。

師長を支援する
上司が必要

「師長の自律を阻む壁」，私の抱えていた葛藤が，まさにこれでした。はじめに書いた，私が感じていた上司や組織に対する疑問がそのまま研究協力者の口から語られたのです。1時間ほどのインタビューでしたが，みなさん冷静に語ってくださいました。それを何度も聴きかえすたびに，当時を思い出し，こみ上げてくるものがありました。

修士論文の終盤は厳しいものだと先輩から聞いていました。確かに厳しかったように思います。しかし，私を支えてくれたのは，このような研究協力者たちの語りでした。この語りを無駄にしてはいけないと思いました。そして，行き着いたのがキャリア中期にある師長を支援する上司の存在が必要だという考察でした。上司が師長と同じ臨床現場に立ち，より実践的な助言をすることで，キャリア中期の看護師長が惑わされている実在しない師長像から解き放たれ，師長としての看護実践がいきいきできるのではないだろうかと提言をしました。

▌副部長としての支援

私は修士課程を終えた翌年に，看護副部長の職につき現在6年目になります。立場が変わることで見える景色も変わってきました。そして，私は看護師長たちの上司となり，支援ができているのかと考えました。

私が働く病院には，副部長としての職務規定があります。しかし，抽象的な文言で，その行動レベルについての内容はありません。多くの施設，組織で副とつく役職は，長の補佐と書かれています。具体的なもの（実際）は，病院全体の委員会メンバーとなることや看護部の各種委員会のアドバイザーとして機能すること，看護部の教育や業務，人事などを担当すること，看護単位の相談・支援でした。

副部長になり2年あまりは，師長の支援をと思いつつも，自分の副部長としての立ち位置の模索に費やしていました。副部長経験より師長としての経験が長いわけですから，そこで働く看護師を守らなければと，師長に対して批判的な言葉も発していたように思います。初めは，スタッフへのフォローを優先し，師長へのフォローはできなかったように記憶しています。

その後，当時の看護部長が定年を迎える時期に，副部長のあり方を考えることがで

きました。その部長は，何か迷ったときに，「病院全体を見なさい。医療・社会全体を見通しなさい。そして，看護の視点で考えなさい」と導いてくれる上司で，今でも大変尊敬しています。「この部長がいなくなったら，どうやっていけばよいのだろうか……」と悩みました。そんなときに，佐藤紀子先生から「何を大切にしたいか，揺るがない芯を。信念は……」とメールをいただきました。あらためて，私はこの研究を通して得た知見を大切にしたいと思いました。

　研究に協力してくれた師長たちが語った内容は，師長としての経験を重ねれば解決されたり，忘れ去られるものかもしれません。原井は，看護師長のアイデンティティに関する要因の検討のなかで，看護師長は看護師としてのアイデンティティは確立されているが，看護師長のアイデンティティは発達途上にあることを示唆しています[4]。そうであるならば，看護師長としてのアイデンティティを育む，よりよい環境を提供していくことが上司としての私の役割ではないかと考えました。そして，日々進化する医療界の波に惑わされることがないように，上司としてキャリア中期にある看護師長とともに考え，先を読み，看護管理における経験知を先出しすることだと行きつきました。

　それは，上司として考えられるあらゆることを想定し，そこから何を選ぶか，師長とともに考えることだと思います。そして，師長の裁量を見極め，それを超えたものは速やかに引き受けることも，師長の成長を妨げない重要なことだと考えています。今回，執筆の機会を与えていただいたことで，あらためて考えることができ，6年を経て副部長としての自分の立ち位置が明確になってきたように感じます。

文献

1) 日本看護協会：2001年看護職員実態調査. 日本看護協会調査研究報告 . p. 66, p. 99, 2003.
   https://www.nurse.or.jp/home/publication/pdf/research/66.pdf　2019/7/30 accessed
2) E. H・シャイン著，二村敏子，三善勝代訳：キャリア・ダイナミクス──キャリアとは，障害を通しての人間の生き方・表現である. . 白桃書房, p. 48, 1991.
3) 前掲書2), p. 205.
4) 原井美佳：看護師長アイデンティティに関する要因の検討. 日本看護管理学会誌, 11 (2), 59-66, 2008.

認定看護師教育課程の
教員であるということ

多久和善子　東京女子医科大学看護学部（入学時経験年数26年）

▌認定看護師教育の魅力

　私が救急看護認定看護師となり10年目を迎えたとき，認定看護師教育課程（以下，教育課程）の教員となる機会が巡ってきました。そして病院を離れ，教育課程の教員を5年，その後看護基礎教育にもかかわり，今，教員として10年目となりました。

　認定看護師教育にかかわるきっかけとなった，「研修学校の教員をしてみない？」という知人からの電話に驚きながら，とてもうれしかったことをよく覚えています。そんな気持ちになったのは，私が教育課程で経験した，実践者が学ぶということの苦しさと，それを超える楽しさの記憶があったからです。

　現在，私は，看護学部と教育課程をかけもちで教員として働いています。教員になってからの10年は，私が看護職を続けてきたなかでの起承転結の「転」のときだと思っています。そして，看護職生涯発達学にめぐりあったのもこの時期です。その「転」のときである，教育課程の教員としての自分を振り返りながら，ひとりの看護師にとって認定看護師になることがどのような意味をもつのかを述べてみたいと思います。

厳しいスケジュールと仲間意識

　私が教員として向き合うことになった，認定看護師教育課程の学生は，看護師経験が5年以上，そのうち認定看護分野の経験が少なくとも3年以上あり，みなが認定看護師になるという強い願いと将来への希望をもっている集団であると，私はとらえています。

　この教育課程は，現在行われている看護継続教育のなかで，もっとも長期間のものです。日本看護協会が示す基準カリキュラムに沿って，半年のあいだに615時間以

上の講義, 演習, 実習を行います。単位数に換算すると約33単位となることから, 大学教育よりもかなりタイトなスケジュールであるといえます。

　つまり学生たちは, 看護基礎教育を修了して以来, 久々にみっちりと専門領域の学修をするので, 毎日の座学を受けるだけでも大変なことです。さらに, 短期間にグループワークやレポート課題が次々とあり, 学生はみな, 「考えること」「発言すること」「文字にすること」がこんなに難しいのかと悩み, 時間に追われながら, 喜怒哀楽のすべての感情がジェットコースターのように上がり下がりするのを味わいます。

　一方で, この濃密な教育課程で過ごす時間は, 強い仲間意識とネットワークをつくり, のちに認定看護師になってからの活動を大いに助けてくれます。日本看護協会の調査結果[1]において, 「認定看護師としての活動にあたり困難が生じた場合に相談する主な相手」の回答は, 「同分野の認定看護師」が4割強という結果で, 同僚の認定看護師を上回っていました。私自身, 制度開始から間もない1999年に認定看護師の資格を得ましたが, 今でもその時のつながりは特別なものとしてあります。やはり, 半年の間, ともに学び, 苦楽をともにした仲間は, 認定看護師として実践を継続していくうえにおいて, かけがえのない貴重な存在となっているようです。

　そんなかけがえのない仲間との出会いの場ともなる, 認定看護師教育課程の教員になることについて, 私には, 自身がそこで学んだときの経験から, 特別な思いがありました。

学ぶことと教えること

　私の教育課程での学びは, まず, 自分が「井の中の蛙」だったことを知ることから始まりました。そして, 一生懸命考えてもわからない, 他の人はできるのに私にはできないといった苦悩や劣等感を感じた時間でもありました。夜通しレポートと格闘して, あまりにも書けなくて投げ出したくなったことや, 同じような救急医療の現場にいるのに, 私の知っていることはこれっぽっちなのかと, まるで半年かけての「大反省会」のようでした。

　それまでの自分の看護を振り返りながら, 卒後11年目にして, 根拠のある看護とはどういうことなのか, さらに, 看護とは何かを初めて探求したように思います。そんな苦しいなかでも, 新たな発見があれば楽しく, 次は何をしようかという気持ちが生まれる, これをくり返すことで学ぶことの楽しさ, 醍醐味を知りました。

　今振り返ると, そのように苦しみながらも現場から離れ, 学修に専念できる時間はとても貴重なもので, 今につながる大切な時間となっています。あの半年間がなかったら, 私はどんな看護師になって, どんな看護をしていたのかと思うことがありました。半年間の教育課程の経験が, 看護師として実践を続けていく確かなモチベーションとなり, そしていつしか, そんな経験をさせてくれた教育課程の教員をすることへの思いにつながっていったのだと思います。

　そのように私の看護師人生の核となった, 教育課程で教員をすることができる機会を, とてもうれしく思いました。私自身が学んだことを, 学生1人ひとりにも経験してもらいたい, 教員としてそれを支援できることはとても楽しみでした。

　そして, 実際に教員としてかかわるなかで, 学生が何に悩み苦しんでいるのかは, 自分の経験からよくわかり, 多くの対話をとおし, 共有することができました。

　また, 教員という立場で学生を見ることで, 初めて気づいたこともいくつかありました。その1つ, 教育課程が始まると, 学生は少しずつ顔つきが変わっていきます。入学した当初は, 医療現場の臨床から離れることで, 開放されるのか, 少し学生っぽくなります。しかし, 専門領域の講義が増えてくるにしたがい, キリッとしたり, ちょっと焦ったような顔つきになっていきます。そして, 実習を終えて修了式を迎えるころには, ひとまわり大きくなったような頼もしい顔つきになります。きっと心ではすでに認定看護師として, 明日からの実践を思い描いているのだと思います。そして, 教育課程から送り出した学生たちが学会やセミナーで発表したり, 活躍する姿をみることがあり, 教員としてうれしく感じます。学生のときよりも何倍も頼もしく見え, 私が彼ら, 彼女らにできたことはほんのわずかなことだけれど, それでも誇らしい気持ちになります。

　しかし, 私は何年か教員を続けていくうちに, これでいいのかなと「漠然とした疑問」を感じるようになりました。それは, 教育について, おそらく何もわかっていない自分が, 教員を続けていていいのか, そもそも教育って何だ, このまま教育をしていていいのかという, 教員としての自分に対する問いかけでした。

あまり知られていない，認定看護師教育を担う教員たち

認定看護師教育課程の教員になった
看護職のキャリアデザイン

　そして，その漠然とした疑問を解決するために，大学院への進学を決意しました。結局，学ぶことなしにこの漠然とした疑問を解決できないと思ったからです。しかし，関西から就職で上京した私は，東京の大学のことなどまったく知りませんでした。すでに大学院を修了している同僚に話を聞いたり，インターネットでの検索をくり返し，進学先を検討しました。

　私の興味関心は看護継続教育に向いていたので，看護教育学や看護管理学かと思い調べましたが，「何か違う，さて困った」と思っていたとき，「看護職生涯発達学は，『看護管理学』『看護教育学』のこれまでの知見を基盤として，看護基礎教育を選択した看護学生，そしてあらゆる年代，あらゆる領域で看護職として仕事をする人を支援するための実践・教育・研究を行う領域です」という言葉に出会いました。この言葉は何度読んでもしっくりして，読むほどにそこで学修したい気持ちになりました。その思いはすぐに行動力となり，佐藤紀子先生との出逢いにつながりました。

　大学院ではゼミを重ね，視野を拡げ，思考を深めていくなかで，「認定看護師教育を担う認定看護師のキャリアデザイン」を研究テーマとしました。何よりも私自身，病院を退職し，教育現場で働くことを選び，教育課程の教員となりましたが，こうしたキャリアデザインのすべては，認定看護師になったことから始まったものです。私と同じように，認定看護師で教育課程の教員になった看護職のキャリアデザインに焦点を当て，そこにある意味を知ることが，私にとってのリサーチクエスチョンなのではないかと思いました。

　また，認定看護師教育課程の教員は，学校教育法第一条で定められている学校（幼稚園，小・中・高校・高等専門学校・大学，大学院など）には含まれておらず，教員としての業績が認められない現状があるため，教員は常に不足しており，人材確保が大きな課題となっています。また，看護教育・看護管理の知見からも，認定看護師教育課程の教員については，ほとんど研究されていない現状があります。

　そこで，認定看護師教育課程の教員が，どのようなことを考え教職の道を選んだのか，そしてこれから先どのようにキャリアを構想しているのか，研究していく価値が

あると思いました。

研究方法は, 事前に準備したインタビューガイドにもとづき, 半構造的面接法によりインタビューを行い, 修正版グラウンデッド・セオリー・アプローチ (M-GTA) を参考に質的帰納的に分析を行いました。

研究協力者は5名, 教育課程の教員経験は2〜6年で, 看護師経験, 認定看護師経験が豊富な方々でした。インタビューを行い, その逐語録から研究協力者の語りの意味を解釈し, 概念を生成したのちカテゴリーを作成し, そしていくつかのカテゴリーからサブカテゴリー, コアカテゴリーへと収束し結果をまとめました。

認定看護教育課程の教員の思い

インタビューの結果, コアカテゴリーとして,【よい看護を実現するために自分と環境を変えながら働いていこう】が導き出されました。

語りのなかでも, 1人ひとりの教員の思いに感銘を受け, そして共感できることがたくさんありました。たとえば, 「なんかちゃんと教育者としての経験がある, あるべきなんだろうなって思います。人を教えるとか教育するっていうのは, 自分の思い描いたようにしていくことではない。人を育てるっていうのは, その人が育つように育てていかないといけないと思うし, ちゃんとわかってしていかないといけないのかな」という言葉を聞いたとき, 私も教育課程の教員を続けるなかで, 同じように思い, だからこそ再度学ぶことを選んだのだと, 大きくうなずき共感できたことを覚えています。

また, 「教員4年目になって, ちょっと自分が現場から離れて, 1年, 2年, 3年って年数が経って, 自分の技術を更新するとか, 実践を教える者として, 実践できるかどうかわからない今の状態, 技術を更新できていない状況においての不安はある意味, 恐怖に変わってしまうみたいな, 実際に講義しちゃっていいのってそんな感じになってくるんですよね」と, 認定看護師としての現在の自分を客観視しているものもありました。それは, 認定看護師は臨床で患者さんに熟練した看護実践をすることが求められており, 認定看護師自身も実践のなかで自らの看護実践が更新され磨かれていくという思いをもっていることを示しています。そこに教員としての役割と, 認定看護師としての役割のなかにあるジレンマが読み取れます。

さらに, 「修了生をたくさん世のなかに出したわけですよ。その人たちがその人たちなりに, 認定として人からも認められて, 施設の人から認定として重宝されて, リソー

スナースとして活用されて，かつ患者さんにいいケアをできているっていう願いがあります」と，学生が認定看護師になってからの活動にも思いを馳せていました。これは，認定看護師である教育課程の教員は，教員としてだけでなく，同じ認定看護師として，学生に向き合っているからこそ，発せられた言葉だと考えます。教員と学生という関係だけでなく，同じ認定看護師という同僚としての立場をもつということ，これは教育課程の教員が認定看護師であることの特徴であるととらえられます。

　また，私がインタビューをさせていただいた方々はみな，教育課程の教員という経験から自らの課題を見つけ，教員として留まることなく将来を展望していました。ある人は進学を希望し，ある人は認定看護師にこだわらず，意義や意味のある仕事をしたいと話していました。つまり，ひとりの看護師が認定看護師になることの意味は，看護師という職業をとおして自らの可能性を拡げ，未来に向けた志向をもつことができるということなのではないかと考えます。

▌認定看護師を育てる喜び

　私は現在，透析看護認定看護師教育課程の教員をしています。私の認定看護師としての資格は，救急看護認定看護師ですので，「なぜ，透析看護の教員をしているの？」と，同じ救急看護認定看護師はもちろん，透析看護認定看護師や教育課程の学生からもよく尋ねられます。なんと答えたらわかってもらえるのか，うまく答えられずにいたのですが，今なら，「私が選んだ教育課程の教員がとても魅力的な仕事だからですよ」と答えると思います。

　なぜなら，多くの認定看護師を社会に送り出すことができるし，その教育をとおして，私自身も可能性を拡げることができるからです。透析看護分野を担当するにあたり，初めは専門分野が違うことで，私自身がきちんと学生に向き合うことができないのではないか，透析看護の知識がないから，ちゃんと指導することができないのではないか，救急看護の学生とは違うだろうし，今までのように教えて大丈夫かななどと，いろいろ思い悩みました。実際に，知識不足から学生に教えてもらうことがあり，落ち込んでしまったこともありました。

　しかし，認定看護師とは何かという根本的なところでは，教員としての役割を果たすことができているのではないかと思っています。初めて担当した学生が修了式で，「めちゃつらかったけど，めちゃ楽しかったです」と清々しい笑顔で話してくれました。

それで十分だと思いました。その思いがあれば，きっと未来は拓けていくと思うからです。

文献
1) 日本看護協会認定部：2012 年認定看護師の活動及び成果に関する調査報告書. 2013.
   http://nintei.nurse.or.jp/nursing/wp-content/uploads/2017/06/cn-2012chosa20170612.pdf
   2019/7/17 accessed

定年後も働きつづける看護職から語られたこと

在間絹苗　帝京大学医療技術学部看護学科 (入学時経験年数16年)

なぜ，看護職でありつづけることができるのか

看多機で出会った
60〜70代の看護職たち

　私は，看護職はなぜ，ずっと看護職でありつづけることができるのか，そして，看護職でありつづけることはその人にとってどのような意味をもっているのかということを明らかにしたいと思い，定年後も働く60〜65歳の看護師1人ひとりの経験を記述することを目的とした質的記述的研究に取り組みました。

　研究協力者たちの年齢に関しては，同級生などから，「なぜその年代なの？」とよく尋ねられました。確かに，大学院に入る前からこの年代の看護職に関心を寄せていたわけではなく，それまでは60代の看護職に出会う機会もなく，自分がその年代になったときに看護職として働いていることすら想像もできませんでした。

　きっかけは，大学院に入学してほどなく，看護小規模多機能型居宅介護事業所 (以下，看多機) を見学する機会があったことでした。看多機とは，医療ニーズの高い利用者の状況に応じたサービスの組み合わせにより，地域における多様な医療支援を行っているところです[1]。その事業所で，定年後にここで働くことになった60代以上の多くの看護職と出会いました。私は，まず，この年代の看護職がなおも働いていることに驚き，さらに，夜勤も行っているということに衝撃を受けました。そして，楽しそうに働いている姿がとても印象的で，定年まで看護職でありつづけ，さらにその後も看護職をつづけることができるのはどうしてなのだろう，という素朴な問いから，私の研究はスタートしました。

生きがいといえる
職業なのかもしれないが……

　私は，高校を卒業後，短大に進学し，就職活動の時期になってはじめて，自らの進むべき道について考えるようになりました。そして，短大卒業後，あらためて看護大学へ進学しました。しかし，看護職についてほとんど知識がない状態だったため，看護職を安易に選択してしまったのではないだろうかと，入学してからもたびたび感じていました。

　学生のころも働きはじめてからも，看護職のケアを必要としている人たちとかかわることはいつも楽しく，そして，つらいものでした。さまざまな人たちと向き合うことは，同時に深く自分と向き合うことでもあり，多くの場合，苦しい作業でした。そのため，何度も辞めようと思い，実際に退職して何もしていない時期もありました。それでもまた，看護職として働くことを選択している自分がいるのでした。

　このように私にとって，ケアを必要としている人たちと向き合い，そして自分と向き合うことは，常に存在自体が揺さぶられるような経験となっていました。鷲田が「何らかの意味で存在を揺さぶる可能性のない仕事など，およそ生きがいとはなりえないということである」[2]と述べているように，私にとって存在が揺さぶられつづける看護職という職業は，常に私自身の経験を更新してくれる職業であり，もしかしたら「生きがい」といえる職業なのかもしれません。そう感じる一方で，私にとって看護職でありつづけることは，「つらい」という言葉とセットになっていました。そのため，偶然に出会った60 ～ 70代の看護職の方たちの楽しそうに働いている姿に強く引きつけられたのではないかと思います。

┃1人ひとりの視点から経験を理解する研究が必要

60歳以上の看護師は
13万人以上

　日本は現在，人口急減・超高齢多死社会を迎えつつあり，労働力の確保は喫緊の課題となっています。そのため，長く働きつづけられる社会に向けてさまざまな取り組みが行われつつあり，看護職においても同様の傾向となっています。

　しかし，定年後の看護職をテーマとした研究は，人材活用という視点からの量的研究がほとんどで，特に質的研究は少ないため，1人ひとりの視点からその生きられた

経験を理解する研究も必要なのではないかと考えました。

　現在は60歳定年制が一般的であることや，定年後に嘱託などとして65歳まで働く人が多いことなどから，研究協力者は60〜65歳の看護師としました。

　日本看護協会の2014年の統計資料[3]によると，保健師，助産師，看護師，准看護師を合わせた60歳以上の就業者数は，60〜64歳では約8万6600人，65歳以上では約4万8600人となっており，看護職の総就業者数の約8.4%を占めていることがわかります。これは，25歳未満の保健師，助産師，看護師，准看護師の総就業者数よりも多い数です。

研究協力者の
生きてきた時代

　さて，研究協力者たち1人ひとりの視点からその経験を理解するためには，それがどのような文脈において成り立っているのかを理解することが不可欠です。そこで，この年代の人たちの過ごしてきた時代背景に少しふれておきたいと思います。

　2017年現在，60〜65歳の方たちは，1950年代に生まれました。このころは戦後の多産多死から少産少死へと日本社会が移っていった時期です。そして，高度経済成長期に中学校，高校時代を過ごしており，この時期は経済の発展に伴い教育が大衆化し，高校進学率は90%を超えていました。学校卒業から就職への移行もスムーズに行われ，ライフイベントが特定年齢に集中するライフコースの標準化が進みました[4]。

　1970年代に，研究協力者たちは看護師として働き始めました。1980年ごろは，まだ専業主婦の割合が高い時期でした。そして，1980年代半ばからのバブル期に，ライフキャリア，ワークキャリアに変化の生じやすい20〜30代を過ごしています。このバブル経済真只中の時期には，看護職の資格をもっていても，夜勤のない他の職業を選択する人も多く，看護職不足は深刻な状況となっていました。

　また，1985年には医療法が改正され，病床規制を前に「駆け込み増床」が起こり，看護職不足に拍車をかけました[5]。そして1992年，30代半ばを過ぎたころにようやく育児休業に関する法律が制定されました。

　このように，看護職として中核的な役割を担う時期に，決して働きやすい環境とはいえない状況にあっても看護職でありつづけた人たちの経験にふれることは，多くの看護職にとって自身のワークキャリア，ライフキャリアについて考える新たな視点を

ひらく可能性があるといえ, そのことが看護職を支援することへとつながっていくのではなかと考えています。

┃ 働きつづける理由

　私自身には60〜65歳の定年後も働きつづけている看護職の知り合いはいなかったため, 知人に研究協力候補者を紹介してもらうというネットワークサンプリングにて研究協力者を募集しました。そして, 定年前に入院施設で働き, 定年後も同じ組織で働きつづける60〜64歳の5名の方にお願いしました。また, 非構成的インタビューを実施し, 質的記述的研究デザインとして, 解釈学的現象学による研究方法を参考に分析を行いました。

　研究協力者の方たちには, 以下の2つの質問をもとに, 基本的には自由に語っていただきました。

・今, どのように働いていらっしゃいますか
・定年後も看護職として働こうと思った理由をお聞かせください

蓄積してきた「知」を
後輩に伝えたい

　インタビューでは, 看護職生涯発達学分野の講義のなかで精読した『「聴く」ことの力』[6]から学んだ, 相手の言葉を受け止め, 相手の世界に入りながら, 話したいという気持ちを引き出せるよう, 語りの「間」にも関心を向けながら真摯に耳を傾けるという姿勢を心がけました。特に, 「間」や「言い淀み」にその人の思いが詰まっているように感じることが何度もありました。

　1人ひとりの経験を解釈していくなかで, 研究協力者たちの経験には, たとえば, 看護師になりすぐに亡くなった身内に十分な看護ができなかったことにより, 「絶対後悔したくない」「みんな元気でいてほしい」といったその人自身が看護職でありつづけることを支える土台となるものが含まれていることが見えてきました。これは, 1人ひとり固有の文脈のなかで, その経験をていねいに理解していくことで見えてくるものでした。

　また, 研究協力者たちの語りには共通していたものもありました。そのうちの1つは, 後輩である看護職に自身の蓄積してきた「知」を伝えていきたいという思いでし

た。後輩である看護職を育てていきたい，役に立ちたいという思いが，語りのあちこ
ちに含まれていました。研究協力者たちと時間を共有していると，その後輩である看
護職のなかに，経験を聴かせていただいている研究者である私自身が含まれている
ことを，強く感じずにはいられませんでした。このインタビューでは，単なる研究協力
者と研究者という位置づけではなく，先輩，後輩看護師という位置にいることも多
かったように思います。研究を行うスタンスとして不適当かもしれませんが，私にとっ
ては，毎回とても元気づけられる経験となっていました。

語ることで
経験を新たに意味づける

　語られた経験のなかには，もちろんつらいことや苦しいことも含まれてはいたので
すが，それでも全員がどこか楽しそうに語っている姿が印象的でした。そして実際に，
全員が必ず「楽しい」という言葉を口にしていました。それは今までの経験であった
り，現在の職場のことであったり，これからのことであったり，語られる状況はさまざ
までしたが，そのことに「楽しい」という意味づけを行っていました。

　これは，定年という区切りを迎え，働き方が変わったことや，責任のあるポジション
から解放されたことで，気持ちに余裕ができたことも関係しているのではないかとい
うことが，研究協力者たちの語りをとおして見えてきました。

　また，野口が「自己を語ることとそれに対する相手の語り，さらにそれに対する自分
の語り，そうしたやりとりのなかで，『自己』は姿をあらわし，変形され，更新されてい
くのである」[7]と述べているように，私との対話をとおして，経験を振り返り，最初は
お金のため，つまり生活のために働いていたという意味づけがインタビューの最後に
は「お金（のために働いている）って意外とないのかもしれない」といった，その経験
に新たな意味づけを行っている研究協力者たちの姿にたびたび出会いました。その
ことから，経験を語ることの大切さや，年齢にかかわりなく，看護師として生涯にわた
り発達しつづけていることをあらためて実感することができました。

看護職でありつづける「楽しさ」を伝えていく

　私自身は，看護職として働きつづけている研究協力者たちの経験を何度も追体験
し，その経験と向き合っていくなかで，おのずと自身の看護職でありつづける意味を

問うこととなりました。そして、「つらい」という言葉とセットになっていた私の経験が、「楽しい」という言葉ともセットになっていることに気づくことができるようになっていきました。

とてもシンプルなことなのですが、看護職でありつづける意味の1つは、看護職であることが楽しいからなのです。そして、研究協力者たちのように、長く看護職でありつづけることで見えてくるものを、私も見てみたいと思うようになってきました。看護職でありつづけることに、本当の意味で覚悟ができたように思います。

私は大学院修了後、長く迷った末、基礎看護教育の場に身を置くことにしました。そこで出会う学生たちはじめ看護職が、生涯にわたり看護職としてだけではなく、人としても発達していくことを支援するために、自身がどうあればよいのかということをこれからも考えつづけていきたいと思います。そして、看護職でありつづけることの楽しさを伝えていければと思っています。

引用文献

1) 福井小紀子：在宅看護にかかわる法令・制度とその活用. 系統看護学講座 統合分野——在宅看護論 第5版. 医学書院, p. 88, 2017.
2) 鷲田清一：だれのための仕事——労働 vs 余暇を超えて. 講談社, p. 111, 2011.
3) 日本看護協会出版会編：平成28年看護関係統計資料集. 2016.
   https://www.nurse.or.jp/home/statistics/index.html 2017/8/31 accessed
4) 工藤由貴子：老いの可能性——向老世代の老年学. 生活福祉研究, 78, 4-16, 2011.
5) 草刈淳子：戦後60年, 歴史に学びこれからの看護がめざすもの. 看護教育, 47 (11) 増刊号, 1074, 2006.
6) 鷲田清一：「聴く」ことの力——臨床哲学試論. 筑摩書房, 2015.
7) 野口裕二：物語としてのケア——ナラティヴ・アプローチの世界へ. 医学書院, p. 48, 2002.

▶ ▶ ▷ ‥‥ **解説**

キャリアの分岐点で葛藤しつつも前に進む

　村上優子さんは「病院を変わった看護師の経験」，吉田千鶴さんは「介護分野の看護師として働いて気づいたこと」，長尾祥子さんは「非正規雇用看護師として働いたことと向き合って」，遠藤敏子さんは「キャリア中期にある看護師長が抱える葛藤」，多久和善子さんは「認定看護師教育課程の教員であるということ」，在間絹苗さんは「定年後も働きつづける看護職から語られたこと」というテーマでの修士論文に取り組んでいる。ここでは，これらの研究のプロセスを用いて，次のような方向から解説を試みたい。いずれも，この6名の原稿を読んでいるときに立ち現われた言葉に端を発している。
・「思っていたのと違う」という形での経験の更新
・「悶々」と悩み続ける──感じることと考えること
・看護師にとっての仲間の存在の意味
・看護師で在り続けるということ

▶ ▶ ▷ 「思っていたのと違う」という形での経験の更新

自分の「当たり前」に気づくことで見えてくる大事なこと
　「思っていたのと違う」という形での経験の更新について探求した村上さんは，次のように述べている。

　私たちは，看護師として働く際に，自分が何を「当たり前」だと思っているのかに気づくことは難しいと思います。「病院を変わる」ことは，この「当たり前」に気づく1つの装置だったのだと思います。また，新しい病院での「葛藤」は，これまでのAさんが大事にしてきたことがあるからこそ「葛藤」として経験され，あらためて問うことができたのです。
　（中略）私たちは，「思っていたのと違う」と感じたこと，考えたことを，はじめにとらえたままの意味でもち続けるのでしょうか。最初は，予想どおり，期待どおり

ではなかったという「違い」を戸惑いや「葛藤」として意味づけていたとしても，状況とともに「違い」に対しての意味づけは変化していくのです。つまり，最初は否定的に物事をとらえていたとしても，最初の意味にとどまることなく，新たな可能性に開かれているということができると思います。

この「思っていたのと違う」という感覚は，キャリアを継続していくなかで，多くの看護師が経験していることであろう。しかし，村上さんが指摘するように「思っていたのと違う」ことについて，経験の更新としてとらえることができれば，不満や愚痴としてつぶやくことを超えた「自己意識の拡大」[1]と考えることが可能になるかもしれない。村上さんは，看護師になって4年目に自らの意思で病院を変わることを選択した看護師に着目している。4年目という時期にも意味があるだろう。通常，就職して2〜3年の経験を積むと「一人前」といわれる臨床技能をもつことができる[2]といわれている。3年程度の経験を積むと，所属する病棟で多くの出来事に対応できるようになり，先輩の助言を受けることも徐々に少なくなり，自身の裁量で，ある程度の仕事ができるようになる。

村上さんの研究協力者たちは，このようにして4年目になり，これからどうするかと考えたときに，今働いている職場とは異なる他の場所で働いてみたいと考えた看護師たちである。この4年目の看護師たちが「大学病院で働くこと」を選択しているところにも意味があると，村上さんは考えている。次に入職する病院は，これまで以上に高度で専門的な病院であるはずと考えての「変わる」選択であった。この研究では，前の病院との「看護方式」の違いに驚き，葛藤し，そして，その後，自分なりに2つの看護方式のよいところを合わせた実践をしていることに気づいていく看護師について言及している。

同じように「思っていたのとは違う」経験をしていたのが，介護施設で派遣看護師として働きはじめた看護師であった。吉田さんの研究では，急性期病院などで仕事をしていた看護師が退職し，介護施設で派遣看護師として働き，「利用者さんが朝起きると着替えをすること」に驚いている。この看護師たちは，村上さんの研究とは対照的に，急性期病院での仕事に疲弊し，「介護

▶▶▶ ....

施設で派遣看護師として」働くことを選択している。そして，病院を変わること，働く場所が急性期病院から介護施設に変わることでは，同じようにこれまでの自分の日常的な看護実践の問い直しを余儀なくされる経験になっている。

　2章の1「『体験』から『経験』へ，そして経験するということへ」で述べたように，「思っていたのと違う」経験をした看護師は，その経験を特に貴重なこととして固定化し，体験として自身のうちに抱えている。しかし，その固定化した体験が現在の自分に働きかけてくることになるため，「思っていたのと違う」現在の経験を虚心坦懐に見つめ，そこで遭遇する出来事を新たな自身の経験として蓄積していくことが，未来を拓く可能性につながるのではないだろうか。

「悶々」と悩み続ける──感じることと考えること

　ここに紹介した6名の院生たちの研究過程での考察や，研究成果のなかに共通することとして立ち現われているのが，「悶々と悩む」看護師たちの実相であった。これは，第2章の1，2とも共通している。

　「悶々と悩む」とは，どういうことを指しているのだろうか。長尾さんは，出産・子育てを機に離職し，子どもが1歳半になったときに非正規雇用という働き方を選択し経験したことを，自身のキャリアを省察するなかで次のように記述している。

　私にとっては，初めての転職でしたので，一時的な自信喪失や葛藤などはありましたが，看護師としてもチームメンバーとしても多くの経験を得ることができたため，総じて満足して働くことができました。そのため，暫定的な働き方のはずが，あえて雇用形態や環境を変えようという思いにならず，結局，そのまま7年もの歳月が過ぎていきました。しかし，それはあっという間に流れた歳月というわけではなく，途中から生じた自分のなかの変化に悶々と悩む歳月でもありました。

　「途中から生じた自分のなかの変化」について，哲学者カントの論を用いて

解説

考えてみたい。カントに関する解説書『自分で考える勇気――カント哲学入門』の「感じることと考えること」という項には次のように書かれている[3]。「感性は受動的です。それは『受け身』ですから，自分ではどうしようもありません」。そして，これに対して「考える」ことは，「私たちが考えるとき，私たちは自分の意識に自分で変化を生み出します。考えることは能動的です」と述べている。

長尾さんの場合で考えると，非正規雇用を選択して働いていた長尾さんは，あるときから「どんどん役割を与えられていく若い看護師と比較し，自分を看護師として一人前でない存在と感じたり，残業や夜勤，委員会などを担っていないことに負い目を感じたり，正規雇用者と自分との差異をこれまで以上に意識することになりました」と，自身の内面の変化について記述している。このことは，カントのいう，受け身として「感じること」が徐々に蓄積されていき，能動的に「考えること」をし始めたこととして読み取ることができる。

「悶々として」という言葉は，「心の中で大いに思い悩むこと」「悩む様子を外面にあらわすことなく，内心でじっと悩み苦しんでいる様」を意味する。正規雇用の看護師のなかで働く非正規雇用の看護師が，経験を共有する相手を見つけることは容易ではない。また，自身が非正規雇用を選択していることを十分に認識しているからこそ，他者に話すこともせず，「内心でじっと悩み苦しんでいる」のであろう。

一方，「キャリア中期の看護師長が抱える葛藤」の研究に取り組んだ遠藤さんは，研究成果を以下のように記述している。

研究の結果，キャリア中期にある看護師長が抱える葛藤は，〔患者に寄り添う看護をするために看護師と共に語り合える師長になりたい〕という願望と，現実の臨床現場での【今求められている役割を遂行したい】というコアカテゴリーに至るまでのあいだで起こっていたことが明らかになりました。葛藤を引き起こす体験として挙げられていたものが，〔ベッドサイドから隔絶される状況〕〔師長として自律するための壁〕〔物足りなさ・無力感〕でした。さらに，決して実在しないがいつも追い立てられるような〔現実には存在しない師長像〕に惑わされている姿が浮かび

上がりました。

　この研究成果から提示されていることは，キャリア中期の師長もまたさまざまな葛藤のなかに在り，同じく悶々としていることであった。ここでの「悶々として悩む」姿は，長尾さんの研究成果とは異なる様相として見えてくる。非正規雇用看護師は，「役割を与えられる」「残業や夜勤，委員会」での活動を期待される正規雇用の看護師と，自身を引き比べて「悶々と悩む」姿として立ち現われる。しかし，キャリア中期の師長たちは，なりたい理想の師長像と，現実の自身の力量の狭間で「悶々と悩む」のであり，その理想の師長像というのは「現実には存在しない」のだと当事者である師長たちは考えている。

　看護師として仕事を継続していくことは，さまざまな発達課題や役割のなかで姿を変えながら看護師の前に立ち現われてくる葛藤のくり返しであるように見えてくる。現実を感受し，そのなかで考え続け選択し続けるということなのであろう。

▶▶▶ 看護師にとっての仲間の存在の意味

　2章2で紹介した内藤茂幸さんの論文は，小児病棟で働く中堅看護師の原動力とは何かを探求したものであるが，結果として3つの原動力が見いだされている。内藤さんは，この3つの原動力を「プロペラモデル」（105ページ参照）として示している。プロペラの羽根は3つで，第1の羽根は〔病とともにあり未来に向かう子どもという存在〕，第2の羽根は〔[子ども][家族][子どもと家族の相互作用]に関わるからこそ得られるやりがい〕，第3の羽根は〔創ってきた居場所で現実と可能性を見据えて歩いている実感〕であった。

　そのなかの1つ〔創ってきた居場所で現実と可能性を見据えて歩いている実感〕というカテゴリーについて，ここではさらに論を進めたいと思う。

　これまで私は，看護基礎教育の場としては看護専門学校，短期大学，そして大学で仕事をしてきた。そして私の関心は，基礎教育に学ぶ学生を指向する

と同時に，資格をもち働く看護師の臨床での実践にあった。むしろ，看護師の臨床での実践への関心が強かったことがあって，その出発点にいる看護学生への関心も深まっていったのだと考えられる。看護継続教育は，看護基礎教育の上に積み重ねられる教育といわれているが，その内実は非常に幅広く多岐にわたる。院内教育，院外の研修，自身で取り組む学修はすべて看護継続学習であり，看護師は実践のなかで患者や家族，同僚，先輩や上司，多職種の人々から学び続ける。そして，継続教育の一部には卒後教育といわれる，学位を伴う大学院での教育もある。継続教育のうち，現在最も長期にわたる教育は，認定看護師教育であろう。

認定看護師教育に焦点を当てた研究は，看護職生涯発達学研究のなかでは，多久和さんの「認定看護師教育を担う認定看護師のキャリアデザイン」，第4章に登場する山口紀子さんの「初回認定看護師資格を更新した認定看護師の看護実践」，本書では取り上げていないが，古島幸江さんの修士論文「手術看護認定看護師が器械だし看護において用いている『知』」がある。

私は，所属していた東京女子医科大学の看護学部に創設された認定看護師教育センターにおける教育にも長年かかわってきた。定年までの8年間は実質的な教育の責任者として，最後の4年間はセンター長を務めた。入学する学生は，自身の職場では実践力をもち底力を発揮している看護師たちが多かった。しかし，行ってきた実践を自分の言葉で表現することは思いの外難しいようで，言語化・可視化が大きな課題になっていた。資格をもつ看護師が，これからのキャリアを考えるなかで特定の看護分野を学ぶことについて，自身も救急看護の認定看護師であった多久和さんは次のように記述している。

学生たちは，看護基礎教育を修了して以来，久々にミッチリと専門領域の学修をするのですから，毎日の座学を受けるだけでも大変なことです。さらに，短期間のあいだに次々とグループワークやレポート課題があり，学生はみな，「考えること」「発言すること」「文字にすること」がこんなに難しいのかと悩み，時間に追われながら，喜怒哀楽のすべての感情がジェットコースターのように上がり下がりする

のを味わいます。

　一方で，この濃密な教育課程で過ごす時間は，強い仲間意識とネットワークをつ
くり，のちに認定看護師になってからの活動を大いに助けてくれます。(中略)やは
り，半年の間，ともに学び，苦楽をともにした仲間は，認定看護師として実践を継続
していくうえにおいて，かけがえのない貴重な存在となっているようです。

　看護師がそのキャリアの過程で認定看護師教育を受けるということは，内
藤さんの指摘している「創ってきた居場所」を飛び出し，新たな仲間をつくる
ということになるだろう。その仲間は，職場を同じくする看護師の仲間と異
なり，自身のめざす認定看護師としての仲間である。学生として出会って6
か月の教育期間で，お互いの強みや弱みを知りつつ同じ目標に向かって学ぶ
日々である。多久和さんは，「資格取得後にさらに学会活動や日々の実践の情
報交換の場などをとおして支え合い研鑽する仲間となっていく」と述べてい
る。
　同様に，継続教育としてかなり長期にわたる研修を行っている認定看護管
理者教育においても，研修の参加者はネットワークができたことを研修の成
果としてとらえている。このように，自身の所属する組織を超えたネット
ワークや仲間の存在は，長きにわたる看護師としての道程において貴重な財
産になっているように思う。
　看護は，患者や家族の日常を支えるという役割を担っている。患者とその
家族にとっては，病むこと，障害をもつこと，高齢になり力が弱くなっていく
こと，子どもをもつこと，育てることなど，ライフサイクルのなかでさまざま
な初めての経験がある。看護師は，自分自身も初めて遭遇するさまざまな現
実に当事者として向き合いつつも，一見すると同じような状況にある多くの
患者や家族を看護し続ける。時には，「今日も同じことをしているだけ」とい
うような，むなしさや無力感にもさいなまれることもある。認定看護師教育
で学ぶ看護師たちは，そんな自分の限界を知り，言語化していくことをとお
してなんとか突破しよう，飛躍しようと願っているようにも思う。

　看護師が生涯発達を遂げながら，看護師として仕事を続けるとき，複数の専門家・非専門家の集団に所属し，自身の思考の枠組みを拡大していくことの可能性がそこには在る。

看護師で在り続けるということ

　在間さんは，「定年後も働き続ける 60 〜 65 歳の看護師の経験」というテーマの研究に取り組んでいる。以下は，在間さんがこの研究に取り組んだ動機についての記述である。

　きっかけは，大学院に入学してほどなく，看護小規模多機能型居宅介護事業所 (以下，看多機) を見学する機会があったことでした。(中略) その事業所で，定年後にそこで働くことになった 60 〜 70 歳代の多くの看護師の方と出会いました。私は，まず，この年代の看護職がなおも働いていることに驚き，さらに，夜勤も行っているということに衝撃を受けました。そして，楽しそうに働いている姿がとても印象的で，定年まで看護職でありつづけ，さらにその後も看護職でありつづけることができるのはどうしてなのだろう，という素朴な問いから，私の研究はスタートしました。

　これまで院生たちが取り組んできた研究は，どちらかというと自身の経験した範囲を超えないものが中心であった。一方で在間さんの研究は，これからの自分を投影するような感覚で，60 〜 65 歳の看護師を研究協力者としたことに新規性があった。

　多くの修了生は，自身が遭遇してきた現象に焦点を当てていた一方，在間さんは，自身のキャリアのなかで「働き続けることができるのはどうしてなのか」と考えたことを話していた。当時，私の所属する大学に新しく着任した地域看護学の教授より，高齢者対象のグループホームにおける看護師の実践の紹介があり，在間さんと同期の 2 人の院生の 3 名でそのグループホームに見学に行く機会があった。そこで，在間さんは 60，70 代の看護師がイキイキと働く場面を見て，強く印象づけられたようであった。おそらくそのこと

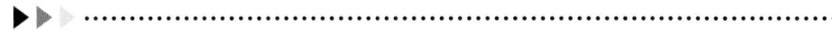

もきっかけとなって，自分よりも年齢が高い看護師への関心が高まったのではないかと推測している。

　在間さんの研究の協力者は，ちょうど私と同世代でもあり，データを読ませていただいた折には，私の看護師のキャリアとの重なりがたくさんあった。若いころには55歳までと考えていたが，定年を60歳とする施設が多くなり，60歳を目途にと働き続けたのだと思う。そして定年を迎えて，「自分でも役に立てるならもう少し頑張ってみよう」と考えて働き続けている選択であったことがうかがえた。高齢化する社会のなかで，体力，気力が続く限り頑張っていこうとする看護師たちの姿が描き出されている。

　私も長く働き続けている先輩ナースに関心をもち，話を伺うことをしてきたが，これからは生涯をとおして働き続ける人がさらに増えていくのではないかと期待している。私自身も仕事をとおして人生を考えてきた実感があり，これからも生かされる場所で働き続けたいし，生涯，看護職であり続けたいと願っている。

引用文献
1) G. W. オルポート著，豊沢登訳：人間の形成——人格心理学のための基礎的考察. 理想社, 1959.
2) P. ベナー著，井部俊子監訳：ベナー看護論　新訳版——初心者から達人へ. 医学書院, 2005.
3) 御子柴義之：自分で考える勇気——カント哲学入門. 岩波書店, pp. 48-54, 2016.

第3章

教えること，ともに学ぶこと

看護職の成長を支える

佐藤紀子

　看護職生涯発達学研究のなかには，学生にとって患者とかかわるという経験，キャリア初期の看護師が学生や新人看護師に教えるということ，キャリア中期の看護師が現任教育担当者になるということ，教育師長の実践知，看護教員のコンピテンシー，などがあった。こうした看護職生涯発達学の研究が蓄積されるにつれて，私に見えてきたことは，看護師は臨床で患者や家族，周囲の同僚たちから問われ続け，問われたことに応答しつつ学び続けているということ，そして，学び続けることで生涯をとおして発達を遂げていくということであった。

　故事に「教うるは学ぶの半ば（おしうるはまなぶのなかば）」という言葉がある。40 年も前になるだろうか，看護研修学校の認識論の講義で聞いた記憶がある。意味を調べてみると，「人に何かを教えるときは，半分は自分にとっての勉強にもなるということ」とある。

　教える何かをもっているということは，自分も誰かから教えられたからであり，自分の学んだことを教えることは自分にとっても学びになるということであろう。ただ，「半分は自分にとっての勉強にもなる」という解釈には少し違和感もある。私のなかでは「教える」ことと「学ぶ」ことの判別はつけられないという感触があり，同時に起きている現象のように思える。

　ここでは，これらの看護職生涯発達研究のなかに見えてくる，「教えるということ」，そして「ともに学ぶこと」について考えていきたい。

看護職の成長を支える

「教える」ことに疲弊した
キャリア初期の看護職へ

門田蓉子　川口市立医療センター（入学時経験年数7年）

▌“上の人”として「教える」ことを求められた

　私は、7年間助産師として病院に勤務し、大学院に進学しました。今思えばたった7年なのですが、いつの間にか先輩よりも後輩が多くなり、役職はついていないのに、20代後半に入ると“上の人”と呼ばれる存在になっていました。そのため、学生指導や新人指導を任されることも多く、自分の看護や助産に根拠のない自信をもち、天狗になっていた時期の入学でした。

　私が助産師として働いていた臨床の場は、まず看護学生なしでは語ることができません。なぜなら、近年の看護大学の急速な増加と社会問題にもなっている産科の不足から、実習先として付属の看護学校だけではなく、看護短期大学や看護大学、そして助産師学校からたくさんの学生を受け入れていたためです。平日の勤務に学生がいることは当たり前で、褥婦よりも学生のほうが多いこともままありました。

　そうした臨床の場で、“上の人”となってしまった私は、病棟での看護業務を遂行しつつ、学生指導も任され、「教える」ことを日常的に求められていました。とはいえ、当時の私は、看護学生や新人の看護職に「教える」ことを当たり前のことだと考えており、意欲的に取り組んでいたと思います。しかし、一緒に働く同僚は、「学生指導は、嫌。できればやりたくない」と話しており、私にとっては不可解なことでした。

▌当たり前が当たり前ではなくなったとき

　大学院へは、同僚のように学生指導を肯定的にとらえていない看護職が、どうやっ

たら肯定的にとらえられるようになるだろうかという問いの答えを探すために入学しました。しかし，講義やゼミをとおして，それまで当たり前だと思っていたことに対して，初めて深く考えることになりました。

　その一例として，新人教育についての講義のなかで，「プリセプター制度は破綻したのか」という問いに衝撃を受けたことを，今でも覚えています。それまでの私にとって，卒後3年程度でプリセプターになるのは当たり前のことで，新人だったころは先輩に教えられ，そして自分も後輩に教えてきました。だから，プリセプター制度の是非が問われていること自体にとても驚きました。さらに，プリセプターシップとは「新人1人に対して決められた経験のある先輩看護師がマンツーマンである一定の期間オリエンテーションを担当する方法」[1]であることを学び，定義とは異なるプリセプター制度が一人歩きし，日本中に広がっていること，そして，その制度の弊害により疲弊したプリセプターの現実を知ったのです。

　思い返せば，私自身も，新人の看護職へ1つでも多くのことを「教える」にはどうすべきかを思い悩み，「教える」ことばかりを自分の役割ととらえ，自分の看護を二の次にして，新人の看護職を少しでも早く独り立ちさせようと躍起になっていたように思います。

　同時に，ショーンの組織内キャリア発達段階説[2]やベナー看護論[3]について学ぶ機会があり，キャリア初期の看護職が「教える」ことを担うこと自体についても考えるようになりました。それまで，当たり前のこととして看護学生や新人の看護職に「教える」ことをしてきましたが，こうした大学院での学びから，豊かな看護実践ができるであろうキャリア後期の看護職，または中堅レベルの看護職が責任をもち，看護学生や新人の看護職に「教える」ことが望ましいのではないかと，考えが変化していきました。

　そして，当時の自分のステージであるキャリア初期については，自分の看護実践を磨き，自分の看護について問うていく時期であると考え，誰かに何かを「教える」ことを学ぶ時期ではなく，患者や家族から看護を「学ぶ」時期であると，自分のなかで1つの答えにたどり着いたのです。

　しかし，臨床の場では，キャリア初期の看護職に「教える」ことが任されている現実が依然として残っています。先に述べた同僚も，プリセプター制度の弊害のように，病棟での業務を遂行しながら看護学生に「教える」ことに疲弊していたのかもしれません。看護の対象である患者やその家族への看護をしたいのに，思い通りにできないという不全感ももっていた可能性があります。それなのに，キャリア初期の看護職で

あった同僚に，学生指導を肯定的にとらえてほしいというのは，私の身勝手な思いだったと今は感じています。

なぜ，教育や指導ではなく「教える」なのか

　学生指導，新人教育など，看護教育学や看護管理学では教育や指導という言葉を頻繁に耳にします。教育と指導は，一見似ていますが，本質は異なるものです。それにもかかわらず，言葉の概念や意味の違いがわかりにくいため，多くの看護職は混同して使用しているように感じていました。そこで，教育・指導・教授・手ほどき・指南を包括した「教える」という言葉を選択し，キャリア初期の看護職にとっての「教える」ということは具体的にどんなことなのかを知りたいと考え，研究に取り組もうと考えました。

　同時に，看護学生に「教える」ことは看護基礎教育として看護教育学の分野で，新人の看護職に「教える」ことは卒後教育として看護管理学の分野で，それぞれ別々に論じられているということに気づき疑問をもちました。看護教育学や看護管理学からの一方向からの視点だけではなく，本来であれば自分の看護実践を磨き，深める時期にいるキャリア初期の看護職の個々の視点で，「教える」こととはどんなことなのかを知ることが，看護学生や新人の看護職に「教える」ことを求められたキャリア初期の看護職に対する支援につながるのではないかと考えたのです。

研究方法

　研究協力者は，看護学校を併設する病院に勤務するキャリア初期の看護職とし，自由意思により参加を承諾された7名の女性の看護師に，インタビューガイドを用いた半構造化面接を実施しました。研究協力者は臨床経験平均2.1年目で初めて看護学生にかかわっており，平均3.2年目でプリセプターを任され，その期間は1〜2年でした。

　インタビューでは，以下のようなことを質問しました。
・看護学生や新人の看護職にかかわった場面で，印象に残っていることをお話しいただけますか

・どんなことを感じ，考えながら「教えること」をしていますか

　データは，グラウンデッド・セオリー・アプローチ[4]にもとづき分析を行った結果，看護学生に「教える」ということについては5つの〔カテゴリー〕，新人の看護職に「教える」ということについては6つの〔カテゴリー〕が抽出されました。これらのカテゴリーから，キャリア初期の看護職にとって「教える」ということついて，3つの【コアカテゴリー】が抽出されました。看護学生に「教える」ということ，新人の看護職に「教える」ということ，キャリア初期の看護職にとって「教える」ということの順で解説したいと思います。

看護学生に
「教える」ということ

　キャリア初期の看護職にとって，看護学生に「教える」ということは，〔一緒に行う〕〔手助けする〕〔報告を聞く〕〔気に留める〕〔励ます〕という5つのカテゴリーで構成されていました（**図1**）。研究協力者であるキャリア初期の看護師は，臨地実習指導者に任命されておらず，その場だけ，その日だけというかかわりであったので，点でのかかわりととらえ，時間的流れがない円として図に示しました。

　キャリア初期の看護師が看護学生と患者への看護技術を〔一緒に行う〕なかで，看護学生がする援助の様子を見ながら，必要に応じて〔手助けする〕ことで，患者への看護の質を確保し，安全に看護が提供できるように配慮されており，【看護の技能を手ほどきする】ことで，患者へも看護学生へも濃やかにかかわっていました。

　また，キャリア初期の看護職は，【看護の技能を手ほどきする】ことをしたあとには必ず，看護学生の〔報告を聞く〕という行動をし，看護学生の報告が正しいのか誤っているのか，【言動に対して正否をつける】という「教える」ことをしていました。

　さらに，【看護の技能を手ほどきする】ときには，看護学生をチラチラ見て〔気に留める〕様子があり，語りを深めていくと，「楽しいよっていうことを教えてあげるのが，学生なのかな」と看護師をめざす看護学生を応援し〔励ます〕様子も語られ，その場だけのかかわりのなかでも【役目として支える】ことをしていることが明らかになりました。

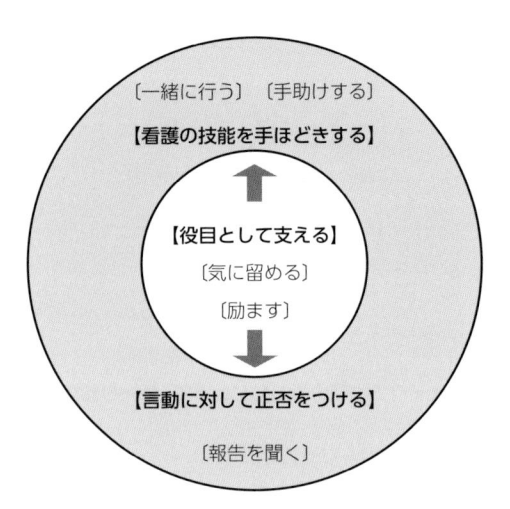

図1　キャリア初期の看護職にとって, 看護学生に「教える」ということ

新人の看護職に「教える」ということ

　キャリア初期の看護職にとって, 新人の看護職に「教える」ということは, 〔一緒に行う〕〔やらせる〕〔説明する〕〔問い詰める〕〔気に掛ける〕〔励ます〕という6つのカテゴリーで構成されていました (**図2**)。キャリア初期の看護職は, 新人の看護職に「教える」ときに, 1〜2年という長いスパンでかかわりをもっていたため, 時間的流れがある線として図に示しました。

　研究協力者は, 全員プリセプターに任命される前に院内教育でプリセプター研修を受けていました。その研修では, プリセプターの役割は“精神的フォローをする”と学び, 技術の指導は上の人がやるからと言われているにもかかわらず, 技術の指導もしなくてはいけない現状に葛藤したキャリア初期の看護師もいました。

　また, 初めて自分のプリセプティをもつという状況に対し, “上の人”にどんな「教える」ことをすればいいのか確認し, “上の人”から, 一緒にやってあげてとアドバイスを受ければ, その通りに看護技術を〔一緒に行う〕ことをし, そして, チェックリストや独り立ちのために〔一緒にやる〕から〔やらせる〕へと「教える」ことを移行させながら【看護の技能を手ほどきする】様子がわかりました。なかには〔一緒にやる〕ことや〔やらせる〕ことの機会に恵まれず, 実施できない場合には〔説明する〕ことで【看護

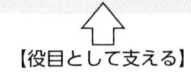

〔一緒に行う〕　　　　　〔説明する〕

〔やらせる〕　　　　　　　〔問い詰める〕

【看護の技能を手ほどきする】　　　**【言動に対して正否をつける】**

【役目として支える】

〔気に掛ける〕　　〔励ます〕

図2　キャリア初期の看護職にとって，新人の看護職に「教える」ということ

の技能を手ほどきする】ことをしていました。

　また，キャリア初期の看護職は，新人の看護職に早く1人で看護ができるように
なってほしいという思いから，キャリア初期の看護職自身が間違っていると思った新
人の看護職の発言や行動に対して，〔問い詰める〕ことをしており，【言動に対して正
否をつける】という「教える」ことをしていました。しかし，看護学生に比べ新人の看
護職は自分に近い存在で，思い入れもあるため，「1年生であろうが，10年目であろ
うが，看護師は看護師で一緒なんだよ，だから，それだけ責任のある仕事に就いたんだ
から，ちゃんと看ないとダメ」と，時には厳しく看護師の責任について言い聞かせたり
しながら「教える」ことをしている現状が明らかになりました。

　さらに，キャリア初期の看護職は，プリセプターはプリセプティを気にしてあげなけ
ればならないと認識しており，意識的に〔気に掛ける〕ことや，一緒に頑張ろうと〔励
ます〕様子も語られ，【役目として支える】という「教える」ということが示されました。

キャリア初期の看護職にとっての「教える」ということ

　研究協力者のなかにも，私の同僚と同じように“上の人”から教え方を評価され，
新人の看護職が独り立ちできないことを責められていると思い，「教える」ことに悩み
疲弊しているキャリア初期の看護職がいました。研究をとおして，キャリア初期の看
護師が行っている「教える」ことの多様な諸相が明らかになり，彼女たちもたくさんの
「教える」ことを実践していることが示されました。

諸富[5]によると，教えることと学ぶことについてロジャーズは，教えることはやめたほうがよい。学びたいときには，人は自ずと学んでいくと提言しているそうです。「教える」側のキャリア初期の看護職が頑張っても，「学ぶ」側に思いが通じないこともあるのだと思います。それでも，彼女たちは自分の看護を二の次にして「教える」ことの正解を探すことに一生懸命になり，行き詰まり疲弊してしまったのではないでしょうか。無理をして「教える」ことをやめて，自分の看護実践を見せたり，語ったりできれば，彼女たちの疲弊感は軽減できたのかもしれません。そして，この研究で，看護実践を見せることが「教える」ことの一部であることが示唆されました。

「教える」ことに疲弊しているキャリア初期の看護職や，自分の看護を二の次にして「教える」ことに力を注いでいるキャリア初期の看護職には，「教える」ことの諸相を伝え，今，目の前にある看護に力を注いでいる姿を見せることそのものが「教える」ことにつながっていることを伝えてはいかがでしょうか。そして，キャリア初期の看護職を周りから支えている方々は，キャリア初期の看護職の声を聴く場を設け，耳を傾けつつ，看護学生や新人の看護師への支援のあり方について，基礎教育の場，卒後教育の場を超えてもう一度検討していかなければならないのだと考えます。

キャリア初期の看護職に「教える」ことを求める場合は，どんな「教える」ことを求めているのか，この研究で示唆された「教える」ことの諸相を用い，わかりやすくはっきりと明文化することで，役目への重責が減るのではないでしょうか。そのような活用を期待しています。

▌キャリア中期に足を踏み入れて思うこと

大学院修了後，いろいろな選択肢があるなかで，私は臨床の場に戻ることを選びました。理由は，自分の看護実践を見つめ直し，もっと深みのあるものにしたいと考えたからです。講義やゼミ，研究をとおし，自分の看護を語ることとともに1つひとつの看護をじっくりと省察することで，看護実践が深みのあるものになることに気づきました。看護実践を誰かの背中越しにみるのではなく，自分自身が，手や目だけでなく感覚のすべてを駆使して患者とその家族と向き合い，行為中，行為後の省察をすることが，私にとって必要なことだと思ったのです。

そして，産科ではなくNICUに配属され，NICUにいる助産師として働き数年が経ち，私自身がキャリア中期の立場になりました。NICUという場は特殊な環境で，入院

している子どもだけでなく，その家族とのかかわりも濃密です。低出生体重児は刺激に敏感で，私の看護ひとつひとつに対し反応し，時にはストレスサインとして児から示されるため，児にとっての最善を探すために，医療者だけではなく，家族も巻き込みながら省察する日々を送っています。

また，NICUにいる助産師の役割のひとつに母乳への支援があり，母親だけでなく，その他のスタッフにも「教える」ことを求められています。低出生体重児への授乳指導などは経験知であり言語化することが難しいため，介入の方法を見てもらったり，手を添えて一緒に行ったり，聞かれていないけれど自分の看護実践を語ったりして，研究での成果を用い「教える」ことをしています。

以前に比べ，「教える」ことをしなくてはいけないと構えることもなく，自分の看護を二の次にしてまで「教える」ことをしてはおらず，自分の看護実践に付随して「教える」ことができていると実感できる状況に自分の成長を感じ，やりがいにつながっているような気がしています。しかし，同時に「学ぶ」ことに消極的な方もいて，個々の理由もふまえ「教える」側として少しでも関心をもってもらえるようにするにはどうしたらよいのか，現在模索中です。

最後に，キャリア中期に足を踏み入れ，私はキャリア初期のときのようなひたすら前を向きがむしゃらに頑張るということがなくなり，周りに目を向ける心のゆとりをもてるようになったと感じています。キャリア中期でうまれた心のゆとりを，これからもキャリア初期の看護職を支えるために活かしていきたいと思っています。

※この文章は『看護教育』の連載「すべって，転んで，立ち上がるために——看護職生涯発達学から」（2017年7月号掲載）の内容を加筆修正したものです。

参考文献
1) 上泉和子：プリセプターシップの理解と運用. 看護, 53 (2), 26, 2001.
2) E. H. シャイン著, 二村敏子, 三善勝代訳：キャリア・ダイナミクス——キャリアとは, 生涯を通しての人間の生き方・表現である。. 白桃書房, 1991.
3) P. ベナー著, 井部俊子訳：ベナー看護論　新訳版——初心者から達人へ. 医学書院, 2005.
4) 山本則子, 萱間真美, 太田喜久子, 大川貴子：グラウンデッド・セオリー法を用いた看護研究のプロセス. 文光堂, 2002.
5) 諸富祥彦：カール・ロジャーズ入門——自分が"自分"になるということ. コスモス・ライブラリー, 1997.

現任教育担当の中堅看護師が
イキイキと看護師教育を行うために

任されたときの戸惑いや不安を前向きに

宮坂文緒　神奈川県立がんセンター（入学時経験年数16年）

▌現任教育を研究テーマに

　病院で現任教育担当を任された瞬間，ほとんどの人が，「えっ，私が担当ですか」「責任が重そう」と不安をもつのではないかと思います。そして，責任ある担当者に選ばれたときの驚きや戸惑いはそのままで，不安感を抱えながらのスタートとなることが多いのが現状です。

　私も，臨床に出て数年後に現任教育担当となり，驚きと不安のなかで実践が始まりました。しかし，周囲の先輩や病棟の同僚たちと一緒に新人看護師や後輩看護師を育成していくなかで，看護師たちが成長していく姿を目にすると，この仕事にやりがいを感じました。

　さらに院内の教育委員会では，同じように戸惑いながらも現任教育担当の役割を担って，新人看護師たちと真摯に向き合い，教育に対しても前向きにとらえ実践している方々に出会いました。また，こうした方々が仲間同士で教育の悩みを語り合い，共感し，励まし合う姿も見ることができました。

　役割を任された自分も，経験を重ね，戸惑いからやりがいへ気持ちの変化があったように，他の担当者たちも同じような経験をしているのではないか。この役割を任命され終了するまでの過程で，どのような出来事があり，どのように対応しているのかを知りたいと思いました。さらに，このことを研究して明確にすることは，これからの現任教育担当者への支援の一助になると考えました。そして，それを目的に，大学院への進学をめざしました。

　とはいえ，大学院の専攻を決めるまでにはかなり悩みました。当時は，現任教育を研究テーマとした分野をどこで学ぶことができるのか，情報がまったくありませんで

した。そのようなとき，悩みを相談した上司から，佐藤紀子先生の看護職生涯発達学の修士コースが立ち上がることを聞き，そのコースが自分の希望する研究テーマと合致していることがわかりました。まさに，目の前の霧が晴れ，1本の道筋が見えたように思えました。

　看護職生涯発達学 (Lifelong Development for Nurses) は，「看護職を支援する教育・研究・実践活動」を行う分野です。私のなかでは，頑張っている現任教育担当者たちに，前向きに楽しんで教育を行ってほしいという願いがありました。まさに，頑張る看護職を支援したく，このコースへの進学を決めました。

▌現任教育担当者の経験やそのプロセスを明らかに

　研究目的は，「病院施設において現任教育を担当している看護師の経験やそのプロセスを明らかにする」としました。現任教育担当という言葉は，現在，認知されていますが，当時は，厚生労働省の「新人看護職員研修ガイドライン」[1] が出る前で，実習指導者でも管理者でもないこの立場の役割の説明に苦労しました。今でいう，各病棟で活動している「教育担当者」を対象とした研究です。

　研究協力者は，30代前半〜40代前半の女性10名で，平均年齢38.4歳，看護師経験は平均17.2年，このうち子育て経験者が2名のキャリア中期の人たちでした。また，この研究協力者たちは，過去に実習指導者やプリセプターとして，新人教育に携わっていた経験をもっていました。

　研究方法は研究参加者の主観的な経験に焦点をあてるため，質的帰納的研究とし，半構成的インタビューでデータを収集しました。インタビューでは，以下のようなことを質問しました。

・役割を担っていくなかで，印象深く思っている出来事をお話しください
・その出来事に対して，どのように考え，行動しましたか
その他，その後の自分の変化などについて，自由に語ってもらいました。

　得られたデータはできるだけ切片化せずに分析し，文脈を深く熟考する方法が効果的と考え，修正版グランテッド・セオリー・アプローチ[2] を活用しました。本文中の【　】はコアカテゴリー，〔　〕はカテゴリー，〈　〉は概念を示します。関連図 (**図**) を参照してください。

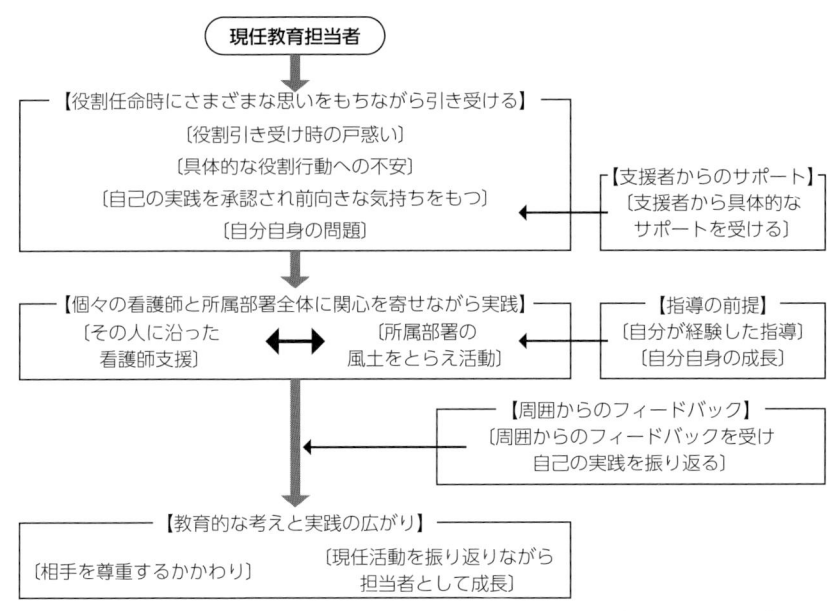

図　現任教育担当者の経験プロセス

さまざまな思いを抱え，支援者からの サポートを受けながらスタート

　現任教育担当者は，【役割任命時にさまざまな思いをもちながら引き受ける】ことを経験し，【支援者からのサポート】を受けながら実践を始めていました。任命時のさまざまな思いとは，〔役割引き受け時の戸惑い〕〔具体的な役割行動への不安〕などです。〔役割引き受け時の戸惑い〕は，「うちの病棟で長く勤務しているのは，もう私しかいなかった」という諦めに近い気持ちや，「嫌だと断っても，あなたしかいない！と言われてしまった」など，納得しないまま引き受ける複雑なケースもありました。

　また，最初は戸惑いの気持ちでしたが，師長から依頼理由をきちんと説明されていた方は，「やってみる！」という前向きな気持ちへ変化するケースもありました。それは，研究協力者たちが，日々の自分の実践を上司に認められ〔自己の実践を承認され前向きな気持ちをもつ〕ことであり，任命時の上司からの動機づけが重要であると考えます。さらに，「具体的にどんなことをするのかよくわからなかった」という業務内容への不安の声もありました。

　そして，任命時のさまざまな思いを抱えながらのスタートに対して，【支援者からのサポート】により，実践を開始することができていました。これは，具体的であるほど有効でした。インタビューのなかでは，「役割を肩代わりしてくれる」という表現があり，「看護師長が提出されたレポートを一緒に見て，添削方法を教えてもらった」「病棟の教育評価をどのフロッピーに保存し，どんな風に管理していたか前任者がていねいに教えてくれた」などが語られました。このように，具体的な行動でともに歩みながら，支援者がモデルとなることも重要な支援の1つと考えます。

自分の受けた指導の前提を頼りに
実践する

　協力者たちが実践を行う際には，過去に経験した指導や自分が受けた教育経験などを振り返り，自己のもつ【指導の前提】を頼りに，看護師教育を実践していました。

　協力者のほとんどは，すでに実習指導者や教育に関係する役割を担っていたため，〔自分が経験した指導〕を想起しながら行っていました。それは，「学生から指導してもらえてうれしかったと言われ，指導は大変だけど面白いと思った」ことや，「周囲の人の指導場面を見てかかわり方を学んだ」こと，教育関連の研修会に参加した経験なども，現在の指導方法にプラスになっていました。

　また，〔自分自身の成長〕も指導の実践に関係していました。研究協力者のうち2名は子育て経験者で，ほめながら育てることや成長を支援するには一方的な態度ではいけないなど，子育ての経験を経て人の成長を支援することの視野が広がっている状況にありました。

　このように，【指導の前提】を頼りに実践することに対して，パトリシア・クラントンは，実践の理論や自分の信念に気づくプロセスの重要性について，「前提は，自分の教育者および学習者としての過去の経験と，教育者および学習者として他者の行動を観察したこと，教育実践について読んだり学んだりしたこと，自分自身の実践を振り返ることに基づいている。したがって，すべての教育者は実践の理論，すなわち学習者との取り組みに関してまとまった前提をもっている」[3]と述べています。本研究における現任教育担当者たちにも同様のことがいえました。

　さらに，クラントンは，「実践についての自分の前提を自覚することによって，その前提がどこから生じて何につながっているのかを考えることができるようになる。この振り返りのプロセスを経験した教育者は，前提のゆがみを明らかにし，それを修正

し,慎重に実践にたいする気づきとそれに基づく方法を展開することが出来るようになる」[4]と述べています。今回のインタビューでは,現任教育担当者の【指導の前提】のなかで,過去に自分が受けた理不尽な指導教育などは,自己のなかで意味づけされ修正された形となって看護師教育に反映されていました。

このように,現任教育担当者の【指導の前提】を自らが知ったうえで,教育することは重要です。具体的には,自分自身がもっている【指導の前提】,すなわち"自分自身の教育スタイル"を振り返る場や研修機会をもち,担当者の気づきの機会を設けることは,現任教育担当者育成のために効果的な支援になると考えます。

「個から全体」への支援として 教育を考える

次に,研究協力者たちは,【個々の看護師と所属部署全体に関心を寄せながら実践】を行っていました。そのなかの〔その人に沿った看護師支援〕では,〈相手に関心を寄せ相手を知ろうとする〉〈相手を受け入れようとする〉ことを重視し,相手の物事の考え方を受け入れ,看護師それぞれにかかわっていました。

さらに,〔所属部署の風土をとらえ活動〕を行うことでは,所属部署の代表である委員役割の任務もあり,幅広く部署全体の教育支援についても目を向けていました。これは,〈所属部署の環境やスタッフに関心を寄せ情報を得る〉〈所属部署に沿った管理と教育支援を考える〉などの活動を行い,所属部署の誰にどのように働きかければよいかを把握しながら,看護師長や看護師長代理と連携し,実践を行っていました。研究協力者たちは教育的支援だけではなく,管理的視点をもちながら実践していることが明らかになりました。

このように,研究協力者たちが「個から全体」への支援について視野を広げて考えることは,パトリシア・ベナーが,中堅レベルの看護師の特徴として,「状況を局面ではなく全体として捉え,格率に導かれて実践を行っている」[5]と述べていることと一致しています。本研究での研究協力者たちは,看護師経験年数が17.2年で,ベナーのいう中堅レベルの看護師としてもとらえることができます。つまり,個々の看護師支援から幅広い部署全体への支援に関心を向けることができる年代でもあります。

このようなことから,幅広い視野をもち,所属部署全体への支援として教育を考えていく役割を担う現任教育担当者には,本研究の協力者たちのように看護師としてキャリアを積んだ人たちが適任ではないかと考えます。

病棟スタッフとともに歩んでいく

　研究協力者たちは現任教育担当者として実践していくなかで，【周囲からのフィードバック】を得ることができ，立ち止まり，実践を振り返る機会をもっていました。それは，病棟看護師が提出したレポートを継続的に添削・指導するなかで，記載内容が豊かになったことや，看護師たちの日々の患者さんへの声かけの変化を感じ取るなど，看護師の成長をキャッチし，現任教育担当者としてのやりがいや充実感をもっていました。さらに，病棟スタッフとも看護師の成長を共有する機会をもち，病棟全体でともに歩みながら実践を行っていました。

教育者として相手を尊重するかかわりが重要だと気づくこと

　【教育的な考えと実践の広がり】では，教育実践を行っていくなかで，〔相手を尊重するかかわり〕が重要ではないかという気づきが生まれていました。この気づきの1つは，教育者として〈相手の歩調に合わせる〉ことであり，一緒に考えることや待つ姿勢が大切と考えていました。さらに相手を尊重することが重要であるという気づきから，〈教育も看護と同じように個人を尊重〉することだという考えもめばえていました。

　また，〔現任活動を振り返りながら担当者として成長〕は，語りのなかで，以前の自分の実践の場面について，もっと適切な支援の仕方があったなどの振り返りを行い，現在の実践に応用している様子も表現されていました。

　本研究から，看護専門職であることを基盤とする現任教育担当者が〈教育も看護と同じく，相手を尊重〉することだと気づくことが示されました。このことは，現任教育担当者が臨床現場の看護師として患者ケアを提供していくなかでの気づきと，現任教育担当者として看護師への教育実践の経験をとおして培われた気づきを，関連させ学びを得ていると考えます。

　さらに，今回の研究で表わされた，現任教育担当者の【教育的な考えと実践の広がり】については，教育者として〔相手を尊重するかかわり〕が重要だという実践をとおしての気づきを含んでいました。

　教育者である藤岡は，臨床の現場を生きる看護師をとおして，学校教育の場と関連させ，「臨床の知はかかわりの知である。(中略) 看護者のかかわることへの意志は患者の人間的状況への責任のある応答である。わたしが決して知り尽くすことので

きない，しかし，わたしに呼びかけ，わたしを必要としている人間的状況への責任ある応答である」[6]。また，「教育も本来臨床の知である。そこでは人間である教師が，教材というかたちをとった文化を媒体に，人間である子どもとかかわる，かかわりの知が展開される」[7]と述べています。

　このように，かかわることへの意志をもち，患者に接し相手を尊重する姿勢と基盤を兼ね備えている看護師は，看護師の教育の場面においても，同様にその培った姿勢でかかわりをもつことができるのではないかと考えます。

┃ その後の活動でどのように活かされているか

　私は修士課程修了後，行政職や看護師の研修を行う職場に勤務し，看護師研修の企画運営を担当していました。当時は，臨床現場から離れてしまい，大学院で学んだことを活かすことができているのかと，疑問や葛藤を抱えながら仕事をしていました。しかし，現在，再び臨床現場に戻り，看護師として患者さんと接しながら，あの経験は無駄ではなかったとつくづく感じています。

　当時は，一緒に仕事をさせていただいた委員や事業への参加者の方々が，看護師教育について真剣に考え，十分に検討できる場を事務局として提供していました。大学院で，客観的な裏づけをもとに，自分の考えをもち，表現することを学んだ私は，委員や参加者の方々の考えをまとめるコーディネーターの役割をさせていただいていたと思っています。そして，そこで素晴らしい看護管理者や看護師教育を支える方々と出会えたことは，自分にとっての大きな財産でした。

　結局，私は看護師教育を支える人になりたいと思っていたということに気づきました。看護師教育は，大きくとらえると自分たちの後輩を育て，仲間をつなげることです。私の心のなかには常に，後輩であり仲間である，看護職を職業として選んだ人たちに，やりがいをもちながら，何年もイキイキと看護を続けていってほしいという願いがあります。これから，どんな立場にあっても，現場の看護師たちを自分なりに支援することが自分らしい道になるのだと思っています。

※この文章は『看護教育』の連載「すべって，転んで，立ち上がるために——看護職生涯発達学から」(2018年1月号掲載)の内容を加筆修正したものです。

引用・参考文献

1) 厚生労働省：新人看護職研修ガイドライン. 2011.

2) 木下康仁：グラウンデッド・セオリー・アプローチの実践——質的研究への誘い. 弘文堂, 2003.

3) P. A. クラントン著, 入江直子, 豊田千代子, 三輪健二訳：おとなの学びを拓く——自己決定と意識変容をめざして. pp. 294-295, 鳳書版, 2002.

4) 前掲書3), p. 312.

5) P. ベナー著, 井部俊子訳：ベナー看護論　新訳版——初心者から達人へ. pp. 23-25, 医学書院, 2005.

6) 藤岡完治：関わることへの意志——教育の根源. p. 44, 国土社, 2000.

7) 前掲書6), p. 99.

8) 日本看護協会：看護者の倫理綱領. 2003.
https://www.nurse.or.jp/home/publication/pdf/rinri/code_of_ethics.pdf　2019/7/31 accessed

9) 日本看護協会：継続教育の基準. 日本看護協会出版会, 2000.

教育に責任をもつ管理者たちの実践知

江畑典子　東京女子医科大学東医療センター（入学時経験年数28年）

テーマは教育担当師長の実践における知

　リーダー看護師，看護師主任，看護師長など，中期から後期キャリアに位置する人たちの実践に焦点をあてて，探究していきたいというおぼろげながらの思いを抱え，修士課程に入学しました。しかし，なかなか自身のなかの問いに行きつかず，研究テーマは二転三転していました。そして，自分の気になっていること，どうしてそこにこだわるのかを記述していくなかで，自分に影響を与えた師長たちの言動とそのときの気持ち，感じたことなどを掘り起こしていったところ，看護師としての自分の成長には看護管理者の存在が大きかったことから，「看護管理者の人材育成に関する実践」の探究というテーマに行きつきました。

　私自身が，教育担当師長を担当しているなかでの修士課程進学でしたので，看護管理者としての教育担当師長の実践知を明らかにしてみようと思いました。なかでも，リーダー看護師が自ら学び成長し看護職として自立することができる教育プログラムの立案に手ごたえを感じていたことから，「大学病院におけるリーダー看護師育成を目的とした教育プログラム立案に関する教育担当師長の実践知」について研究することにしました。

教育担当者が教育の専門職として位置づけられていない

　そこでまず，看護継続教育の責任，役割を担う者の役職名について調査をしました。「教育担当者」について検索すると，新人看護職員研修ガイドライン[1]の「各部署で実施される新人看護職員研修の企画，運営を中心となって行う者。実地指導者への助言及び指導，また新人看護職員へ指導，評価を行う者」に関する内容が多くヒットします。しかし，この定義では教育の実施者という意味合いが強いと考えられまし

た。私の研究で対象に想定していた教育担当師長は，継続教育の基準[2]の「教育の企画・運営組織に所属するメンバーである。教育の責任者を補佐し，教育の責任者の下で，看護職の能力開発の維持，向上のための教育計画の策定，企画および運営といった組織的な教育活動を実行，推進する者」としての「教育の担当者」に近いイメージをもっていました。

そこで，このように教育に責任をもつ立ち位置の看護管理者が，一般的にどのように呼称されているか確認するため，2009 〜 2013 年の日本看護管理学会誌，日本看護学会論文集−看護教育，日本看護研究学会，日本看護科学学会学術論文集，看護教育学研究，日本看護教育学会誌をブラウジングしました。その結果，「教育委員」「教育支援者」「教育担当支援者」「院内教育担当者」「専任教育担当者」「現任教育担当者」「看護教育担当者」「院内教育企画者」「院内教育担当師長」「教育責任者」「看護教育管理者」が抽出されました。

つまり，わが国において，病院施設内の看護継続教育に責任をもち，役割を担う者を示す用語はさまざまに用いられており，看護職間での統一した見解には至っていないことがわかりました。また，森山は，米国と日本の継続教育担当者の位置づけの違いを論じ，「日本では，看護継続教育の担当者が教育の専門職として位置づけられず，『教育者』としての専門性や能力開発についての十分な議論がなされてこなかった」[3]と述べています。

教育担当師長は，大きな病院であっても，1 〜 2 人の限られた看護職が担っていることが多く，組織内でどのような役割や権限をもち，どのように教育計画を作成し，教育プログラムを立案し，組織的な教育活動を実行，推進しているのか，包括的な報告は見あたりませんでした。

このように，わが国では，病院施設内の看護継続教育担当者の系統立った育成方法が確立されていません。私自身も，特別にそのための教育を受けていたわけではありません。実践のなかで，前任者から指導されたこと，実践で培ってきたことを振り返り，学習し，他の師長や教育プログラム参加者とのコミュニケーションのなかから，得てきたものを反映させ，試行錯誤しながら，教育プログラムを企画，運営してきました。

ベッドサイドにいる師長が直に患者，看護師と対応するのに対し，私の想定する教育担当師長は，自分たちを取り巻く環境や院内教育プログラムに参加した看護職をとおして状況を把握して，組織に必要な人材育成や看護師の成長を支援するプログ

ラムを立案し，組織目標を達成していくことを考えていました。

　経営学者で，多様な仕事の実践における知の獲得について研究している金井[4]は，「仕事の場における経験から実践の中に埋め込まれた暗黙知を獲得し，仕事における課題解決にその知識を適用する能力を支えているもの」を「実践知」と呼んでいます。

　こうしたとらえ方をヒントに，私は看護職への教育プログラムの立案にも，教育担当師長の実践に埋め込まれた実践知があると考えました。

教育担当師長の実践知の探究

実践知の分類，分析

　研究するにあたって，探究していくべきそのような「実践知」を「教育担当師長が，教育プログラムの立案，実践，評価を遂行していくなかで，それまでのさまざまな人とのコミュニケーション場面や情報収集，問題解決などの経験をとおして獲得してきた主観的，個人的知識」と定義し，研究協力者として教育担当師長に相当する6名の方にインタビューし，実践を語っていただき，その内容を分析する手法を取ることにしました。

　しかし，対象者である継続教育を担当する看護管理者は，前述のとおり，組織によって担当するまでの経緯や実践が異なっている可能性があるため，インタビュー内容を分類するための枠組みとして，「院内教育プログラム立案時の要件」[5]（以下，立案要件）（表）を用いて，実践知を分類し，分析することにしました。

　杉森，舟島は，「院内教育とは，組織の一員である看護職者が看護専門職者としての責務を遂行するために必要な能力の獲得・維持・向上とともに看護職者の学習への要望を充足することへの支援を目的とし，病院の教育担当者が企画・実施する教育活動である」[5]と述べています。

　教育プログラムの立案要件には諸説ありましたが，杉森らの5要件には，流動的な看護現場に適応できる教育プログラムの要件に欠かせないと考える「目的達成を阻害する問題の確認と教育による解決可能性の査定」と「プログラム立案にかかわる組織形成と担当者，諸経費，場所と時間の確保」の2要件が含まれていたため，それを採用しました。

　分析には，コミュニケーションやメッセージなどのテキスト資料を公式化された規

表　院内教育プログラム立案のための5要件

1. 病院がどのような理念を持つ医療機関であり，クライエントにどのような医療，看護の提供を目ざすのかを明瞭にする。
2. 病院の理念を反映した医療，看護を提供するために，看護師はどのような能力を持っていなければならないのか（基準）を明瞭にする。また，それを基準として看護師を評価したとき，現状との差異がどこにどの程度あるのか，すなわち教育ニードを明瞭にする。
3. 病院の医療，看護の目的達成を阻害するような問題の確認とその問題が院内教育により解決可能であるか否かを明瞭にする。
4. 病院に就業する看護師がどのような学習ニードを持つ存在であるのかを明瞭にする。
5. プログラム立案にかかわる組織の形成と担当者の決定，教育に要する経費，場所，時間等を確保する。

杉森みど里, 舟島なをみ：看護教育学, 第6版. p. 342, 医学書院, 2016.表7-4より転載

則にもとづいて，体系的，客観的，数量的に分類，分析し，そこにあるもしくは埋め込まれた趣旨，目的，意味，本質，概念などを抽出するBerelson内容分析[6,7]を用いました。公式化された規則が立案要件になります。

　研究協力者には，以下のような質問をしました。

・貴院におけるリーダー看護師育成のためのプログラム内容を教えてください
・その教育プログラム立案時に留意していることをお聞かせください
・看護師のリーダー育成に関する教育プログラムの立案に関して，これまで培ってきたことをどのように活かしているかをお聞かせください

　実際に，「院内教育プログラム立案の要件」の枠組みを用いて分析すると，研究協力者によって語られた内容は，この5要件に分類することができました。これは，教育担当者は系統立った育成はされてこなかったとはいえ，必要な要件は網羅して立案していることを表わしていると思われます。しかし，各要件の豊かさや多様性にはかなりばらつきがあり，実践知として明らかになっていない部分や開拓の余地があることがわかりました。これは，意味のあることだと思います。

　立案のための5要件は，病院の理念やめざしている医療，看護の提供の在り方を基盤にし，この実現に向けて査定している実施計画です。特に1～3の3要件は，関連しており，教育担当師長がいろいろな要素を絡めて説明している内容も多く，記録単位（1内容を1項目として含むセンテンス）に分割していく際に，意味内容がひとまとまりになっている文を抽出しました。しかし，解釈によっては，どちらのカテゴリーにも分類可能と考えられる内容もありました。記録単位を最小化すると意味内容がつ

かめないこともあり，ある程度のまとまりとして抽出し分割しましたが，これらは難渋しました。記録単位には，抽象度レベルが小カテゴリーレベルと中カテゴリーレベルのものが混在し，分類までに何回も検討を重ねました。

また立案要件は，1つひとつの要件ごとに独立していますが，実際の運用時には，各要件を関連させながら運用している可能性が高く，文脈理解が必要な実践知を明らかにするうえでは，演繹的に分類する方法には限界があったとも思います。今後，教育担当師長の実践知を明らかにするうえでは，帰納的研究方法による分析を用いることで，さまざまな要素をかみ合わせながら用いている実践知が，より明らかになる可能性も示唆されました。

多様に展開される実践知

看護継続教育を担当する師長は，教育プログラムの活用性，効果の確認が大きな課題であると認識し，解決に向けて実践していることがわかりました。集合教育プログラムは，実施・終了することが目標ではなく，院内教育と職場が連動し，学習が職場で活かされ，看護に還元されることをゴールと見据えていました。教育担当師長はこれまでの経験によって獲得された実践知から，教育プログラムの実施のみでは有用な学習効果をあげられないことを知っています。そのため，教育担当師長は「現場と教育プログラムを連動」させるための豊かな実践知を用いていました。集合教育と現場との乖離を防ぐために，教育プログラムに影響する師長による較差を解消するための実践をしていました。

また，教育プログラムの設定においては，最近の社会情勢から集合教育時間の縮小や短時間勤務者の増加とそれに伴う内容・方法の検討をし，プログラムを効果的にするための人選など，現場の状況を鑑みつつ，試行錯誤している教育担当師長の実践も見えました。

語られる内容には，建学の精神を反映させた根幹にあるテーマを常に意識した人材育成の考え方や教育プログラムの構築，大学組織がもつ職能階層と連動させたプログラム内容，看護提供のあり方を反映させたプログラムの構築などがありました。これは，立案要件1の病院の理念，めざしている医療，看護の提供の在り方がプログラムの立案やその看護師長の実践に大きく反映しており，人材育成を担う師長やその病院内にいる看護職員そのものの存在が「実践知」を担い，用いていると感じられ

ました。その組織のなかで育っていくことが，その後の看護師の成長の方向性に関与していることをあらためて感じました。

　今回，私と同じ立場の教育担当師長の方にインタビューしていくなかで，「そのとおり，そういう場面あるある」と共感する内容や，病院内で行われる教育プログラムは，実践で活かせてこそのプログラムであると思い実践している内容が多く聞かれたことは，心強く，同志を得た思いがしました。

病棟全体で担う教育

　現在，私は教育担当から異動し，病棟を担当する師長の1人として仕事をしています。人材育成には，病院の理念や看護部の方向性が大きく反映していることから，教育プログラムに参加するスタッフとプログラムの意図や意味を共有し，集合教育での学習を職場の看護にどう活かしていくかを考えていきます。教育を担当していた経験が活きているからなのか，異動したあとも，プログラムに参加したスタッフと交流すると，「今までにない視点でフィードバックをもらった」などの意見をもらうこともありました。

　師長は，師長としての日々の患者や看護師へのかかわり，自身の姿勢そのものが，看護師たちに影響を及ぼし，現場を変えるのだと思います。そして，他の師長の看護実践を見聞きするなかで，それぞれの師長が自分の実践知を使いながら人とかかわり，環境をつくり，看護師を支援していることを感じています。

　看護師として自ら学び，自己を成長させていける，そんな人を育てていくためには，本人が人として大事にされている実感をもてること，実践の場にロールモデルがいて，ともに考え実践する仲間がいて，内省できる環境があることが大事だと思います。

　看護師が，倫理的感受性をもち，日々の実践のなかにある疑問に気づく力，それを実践していこうという原動力に替える力があり，自分の仕事のよさに気づき，たのしめるようになれる人が少しでも増えていくと大きな力になると思います。私も看護師の一員として実践のモデルの1人となり，患者，チームのメンバーとともに考え，実践していくこと，内省していくこと，これらの環境を整えていくことを意識していきたいと思います。

　最後に，私は今，日々現場の渦に巻き込まれている感じですが，ときどき立ち止まって自分の実践の意味を確認しながら，看護師を支える素敵な看護管理者の実践を追

い続けていきたいと思います。

文献
1) 厚生労働省：新人看護職員研修ガイドライン改訂版.
   http://www.mhlw.go.jp/stf/shingi/0000037502.html　2019/7/31 accessed
2) 日本看護協会：「継続教育の基準ver.2」 活用のためのガイド. 2013.
   https://www.nurse.or.jp/nursing/education/keizoku/pdf/keizoku-ver2-guide.pdf
   2019/7/31 accessed
3) 森山ますみ：医療施設において看護継続教育に従事する"Educator"の概念分析.日本看護学教育学
   会誌, 20 (2), 25-34, 2010.
4) 金井壽宏, 楠見孝編：実践知――エキスパートの知性. 有斐閣, p. 13, 2012.
5) 杉森みど里, 舟島なをみ：看護教育学　第6版. 医学書院, pp. 339-344, 2016.
6) Berelson, Bernard: The Quantitative Analysis of Case Records : An Experimental Study.
   Psychiatry, 10 (4), 395-403, 1947.
7) 上野榮一：内容分析とは何か――内容分析の歴史と方法について. 福井大学医学部研究雑誌, 9 (1-
   2), 1-18, 2008.

途上感を抱え続ける看護教員

植村由美子　千葉県立保健医療大学健康科学部（入学時経験年数14年）

　私は，修士課程で看護教育学を，博士課程では看護職生涯発達学を専攻し，どちらも看護教師・教員を対象にした論文に取り組みました。それは，私の看護教員になったときの戸惑いに端を発しています。

▍看護教員とはどういう人をいうのか

エクアドルで感じた疑問

　私の看護教員のスタートは，青年海外協力隊で派遣された南米エクアドルという国でした。言葉が通じない国で，臨床スタッフから看護教員になり，何をどうしたらよいのかまったくわかりませんでした。そのなかでも一番苦痛だったのは，教育評価です。たとえば，注射など，看護師の「清潔」が求められる技術を教えるとき，西洋の清潔レベルを求めるのか，現地にふさわしい（当該学生にふさわしい）清潔レベルを求めるのかなど迷いました。

　毎日農作業をしていると，爪のあいだに土が残ります。家業の農業を手伝う学生に，手の爪のあいだの土を落としていないという理由で，"清潔な身だしなみ"の項目を減点する現地の評価基準に同意できませんでした。なぜなら，看護師の手を清潔に保つ必要がある注射などの技術では，手袋を着用するという手段もあるのです。そこで，現地の教員と違う基準で，学生を評価していました。学生からみれば，他の教員の評価と違うと混乱したかもしれません。

　しかし，当時，現地では注射には手袋を用いていませんでした。そのため，実施者に合わせ手袋を装着するということは，コスト面で患者に不利益であるという見方もできます。そのため，何がよいのか，誰にとってよいのか，何を優先して判断するのか，1つひとつに迷っていました。そして，看護教員とはどういう人をいうのか，他の看護

教員はどんなことに悩み，どのようにサバイブしているのかと考えるようになりました。

看護師役割と
看護教師役割

　帰国後，私は修士課程に進みました。修士論文[1]では，初任期の看護教師が，それまでに受けた教育や臨地体験，看護教師としての体験を重ねながら，どのように看護教育実践に取り組み，成長していくのかという問題設定をしました。

　研究協力者は，看護系大学に所属する3年目の看護教師6名でした。データ収集は，看護職になるきっかけから，学生時代の体験，臨地体験，看護教師になってからの体験などを複数回話してもらう半構成的なインタビューを行い，1人ひとりの看護教師の実践を事例としてまとめました。

　研究結果から，研究協力者6名は，看護師役割と，看護教師役割とのあいだで戸惑いながら，役割選択をし続けていることがわかりました。

　たとえば，Aさんは，「……緊急性が低いときには，学生にまず，やってみてもらって，それで，どうだったかっていうの，学生で評価してもらって，次は考えてもらえるように，かかわりたいなと思って」と語りました。学生に考えることを求める，それは，Aさんが臨床で，その子にとって，どうすることがいいのかを考え抜いてきた経験に由来すると考えられました。Aさんは，臨床時代，考え抜きながら実践し続け，先輩から「No.1看護婦」と認められていました。Aさんは，自らの臨床経験を援用し，学生が考えることを大切にする看護教育実践をしていると考えました。

　一方，Bさんは学生に，「子どもに採血するときに，『どうして看護師さんは，子どもが見ようとしているやつに，目を隠すんですか？』って，このあいだ言われて。『見たいなら見してあげればいいじゃないですか』って言われて。あーそうだよねとか，なんかこう，当たり前というか，慣れきってしまっていたところに気づかされる」という体験を語っていました。Bさんは日々新しい学生の視点を援用し，学生の感性を育みつつ，自分の看護観を変容させながら，看護教育実践をしていると考えられました。

　このように，看護教師の判断行動の手がかりを看護師経験にしていることが多かったAさん，看護教師経験にしていることが多かったBさんとに分かれました。そしてこれは，看護教師において，看護師役割あるいは看護教師役割のどちらに重きを置きやすいかという傾向と連動していると考えました。

学生を泣かせてしまった
助手時代の実習教育体験

　修士課程を修了後，私は看護系大学の助手になりました。1年目の実習教育では，病院スタッフとコミュニケーションがとれず，実習の調整がうまくできずに，学生が泣いてしまうほどつらい思いをさせてしまいました。実習教育が終ったあと，病院の看護部長から，「学生が，看護っていいなと思えるように」かかわってほしいと手紙をもらいました。看護部長が私に手紙を送ってくれた意図はわかりませんが，学生に看護のよさを伝えるのが，看護教員の役割だと伝えたかったのだと思っています。あらためて，私は実習指導者に意見を言えず，学生にただ我慢をさせていたと猛省しました。そして，少しずつ病院スタッフとの関係を改善し，協力体制をつくっていくようになりました。

臨床実習教育における
看護教員のコンピテンス

　私は同僚の勧めで，博士課程に進むことにしました。博士論文は修士論文と連続したテーマを扱い，自分がうまくできない臨床実習教育に焦点を当て，「臨床実習教育における看護教員のコンピテンス」[2]というテーマで取り組みました。コンピテンスには多様な意味がありますが，「ある職務において，実践者の意図や動機を含む行動や能力」と定義しました。

　研究協力者は，経験10年以上の熟練看護教員3名，経験3年以下の初任看護教員3名，計6名です。データ収集は，実際の実習教育の場に4日間立ち会う参加観察と，実習教育前後にインタビューを行い，1人ひとりの看護教員の実践をなぞるという事例研究を行いました。

　研究の結果，看護教員6名が共通して発揮していたコンピテンスが3つありました。
・学生が看護に肯定的な感情をもてるように学生にかかわる
・実習環境を整えるために指導者や患者と関係を構築する
・学生が実習で学ぶことを支援するために実習教育へのコミットメントを醸成する
　また，初任看護教員3名が共通して発揮していたコンピテンスは2つありました。
・看護教員になるために，自身や学生に真摯に向き合い，新鮮に学生に学ぶ
・実習環境を創るために指導者と関係を構築し，ともに実習教育を担う

Cさんの経験

　初任看護教員が発揮していたコンピテンスの例として，事例Cさんの一部分を紹介します。Cさんは30代前半の女性で，看護系大学卒業後，病院での臨床経験を3年積み，大学院を修了後，看護系大学の教員（助手）となって3年目の初任看護教員でした。私が立ち会ったCさんの実習教育は，Cさんが看護教員1年目から実習教育を行っている大学に隣接する病院の急性期病棟でした。

　実習教育の1週目のある日，カンファレンスルームで，Cさんが学生の血圧測定の練習台として自分の腕を出している場面がありました。学生がCさんの上腕のいろいろなところを触っていると，Cさんは「何探してる？」と尋ねました。学生は「上腕動脈」と答えましたが，Cさんは中断させました。学生が上腕動脈を探していた場所は，血圧測定時に聴診器の膜面を置く肘窩部ではなく，上腕のあちこちだったからです。

　すると，Cさんは解剖学のテキストを開き，学生に「（本の上で）上腕動脈を探してみて」と指示しました。学生は本の上で上腕動脈を指し，肘窩部から腋窩に向かって正しくたどっていました。それを確認したCさんはまた自分の腕を出し，学生が行う上腕動脈触知や，血圧測定の練習に付き合っていました。

　いつもは穏やかな印象のCさんなのですが，学生に正確さを求めるこの場面のCさんは，少し違った感じがしました。その理由は，Cさんの臨床時代にありました。臨床で働いていたころ，Cさんは点滴管理のミスで，患者の入院日数に影響を及ぼしてしまったことがあったそうです。Cさんはそのことを，今も「十字架を背負ってる」と表現し，「学生には，そういう思いをさせたくない」と，「根拠をもってケア」することを学生に強く求めていたのでした。

　また，Cさんが看護師時代に点滴管理ミスをしてしまったことは，自分のミスの責任を自分で負えず，患者に帰結してしまう看護の仕事の責任の重さを改めて痛感することにつながったのだと思います。だからこそ，Cさんは，根拠ある実践は看護職の責務であるという思いを強くし，自分の苦い経験を学生の教育に活かしていたのです。

　また，実習の中盤，Cさんは看護部所属の看護師から，「先生（Cさん）のおかげで，（病棟の実習指導が）だいぶよくなってきました」と言われていました。実は，Cさんが看護教員1年目のころは，実習指導者から「学生の報告は3分で」，Cさんの話も「1分で」と区切られるほどだったそうです。その理由の1つとして考えられるのは，病棟の多忙さです。Cさんが実習をしていた病棟は，脳神経系疾患の患者さんたちに急性期

リハビリテーション看護を中心に行う病棟でした。私が立ち会ったとき，看護師は非常に忙しいという印象でした。そういう病棟で看護学生の実習を受け入れることは，病棟看護師にとっては負担が増え，さらにテキパキ働かなくてはならない状況に陥るはずです。だからこそ，学生やCさんから受ける報告も，短時間にしてもらわなくては仕事を遂行できない状況だったのでしょう。

　もう1つ考えられる理由として，看護師が大学生の実習指導をすることに戸惑っていた可能性もあると思います。その病棟は，それまでは附属の看護専門学校の学生の実習を受け入れていました。そのため，看護師たちにとっては母校の後輩ではなく大学生を初めて指導することにためらいがあったとしても，不思議ではありません。

　このようなことから，看護師とCさんの「歩み寄り」ができないしわ寄せが学生にいき，学生からは「(当該)病棟での実習は嫌だ」と言われたそうです。その言葉を重く受け止めたCさんは，「学生を守るために」，病棟師長に「私はあまり病棟の人たちと壁をつくりたくないし，うちの学生は大学生だけれども，専門学校生だからとか大学生だからっていうふうに見るんじゃなくて，1人の看護の実習をしている学生っていうふうに見てほしい」と，自身の思いを率直に話しました。

　看護教員1年目で20代だった穏やかな印象のCさんが，学生を守るために，自分を超えて師長と直談判をするということは，非常に勇気のいる行動だったと思います。Cさんは看護教員として師長に直接話をし，忙しく働く看護師たちを見ている師長は，Cさんの話をじっくり聞き，その思いを病棟看護師に伝えました。そして，Cさんも，学生に病棟のよさをわかってもらうために，クリスマス会などの病棟行事に，学生と参加し続けました。すると，看護師たちも徐々に学生やCさんと向き合うようになり，学生から「(当該)病棟(の実習)は楽しい」と言われるような実習環境ができていました。

　これまでの調査によって，看護教員が実習施設の看護師と協働関係を構築することの難しさが明らかになっています[3]。Cさんも，「難しい」と言いつつ，自分を超えて，学生のために行動していました。Cさんは，看護教員になり，看護教育の実践に悩み，それでも，学生が看護の責任を引き受け学ぶことを支援するという役割を遂行していると考えました。

　これまで，キャリアの浅い看護教員は"初めてだから……"など，不足のあることがたびたび指摘されてきました。しかし，Cさんの事例からも明らかなように，初任看護教員はそれまでの臨地経験も援用し，先に述べたように，1. 看護教員になるために，

自身や学生に真摯に向き合い，新鮮に学生に学ぶ，2. 実習環境を創るために，指導者と関係を構築し，ともに実習教育を担うというコンピテンスを発揮しているのです。

看護教員とは看護職である

　これらの研究から，最初の疑問である，看護教員とはどういう人をいうのかについて，現在，私は，看護教員は看護職であると考えています。実は，看護職生涯発達学で学ぶまで，私は看護教員と看護職が同じであるとは考えていませんでした。もちろん，求められることは，少し違います。看護の目的は，「あらゆる年代の個人，家族，集団，地域社会を対象とし，健康の保持増進，疾病の予防，健康の回復，苦痛の緩和を行い，生涯を通してその最期まで，その人らしく生を全うできるように援助を行う」ことと，日本看護協会の看護者の倫理綱領[4]で謳われています。看護職は，それを直接的な目的とします。研究から，看護教員は，学生がその目的に向かえるよう，より説明的であったり，手伝ったり，想像力を喚起したりしていることがわかりました。つまり，看護職も看護教員も，立場は違うけれど，看護の目的を共有する同じ看護職であると考えるようになりました。これは，博士課程での学びの1つです。

　もう1つの疑問は，看護教員はどんなことに悩み，どのようにサバイブするのかでした。この研究から，看護教員はさまざまなことに悩み，いろいろなことを選択していることがわかりました。しかし，何に悩むのか，また，それにどう向き合うのかは，それまでの経験が関与し，自身の価値観が現われると考えます。勝原は，キャリア形成・発達と同時性をもつものとして，モラル・ディレンマをくぐり抜けることを挙げています[5]。私の研究からは，モラル・ディレンマだけではなく，悩みも含めて，何に悩み，どう向き合うのかは，その人の価値観を表わし，看護職の生涯発達と相似だろうと考えています。

　最後に，この研究の結果，初任看護教員は初任期の看護職ではないということもわかりました。初任看護教員の困難さは多くの調査や体験談から明らかになっています[6]。しかし，初任期の看護教員は，看護教員として新たな役割を担うに当たり，それまでの臨地経験などを活かしている経験を積んだ看護職なのです。つまり，看護教員としてのコンピテンスを発揮しているのです。もちろん，現場の看護職から看護教員への役割移行には多くの困難があり，支援は必要です。そこで，スムーズな役割移行に向け，看護教員としてのコンピテンスを明らかにすることや，そのコンピテンスを伝

えること，発揮していく組織づくりなどが重要になると考えています。

　私は現在，臨床で働いていた年月を超えて，看護教員を続けています。しかし，今でも私は「先生」と呼ばれることに，すわりの悪い感じがあります。それは，私が，私の学んだ先生方のように研鑽を積んでいないからだと思います。「教育とは，不完全な教師が不完全な子どもに影響を与えること」[7] という言葉があります。この言葉に倣い，研究結果に励まされ，自分のありように腹を括り，目の前のことに向き合っていきたいと思います。

文献
1) 植村由美子：初任看護教師の成長過程. 兵庫県立看護大学修士論文, 2003.
2) 植村由美子：臨床実習教育における看護教員のコンピテンス. 東京女子医科大学博士論文, 2010.
3) 高畑和恵, 佐々木吉子, 井上智子：看護学士課程教育における臨地実習指導での大学教員と実習指導者との協働に関する研究. 日本看護学教育学会誌, 25 (2), 1-14, 2015.
4) 日本看護協会：看護者の倫理綱領.
   https://www.nurse.or.jp/home/publication/pdf/rinri/code_of_ethics.pdf　2019/7/31 accessed
5) 勝原裕美子：看護師のキャリア論. ライフサポート社, p. 209, 2007.
6) 伊藤良子, 大町弥生：看護系大学の新人教員が看護学実習指導において感じた困難の要因. 看護教育, 50 (5), 414-422, 2009.
7) 上田薫：人が人に教えるとは―― 21世紀はあなたに変革を求める. 医学書院, p. 178, 1995.

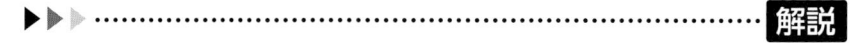

教えること,ともに学ぶこと

教えることとは

　解説に入る前に,　まずは「教える」とはどういうことなのかを考えておきたい。知識を教えることは比較的単純なこととしてとらえられる。ここでいう知識は,理論的知識のことである。たとえば,　心電図が何を示しているのかという内容である。必ずしも誰かが教える必要はなく,教科書や参考書を自分で読んで理解することが可能な内容である。そうはいっても,教科書や参考書は誰かによって書かれているので,広い意味では誰かから学んでいることにはなるのだが。

　一方,看護を教える場合は,この理論的知識を伝えるだけではない。理論知を基盤として,目の前にいる患者や家族に起きている出来事を状況としてとらえ,そこで必要とされている行為を選択し,表出し,そのことで起きている相手の反応を受け止めながら,相互行為としての実践を示すことが必要である。

　そのため,　基礎教育では講義以外にかなりの時間を演習に使っており,　DVDやデモンストレーションを見せながら,　学生も自分の心身を用いて学習を積み重ねていく。そして,臨地実習で実際の現場で起こる多様な出来事に向き合っていくことになる。

　これまで,　基礎教育と継続教育の質的な差異については,　あまり言語化されてこなかったと考えているが,　継続教育は実際の現場のなかに在る看護師の学びの場であるため,非常に複雑な状況のなかで行われている。ていねいにそこで起きている現象を見つめてみれば,　看護という広範囲で多様な営みのなかに在る多くの「知」を発掘することになるだろう。

▶▶▶ キャリア初期の看護師にとっての「教えること,ともに学ぶこと」

相互行為のなかで人は学ぶ

　キャリア初期は,仕事を始めてからおよそ 10 年といわれているが,看護職

▶▶▶ ‥‥‥‥‥‥‥‥‥‥‥‥‥‥‥‥‥‥‥‥‥‥‥‥‥‥‥‥‥‥‥‥‥‥‥‥‥

の場合，看護基礎教育の期間も入れて 10 年くらいと考えるのが妥当であろう。年齢でいうと多くの場合，20 代の看護職となる。看護職の生涯発達を考える場合には，スタートの時期であり，この時期の経験は生涯にわたって看護師に影響を及ぼすものと考えられる。昨今では，さまざまな背景をもち看護師をめざす人も増加しているが，ここでは高校卒業後，最初の職業として看護職を選択した看護師についての言及であることをご理解いただきたい。

　ここで紹介する門田蓉子さんは GTA（グラウンデッド・セオリー法）を用いて分析を行っている。そのため，結果の示し方は「教える」ということについての看護職同士の相互行為を表わす簡潔な表現となっている。

　門田さんの研究結果からは，キャリア初期の看護師が学生や新人看護師に対して「教える」ことのコアカテゴリー（中心となるカテゴリー）として，【看護の技能を手ほどきする】【言動に対して正否をつける】【役目として支える】という共通の相互行為が見いだされている。しかし，抽象度を少し低くしたカテゴリーでは，学生と新人看護師とでその様相が異なっていた。特に，【看護の技能を手ほどきする】場合，学生に対しては〔一緒に行う〕〔手助けする〕のに対し，新人看護師に対しては〔説明する〕〔一緒に行う〕の他に〔やらせる〕という相互行為が付加されている。さらに【言動に対して正否をつける】場合，学生に対しては〔報告を聞く〕となっているが，新人看護師に対しては〔問い詰める〕となっている。つまり，キャリア初期の看護師は「教える」ということに対して，自覚してはいないかもしれないが，学生と新人看護師に対して対応の仕方を変えていた。そして，新人看護師に対してはプリセプターという役割を担うことも影響して，ともに働く同僚としての期待が大きく，厳しく強い姿勢でかかわっていることがうかがえた。

ペダゴジーとアンドラゴジー

　門田さんの問題意識も，彼女の置かれた状況から生まれている。門田さんが勤務していた病院は看護学校を併設しており，その学校以外にも日常的に看護学生や助産師教育課程の学生が実習に来ていたという。門田さん自身は，学生に教えることを肯定的にとらえ仕事をしていたと感じていたが，同

僚のなかには「学生指導は，嫌。できればやりたくない」という人もいるらしい。門田さんは大学院のゼミのなかで，「自分はみんなが学生指導を肯定的にとらえてほしい」と考えていたことに気づき，この研究に取り組むことになった。

　門田さんの研究に伴走しているとき，私がよく考えていたのはマルカム・ノールズの「ペダゴジーとアンドラゴジー」[1]だった。ノールズの著書によると，7〜12世紀にかけての修道院での教育や，12世紀末にできた大学において，教育のモデルとしてペダゴジー（pedagogy）モデルができた。ペダはギリシャ語のpaidで子どもを意味し，ゴジー（agogus）は指導を意味する。つまりペダゴジーは文字通り，子どもを教育する技術と科学であった。その後，1960年代から成人学習に関する知識の蓄積が始まり，子どもの学習と成人の学習の違いに着目する考え方が登場した。アンドラゴジー（andragogy）は，成人教育をペダゴジーと区別するために作られた言葉である。アンドラはギリシャ語のanerで成人を意味している。

　ノールズによると，成人は子どもとは異なり経験から学ぶ特徴があり，成人は現実生活の課題や問題によりうまく対処する必要性を実感したときに，何かを学習しようとする。また，ノールズは「成人とは」という問いに対し，「彼女または彼自身の生活に本来的な責任を感じる程度に応じて，その人は成人である」[1]としている。

　門田さんの研究からは，キャリア初期の看護師が学生に教えるときと，新人看護師に教えるときの相互行為に差異が見いだされた。新人看護師に対して厳しい姿勢で接しているのは，教えているキャリア初期の看護師も，教わる立場にある新人看護師も，互いに社会人としての責任を果たそうとしているからであり，「本来的な責任を感じている」からなのだとも理解できる。そのうえで，「ペダゴジーとアンドラゴジー」に立ち返って検討してみると，ペダゴジーに必要とされるのは教師の知識の量や教え方であるのに対して，アンドラゴジーは学ぶ人の主体的な取り組みであるという相違が見えてくる。これは，逆説的には教師という学習者にとってもいえることであり，結局のところ1人ひとりの学ぶ人としての在りようが問われているのだろう。

▶▶▶ •••

　言い換えると，キャリア初期の看護師は，自分が新人時代に先輩看護師から受けたかかわり方をモデルとして，新人看護師に向き合っているのであろう。また，学生に対しては，指導者や教員からのアドバイスを受けながらも，実際に患者と向き合うのは自分であるという学生時代の自身の経験によるからではないだろうか。そうであるからこそ，学生という立場で看護実践を考えている学生に対しては，「問い詰める」ことなく，むしろアンドラゴジーの立ち位置で接しているのだろう。

　看護教育を担う私は，この研究成果から，学生が患者と向き合う場としての臨地実習が，個々の学生にとってなくてはならない貴重な学修機会であることを再認識し，その学習の場の特性をていねいに考え続けなくてはならないと考えている。

　そして，門田さんの研究には「教える」ことを超えた貴重な提言があった。それは，キャリア初期看護師が専心するべきことは，「教える」ことではなく，患者や家族との相互行為から自らが「学ぶ」ことではないか，という提言であった。これは，かねてより私が疑問に思っていたことの答えとなる内容であり，キャリア初期看護師が自身の看護実践を見つめ，省察し，その過程で周囲の先輩看護師や看護管理者，そして学生や新人看護師とともに看護実践の意義や患者にとっての看護師の存在について考え続けることが重要である，という提言であると考える。

▶▶▶ キャリア中期の看護師にとっての 「教えること，ともに学ぶこと」

　宮坂文緒さんは，2007 年に開始された「看護職生涯発達学」の博士前期課程(修士課程)の 1 期生であった。この領域は私が新しく立ち上げたという経緯があり，それまで私が担当していた「がん看護学」の学生への教育との関係で，博士前期課程に先立ち，博士後期課程(博士課程)が 2004 年に始まっていた。つまり，宮坂さんと私は博士前期課程(修士課程)の最初の一歩をともに歩んだことになる。

解説

　本書のために書き直された宮坂さんの文章を読み，新しい領域で修士課程を開始する準備をしつつ，この領域に関心のある大学院生の候補者を探していたころのことを思い出した。当時，宮坂さんは現在の勤務先である神奈川県立がんセンターで，専従の教育担当者として仕事をしており，その時の上司からの紹介での出会いであった。宮坂さんは，「看護管理学」「看護教育学」などで学ぶことも考えたようだが，「看護管理学は管理者でないため敷居が高く」「看護教育学は看護基礎教育が主体となるテーマが多い」ことで悩んでいたという。これは，今でも大学院進学を考えている看護師たちからの相談でよく耳にする悩みでもある。特に，私の周辺では，生涯にわたり看護師を続けていきたいと考えている看護師が増加していて，彼ら彼女らはみな，今の自分は何を求めているのか考えると，「看護管理学」ではないし，「看護教育学」でもないし……という気持ちを抱えている。そして，既存の「看護管理学」でもなく「看護教育学」でもない「看護職生涯発達学」に何が期待されているのかという問いは，領域立ち上げ当時から私自身の課題となっている。

　そして現在のところ，この3つの領域の差異として，その期待されるアウトカムを以下のように考えている。第1の「看護管理学」のアウトカムは，日本看護管理学会ホームページの記載によると，「保健医療福祉分野の施設や組織で求められる人材の育成」とされている。すなわち，社会の変化に応じた人材の育成を狙っているといえるだろう。第2の「看護教育学」のアウトカムは，「看護実践の質向上に寄与できる人材の育成」とされている。こちらは，社会の変化のなかで看護職者が実践をとおした看護の質向上を担うことが期待されていると考える。

　そして，「看護職生涯発達学」のアウトカムは，生涯を通して学び続ける人になることである。看護職者である自身の指向性を問いつつ学ぶ領域であり，前二者が教育する側から他者へ向けた働きかけであることに対して，この第3の領域は自分自身への問いかけが前提になっていることが特徴だと考えている。

　宮坂さんの課題に引きつけて考えてみても，宮坂さん自身が教育担当者の役割を引き受けたときの「驚きと不安」はあったものの，周囲の先輩や病棟の

▶▶▶ ・・・

看護師たちと一緒に新人や後輩看護師を育成することに「やりがい」を感じていたことが契機になっている。さまざまな役割を担いながら看護師は仕事を続けるが，役割を任命される，そして引き受けるという過程には不安や戸惑い，葛藤がある。そして，引き受けたことで見えてくる新しい地平——あるいは世界といってもよいかもしれない——があると思う。私はできることならば，任された役割を引き受け，そのことで新しい見え方を経験し，自身を拡げていくチャンスにしてほしいと願っている。この場合に重要なことは，任命する管理者が，看護師にどうしてこの役割を担ってほしいのか，この役割に何を期待しているのか，管理者としてどういうサポートができるのかを真剣に考え，そして伝えることだと思う。任命する側とされる側の双方が同じ方向に向かって進むとき，豊かな経験がそこに拓かれるのではないだろうか。

キャリア中期看護師の課題——自己を拡大する

　宮坂さんの研究の協力者は 30 〜 40 代の女性看護師で，看護師経験も豊かな人たちであった。実習指導の経験，新人指導の経験ももっていた。宮坂さんは研究協力者たちをパトリシア・ベナーの臨床技能の習得段階[2]を参考にして「中堅レベル」とし，幅広い視野がもてるようになる時期としている。看護師の場合もキャリア中期には自身が学習者として学び続けることだけではなく，学んだものを使って他者に貢献することが求められるようになる。研究協力者たちは，教育担当者として，十数年の臨床経験をとおして培った能力を学生や新人看護師に伝え導くことで組織に貢献することになる。

　宮坂さんの研究の結果からは，現任教育に携わる看護師の経験のプロセスとして，【役割任命時にさまざまな思いをもちながら引き受ける】【個々の看護師と所属部署に関心を寄せながら実践】【教育的な考えと実践の広がり】などのコアカテゴリーが生成されている。これは，役割を引き受ける際の経験のプロセスとして汎用性のあるコアカテゴリーであろう。

　なかでも 3 番目の【教育的な考えと実践の広がり】のコアカテゴリーは，役割を引き受けたことで得られる自己感覚の拡大を示しており，新たな自分と

の出会いでもあるだろう。このコアカテゴリーは[相手を尊重するかかわり][相手の歩調に合わせる][教育も看護と同じ][担当者としての成長][自己の変化に気づく][過去の実践からの学び]の6つのサブカテゴリーから生成されている。いずれも新たな自身の発見になっていることが示されている。

シャインの理論[3]によれば、キャリア中期の問題点として、モチベーションを失うこと、仕事での興奮がなくなり閉鎖的になること、若者たちの要求が理不尽であると感じられることなどが挙げられる。もし、学生や新人、後輩看護師に対して教えるという機能が期待されない場合、このような状況に陥ることがあるかもしれない。しかし、研究協力者たちは教えるという役割を担うことで、新たな自身を発見し、成長し、自己を拡大している。このことは、看護職という職業のもつ強さといえるかもしれない。

▶▶▶ 師長として「教えることと, ともに学ぶこと」

成長していく過程での実践知

ここで、実践知について考えてみたい。江畑典子さんに象徴されるように、師長たちは今の役割を担うまでに多くの経験を積んでいる。看護学生、新人看護師、一人前の看護師、中堅(熟達した実践者)、そしてエキスパートへと成長していく過程での経験は、ある意味でその人の個人的な知識となって蓄積されていく。

江畑さんは金井壽宏の『実践知――エキスパートの知性』[4]を参考にして、この実践知について考えを進めていった。金井によると、エキスパートの実践知を支えているのは4つのスキルと暗黙知である。4つのスキルは、テクニカルスキル、ヒューマンスキル、コンセプチュアルスキル、メタ認知スキルである。さらにこの4つのスキルの獲得については、経験から学ぶ人と学ばない人によって違いがあるという。これはどういうことなのだろうか。

金井と同様に、人の経験への向き合い方に言及したのがマイケル・ポラニーである。ポラニーは、このことを「コミットメント」の問題として以下のように述べている。「人間が新たな知識を獲得できるのは、経験を能動的に形

▶▶▶ ┅┅┅┅┅┅┅┅┅┅┅┅┅┅┅┅┅┅┅┅┅┅┅┅┅┅┅┅┅┅┅┅

成・統合するという個人の主観的な関与による。知識とは，主体と対象を明確に分離して，主体が外在的に対象を分析することから生まれるのではなくて，個人が現実と四つに組む自己投入，すなわちコミットメントから生み出される」[5]というものである。

　この考え方を整理してみると，エキスパートとしての実践知をもつ師長は，看護師として経験する出来事に対して，客観的・分析的に見つめる以前に，自身が現実と四つに組む自己投入をしてきたことになる。実際，看護という仕事はさまざまな出来事のなかで，自身が相互行為として他者にかかわることが前提となっている。そのかかわりのさなかには，客観的・分析的な見方がいつもできるわけではなく，巻き込まれつつ時が過ぎることも多い。しかし，事後に客観的・分析的に省察することをとおして，そのなかで必然的にテクニカルスキル，ヒューマンスキル，コンセプチュアルスキル，メタ認知スキルを獲得することになるのであろう。

教育師長の役割

　江畑さんは，自身の教育師長としての経験から研究テーマを見いだしていた。修士論文のテーマは，「大学病院におけるリーダー看護師育成を目的としたプログラム立案における教育師長の実践知」であった。これは江畑さん自身の仕事上の経験と深く結びついている。修士課程で学んでいたとき，彼女は同時に教育担当師長として仕事をしていた。しかしそれ以前は，病棟で第一線の主任看護師として仕事をしている。おそらくそれらの経験が，当時の教育師長としての仕事に大きく影響しているのだろう。そして江畑さん自身に，自分に影響を与えた師長の存在があったことから，その関心が教育師長，つまり教育に責任をもつ管理者たちの実践知へと導かれていったように思う。

　教育師長（あるいは教育担当師長）とは，どのような役割をもつ人なのだろうか。私自身は30代で臨床にいたころ，教育担当主任として，院内の教育委員会の責任者をしていた経験がある。そのときは小規模病院であったこともあり，病棟の主任と兼務していた。私の経験と対比すると，江畑さんの置かれ

た状況は, 毎年数百人の新人を迎える都内の大学病院の専従の教育師長であることから, その責任も期待される役割も大きく異なることがわかる。

つまり, 教育を担当する管理職であっても, 病院の規模やその理念, 看護職員の強みや弱み, 患者の特性などさまざまな要素によって影響を受けることになる。大学病院などの大規模病院の多くは, 看護部長のもとに副看護部長が複数名配置されている。教育担当の副部長を置いている施設も多い。組織のなかでは, この副部長のもとに教育師長が置かれている。この「教育」を担う役割の管理職には, 江畑さんが調べたように多様な名称があり, その資格や必要な要件についても施設ごとに異なっている現状がある。

つまり, 江畑さんが述べるように, 教育師長たちは「自分たちを取り巻く環境や院内教育プログラムに参加した看護職をとおして状況を把握して, 組織に必要な人材育成や看護師の成長を支援するプログラムを立案し, 組織目標を達成していくこと」を担っているのであろう。ここでも教育師長たちは, リーダーシップについて理論知を伝えることを超えて, 1人ひとりの研修参加者が自身の置かれている場を客観的に見つめ直し, めざす看護実践を言語化し, 自身の役割を見いだすことを期待している。この研修の場にも相互行為を意識した相互の学び合いが存在している。

▶▶▶ 看護教員として, 「教えること, ともに学ぶこと」

先生と呼ばれることで腹をくくる

植村由美子さんの博士後期課程における研究は, 「臨床実習教育における看護教員のコンピテンス」というテーマだった。かなりのエネルギーをかけて, 新任教員と経験の長い教員の参加観察をし, 行動を記述し, 行動の意図をインタビューで語ってもらっている。実は, 看護教育学の領域で執筆した修士論文「初任看護教師の成長過程」[6]も看護教員を研究協力者としており, 植村さんの関心が看護教員にあることを表わしている。

植村さんは, 看護教員について次のように述べている。少し長くなるが引用したい。

これらの研究から，最初の疑問である，看護教員とはどういう人をいうのかについて，現在，私は，看護教員は看護職であると考えています。実は，看護職生涯発達学で学ぶまで，私は看護教員と看護職が同じであるとは考えていませんでした。もちろん，求められることは，少し違います。看護の目的は，「あらゆる年代の個人，家族，集団，地域社会を対象とし，健康の保持増進，疾病の予防，健康の回復，苦痛の緩和を行い，生涯を通してその最期まで，その人らしく生を全うできるように援助を行う」ことと，日本看護協会の看護者の倫理綱領で謳われています。看護職は，それを直接的な目的とします。研究から，看護教員は，学生がその目的に向かえるよう，より説明的であったり，手伝ったり，想像力を喚起したりしていることがわかりました。つまり，看護職も看護教員も，立場は違うけれど，看護の目的を共有する同じ看護職であると考えるようになりました。これは，博士課程での学びの1つです。

　下線をつけたところについて考えてみたい。今でも私の周囲には，「私はペーパー助産師」「師長になってからは看護実践をしていない」と言う人がいる。このことについて私は，「本当にそうだろうか」という疑問をもっていた。私が看護教員で在るのは，私が看護師で在ることが前提になっている。だから，職業を問われると「看護師です。今は大学で教員をしています」と答える。私にとってはそうなのだが，そうではない看護師や看護教員がいることもまた意味のあることだと思う。

　植村さんは，「同じ看護職」と考えていると述べている。この結論から遡って，植村さんの修士論文と博士論文について考えてみたい。修士論文では，初任看護教員は，「患者志向の傾向が強い看護師役割と，学生志向の傾向が強い看護教師役割との間で役割選択をし続けている」ことが示されている。これも看護教員もまた1人の看護職であるという見方をとるのであれば，当然の帰結になるだろう。

　師長に関する私の研究でも同様の結果が得られた[7]。新任の師長は「看護師としての経験」を看護管理の基盤としており，師長経験の長い師長は「師長としての経験」を基盤としていた。つまり，役割をもつ際には，それまでの経験がよりどころになるのであろう。そして，植村さんの研究成果からは，新任

教員が全身を使ってその役割を果たそうと奮闘している様子が浮かび上がってくる。

　看護師が看護師を教える場合には，看護実践と「教える」ことをどう考えるのかが問われるが，看護教員にとっての役割は「教える」ことが中核となる。植村さんが述べるように「先生と呼ばれる自分を受け止め腹をくくる」ことになるのかもしれない。

▶▶▶ 仕事をとおして形成されるキャリア

　この章で紹介した門田さん，宮坂さん，江畑さん，植村さんの取り組んだ研究は，キャリア中期の看護師に焦点を当てている。門田さんの研究は，キャリア初期の看護師にとっての教えることに着目しているが，このテーマに行き着いた門田さんはキャリア中期の看護師である。キャリア中期は，選択の連続であるように思う。看護師として働き続けている門田さん，宮坂さん。看護師長の江畑さん。看護教員の植村さん。それぞれが自身のキャリアを選択し，選択した場所で考え続け実践をしていることがわかる。

引用文献
1) M. S. ノールズ著, 堀薫夫監訳：成人教育の現代的実践——ペダゴジーからアンドラゴジーへ. 鳳書房, 2002.
2) P. ベナー著, 井部俊子, 井村真澄, 上泉和子訳：ベナー 看護論——達人ナースの卓越性とパワー. 医学書院, 1992.
3) E. H. シャイン著, 二村敏子, 三善勝代訳：キャリア・ダイナミックス——キャリアとは, 生涯を通しての人間の生き方・表現である. 白桃書房, 1991.
4) 金井壽宏, 楠見孝編：実践知——エキスパートの知性. 有斐閣, 2012.
5) M. ポラニー著, 長尾史郎訳：個人的知識——脱批判哲学をめざして. pp.50-51, ハーベスト社, 1985.
6) 植村由美子：初任看護教師の成長過程. 兵庫県立看護大学看護学部修士論文, 2003.
7) 佐藤紀子：婦長の「イノベーションモデル」の開発とイノベーション実現に向けての提言——ある自治体病院の婦長の実態を基に. 聖路加看護大学修士論文, 1993.

第4章

「臨床の知」を劈く

「科学の知」と「臨床の知」　　　　　佐藤紀子

　「臨床の『知』」を劈くという意味を説明したい。私が「劈く」という言葉に出会ったのは、おそらく40年も前、ずいぶん昔のことになる。竹内敏晴氏の著書「ことばが劈かれるとき」を読んだときから、この「劈かれる」という言葉が印象に残っていた。この言葉は、「つんざく」とも読まれ、「劈く」には「勢いよく突き破る」という意味がある。

　「臨床の『知』」が劈かれるとは、看護師にとって一皮むけるような経験のことを指す場合もあるし、これまでとは異なる新たな地平が拓けたような瞬間を指す場合もある。さらには、患者や他者の言葉や振る舞いから気づかされるような場合もあると思う。いずれにしても何らかの外力あるいは内側からの強い意志があって、「劈かれる」のであろう。

　「臨床の知」を考えるときに、「科学的知識」との対比で考えることになる。「科学の知」は普遍的・論理的・客観的であるという特徴をもつが、「臨床の知」はこれとは異なる特徴をもつ。臨床は、ある状況のなかに偶然起こる唯一無二の出来事の連続として私たちの眼前に立ち現われる。そして看護師の日常的な実践は、日常的であるがゆえに言葉にすることが難しく、自身の臨床を他者に伝えることはその唯一無二の出来事をとおして言葉として紡がれていくのであろう。ここに登場する3人の修士論文は、いずれも自身の抱えてきた言葉にすることが難しい疑問を見つめ、研究協力者たちの言葉や書かれた事例から読み解き、解釈した成果である。

1 「科学の知」と「臨床の知」

1人ひとりが看護そのものに魅力を感じながら働き続けるために

水谷桂子　つばさ在宅クリニック（入学時経験年数6年）

▍自分の悩みや葛藤を表現できずにいた病院時代

　私は現在，船橋市内の在宅クリニックで訪問看護師として働いています。看護学生のころからターミナルケアに関心があり，患者さんや家族の思いを大切にした"自然な看取り"をサポートできる看護師になりたいと思っていました。新卒時には，まずは一人前の看護師になるべく，教育体制が整っていると思われた都内の私立大学病院に就職しました。そこではさまざまな喜びや達成感がありながらも，同時進行する複数の処置，役割の増加，不規則な生活……と，だんだん心身ともに限界を感じ，6年間勤務した後に退職しました。

　しかし，その後も当時の疲弊感が自分のなかで引っかかったままであった私は，看護職生涯発達学のことを知り，大学院で学ぶことを決心しました。そこで学べば，引っかかっていることを変えられる何かが身につくのではないかと思ったからです。

　入学後，ゼミなどをとおして，「私は本当のところ，何に苦しんでいたのだろう」と，研究テーマにつながる問いを自分自身に向けてするようになりました。その結果，私は"系統的な思考による看護ができる看護師が一人前"という職場のフレーム（そうあらねばという思い込みだったのかもしれませんが）に，自分自身をあてはめることに苦しんでいたのだということに気づきました。

　当時は関連図や看護過程を用い，根拠を明確にした実践をするよう指導され，私もそう心がけていました。しかし，看護師自身の抱える悩みや葛藤については，仕事のなかできちんと言葉にすることができる場はありませんでした。そういう私が抱えていた迷いや葛藤は，患者・家族らの問題として取り上げる看護過程とは分別すべき

と思っており，知らず知らずのうちに自分のなかに押し込めてしまっていたのです。ゼミをとおして，私はようやく自分自身の本当の苦しみが何だったのかを知ることができました。

　そして，私のように自分では気づかず，無意識のうちに自分の思いを押し込めて苦しんでいる看護師が他にもいるかもしれないと考えました。看護師がどのような看護実践をしているのか，1人ひとりの視点からとらえてみよう。そうすることで，看護師自身も満足感を得ながらよりよい看護を提供し，働き続けるための支援につながるかもしれないと考え，研究テーマを「大学病院で働く20代後半の看護師にとっての看護実践」としました。

▎実践の思いを語ること

　研究では，高度医療の質を保つために看護過程や看護診断などの系統的な思考を用いた介入が表面化されやすい大学病院で，すでに「中堅看護師」[1]とされながらも，「キャリア初期を総括する時期」[2]にある20代後半の看護師が，患者や家族らとどのようにかかわり，働きかけているのかを，看護師1人ひとりの視点から描くこととしました。

　看護師が患者・家族らを，自分自身とは切り離して対象化してとらえ，その問題点に介入する看護実践もありますが，一方で，患者・家族らとかかわるなかで，看護師自身も生きることや死ぬことの意味を自分に問いかけながらその人を理解し，働きかける看護実践もあり，実際にはそれらが混ざり合った実践をしていると思われます。

　そうした複雑な看護実践を表現するため，ここでは「看護実践」を，「看護師が患者・家族との直接的なかかわりのなかで，患者・家族らに働きかける行為」[3]ととらえることとし，看護師と患者・家族らとの相互作用を知るため，修正版グラウンデッド・セオリー・アプローチ[4]にもとづいた分析を用いることとしました。

　研究協力者は，都内3施設の大学病院の内科系・外科系一般病棟に新卒時から勤務する25〜29歳，臨床経験5〜9年の看護師で，自由意思で参加していただいた8名です。

　インタビューは，以下の2項目などを中心に質問しました。

①これまでに，一番あなたの気持ちが患者さんや家族に向かい，がんばったり，努力したと感じる出来事はどのようなことですか

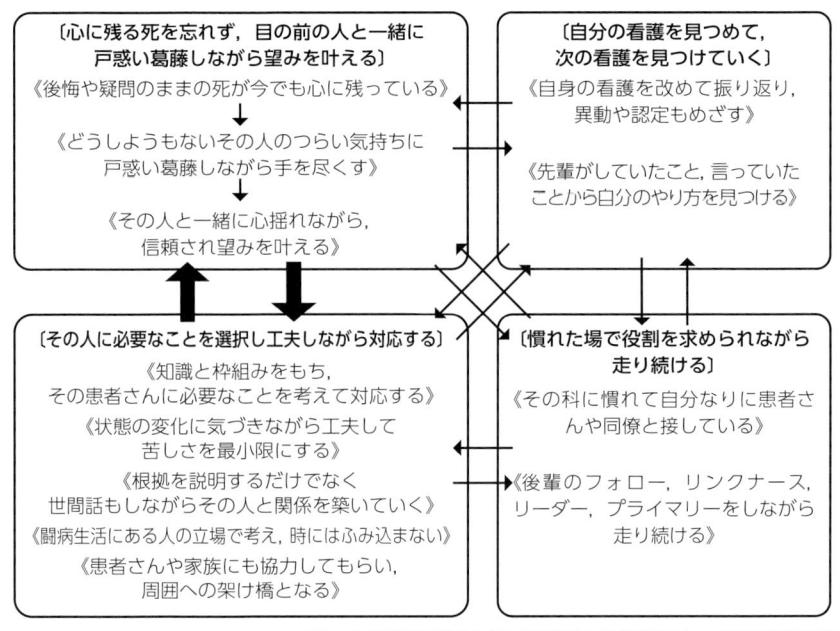

図　大学病院で働く20代後半の看護師にとっての看護実践

**②その出来事のなかで，驚きだったり，喜び，または後悔の気持ちなど，特にあなた
自身が何か感じた場面についてお聴かせください**

　①の質問は，看護実践の原点には，人を守ろうとする人間のかかわりがあり[5]，看
護師は患者・家族らとのかかわりそのものに力を注いでいると考えたからです。②の
質問では，看護理論家のウィーデンバックが，「もし看護婦（師）が自分の考えや感情
を認識し，その重要性に注目し，（中略）自分自身を訓練したならば，看護婦は看護実
践を豊かにするばかりでなく，（中略）つきることのない満足感を得ることができるで
あろう」[6]と述べており，看護師自身の気づきや感覚に注目する必要があると考えた
からです。

　データより，語りの意味のまとまりである「ヴァリエーション」を抽出し，そこから
「データを解釈した結果」という意味の40の〈概念〉を生成，そして12の《サブカテゴ
リー》，さらに4の〔カテゴリー〕が生成されました。**図**はカテゴリー，サブカテゴリー
間の関係を示した結果図です。研究協力者8名全員から，力を注いだかかわりについ

て，ターミナル期や亡くなった患者とのことが語られるという特徴がみられました。4つのカテゴリーそれぞれの概念とヴァリエーション（ゴシック体）をいくつか紹介したいと思います。

カテゴリー1 〔心に残る死を忘れず，目の前の人と一緒に戸惑い葛藤しながら望みを叶える〕

　概念の1つ〈もう長くはないのに自分の段階を受け入れずに時間が過ぎたことはつらく，今でも心に残っている〉は，治ると思っているターミナル期にある患者，それを本人に知らせたくない家族と，残された時間に限りがあると心を砕く看護師の思いがかみ合わず，そのまま患者が亡くなったことにより，看護師は後悔や疑問をもち続けているということです。

「ご本人にとっても時間が長いわけじゃない，限られてるので，最期の思い出とかをつくったほうがいいんじゃないかっていうのはあって。（中略）『何かあったときに怖いし，こんな状況だったら帰れない』って拒否をされたので，それが流れてしまった。（中略）もっと強く言えなかった自分と，その，何かそういう部分もあって，もっと何かできたんじゃないかなって」

「もっと家族を説得できれば，そういう最期のときっていうのを過ごせたんじゃないかなっていう思いとかもあって。ずっとそれが，今でも残ってる」

　また，別の概念〈亡くなる直前に「あんたはよくしてくれる」「あなたのためにもがんばってよくなんないとな」と信頼してもらえる〉では，亡くなった患者から自分を特別な人として見てもらえるほど，その人から信じてもらったり，頼りにしてもらえたことの喜びを表現しています。

「病状が結構悪化してきて，（中略）精神状態的にはその人ももう，不安定になっちゃって。幻覚を見たりとか，するようになってきたときに，全然わからなくなってしまって。で，奥さんのことはわかる。で，先生はわからない。ってやってるときに，私のことはわかってくれて。『Dさんだよね？』って。『わかるよ』って。『あんたはよくしてくれてるから』って言ったときに，ああ私この人に，かかわっててよかったなって」

「亡くなる前日とかは，『Dさんのためにもがんばってよくなんないとな』っていうことを言ってくれたりとか……。（中略）嬉しかったですね，素直に……」

カテゴリー2 〔その人に必要なことを選択し工夫しながら対応する〕

　ここでの概念〈動くと苦しくなる患者さんに, 工夫して最小限の時間でケアをする〉では, 身体を動かすと呼吸苦が強くなる患者に, 看護師同士で息を合わせるなどして, 可能な限り苦痛を与えずに体位交換や清潔ケアをしていたことを表わしています。
「体交も普通/だったら『いちにのさん』ってやるところを,『せーのっ, はいっ』って言って,『はいっ』って元に戻してみたいな。(中略) 1人が拭いてたら, 1人が違うところを, 拭きながら体を支えるみたいな」

　別の概念〈闘病生活をする人と長時間ともにいるので, イライラのはけ口や拠りどころになる〉は, 入院して闘病生活を強いられ, つらい思いをしている患者と長時間かかわる看護師は, 時にはイライラした患者に罵声を浴びさせられて嫌な思いをしたりするが, 患者の状況を汲んだうえでそれを受けとめていたことを表わしています。
「本人もつらいからイライラがこう, のぼってきちゃうみたいで。あと雑な人とかも嫌だったみたいで。テープとかペッて貼られると, 次の日とか (プライマリーの自分が本人のところに) 行くとすごい文句言ってたりとか」

カテゴリー3 〔慣れた場で役割を求められながら走り続ける〕

　ここでの概念〈亡くなったことを悲しむ暇もなく毎日が流れ, 身をすり減らしながら走り続けている〉では, 亡くなった患者に心を寄せる余裕すらなく, ルーチンの仕事をこなすことに精一杯な状況のなかで, 疲れを感じながら忙しく働き続けていることを示しています。
「きのうステルベンが, 1日で3件あって。そういうときとか, もうなんか……夜勤帯で2件亡くなられて, (中略) もう, ちょっと悲しんでる暇もなくエンゼルケアをして, また次……とか」
「もっとその人がどうしたいかっていうのを, もっとサポートできるようなゆっくりした環境があると, ありがたいなと思いますね。(中略) こう, 対『人』っていうよりかは, ルーチンで, 毎日流れで, 何時にこれやってあれやってみたいな感じになって, なんか気持ちっていうよりかは身体で動くだけっていう感じになっちゃってて。それはなんか悲しいな……」

カテゴリー4 〔自分の看護を見つめて, 次の看護を見つけていく〕

　ここでの概念〈患者さんのことをあらためて振り返ったり, 異動や認定看護師をめ

ざすこともできる〉では, 院内の研修をとおして自身の看護を見つめたり, 関心のあることがはっきりとしてきて, 異動や専門分野を学ぶことに向かって行動することができることを示しています。

「私は内科向きだなーと思って。（中略）『私は患者さんとお話してたいな』っていうのもやっぱり思ったので。（中略）やっぱり患者さんとかかわってるのが好きだなと思って」

▌大学病院で働く20代後半の看護師にとっての看護実践

　大学病院で働く20代後半の看護師は,《後悔や疑問のままの死が今でも心に残っている》状態で, 新たな患者・家族と出会い,《どうしようもないその人のつらい気持ちに戸惑い葛藤しながら手を尽くす》ことに力を注いでいました。そこでは,《闘病生活にある人の立場で考え, ときにはふみ込まない》よう気遣い,《知識と枠組みをもち, その患者さんに必要なことを考えて対応》していました。また,《状態の変化に気づきながら工夫して苦しさを最小限に》し,《根拠を説明するだけでなく, 世間話もしながらその人と関係を築いていく》姿がありました。そして,《患者さんや家族にも協力してもらい, 周囲への架け橋とな》り,《その人と一緒に心揺れながら, 信頼され望みを叶える》という過程がありました。

　こうしたことから, 大学病院で働く20代後半の看護師にとっての看護実践とは, 〔心に残る死を忘れず, 目の前の人と一緒に戸惑い葛藤しながら望みを叶える〕ことであり, それには, 〔その人に必要なことを選択し工夫しながら対応する〕ことが示されました。また, 大学病院に入職して5〜9年となる彼ら・彼女らにとっての看護実践は, 〔慣れた場で役割を求められながら走り続ける〕状況にあり, 〔自分の看護を見つめて, 次の看護を見つけていく〕時期にあるという特徴も示されました。

　カテゴリー1〔心に残る死を忘れず, 目の前の人と一緒に戸惑い葛藤しながら望みを叶える〕看護実践には, 亡くなった患者との過去のかかわりから, 現在行っている行為への時間的なつながりがみられました。患者を対象化する看護過程は, その問題解決型思考により, 基本的には現在進行形で, 今解決しなればならない問題に焦点化して用いられるツールといえます。しかし, 今回の研究結果により, 看護実践には, その時の看護診断や看護過程だけでは表現できない時間経過をも含んでいると考えられます。

　私たちには日々,目の前の患者をケアしたらすぐに次の患者へ向かわなくてはならない現状がありますが,看護実践を豊かなものにしていくためには,過去の出来事をたどり,それが現在の実践にどうつながっているのかを考えることにも重要な意味があるのではないかと示唆されました。そして,カテゴリー2〔その人に必要なことを選択し工夫しながら対応する〕看護実践は,自分の行っていることに責任をもつことができるようになっている表われともいえるのではないでしょうか。

　カテゴリー1の看護実践は,患者・家族らとかかわるなかでの看護師の個人的な感情が多分に含まれおり,一見わかりにくいものでもあります。それと比較すると,カテゴリー2は,比較的前者の看護実践よりも,行為としてわかりやすいのではないかと考えます。このことから,カテゴリー2〔その人に必要なことを選択し工夫しながら対応する〕という行為を手がかりに実践を語ったり,書くことは,普段は見えにくいカテゴリー1の看護実践が見え,他者とも共有することへの助けになるのかもしれません。

▎自然な看取りを支える,今の私

　研究を経て研究協力者1人ひとりが,20代後半を生きる看護師として,患者・家族とのかかわりに戸惑い,葛藤し,喜びを感じていることがわかりました。私自身もその当時,患者・家族らの戸惑いや苦しみを目の当たりにして,同じような思いを抱えていました。30代後半にさしかかった今は,学生時代から関心のあった"自然な看取り"を支える訪問看護の道に進み,患者・家族らの感情や思いに焦点をあてながら働きかけることを心がけています。

　末期がんの状態で入院している患者さんが家に帰るとき,医療は病院から在宅にバトンタッチされます。訪問診療,訪問看護の導入にあたっては,患者・家族らがどんなことを考え,どんな思いで退院してきたのか,そして今,どんな苦しみや不安,喜びや安心があるのか,そのなかでその人を支えてきたものは何だったのか……,過去から現在,未来に向けて時間をかけて話を聴いていきます。

　今も私自身の不安やゆらぎはありますが,私自身がそれを認識し,言語化してこそ,自身だけでなく看護チームとしても患者・家族に寄り添えるのだと思うようになりました。遠藤は,「ナースは,クライエントや家族に対しても自分に対しても敏感になり,両者による新しいリズムが生まれるまで,相手のリズムに添ってダンスを踊るのであ

る。それは，相手の音とリズムを聴きながら自分の音とリズムで応える合奏にたとえることができる」[7]と述べています。私は今ようやく，患者・家族らのこれまでのやり方や思いなどの"音とリズム"に合わせる感覚が意識化されるようになりました。

　看護実践は，1人ひとりの思いを聴き，患者・家族ら個々の音色に耳を澄ませ，自分がどんな音やリズムで合わせ，それが相手にどんなふうに聴こえているかを，慎重に確かめながら進める作業だと思います。そして，それぞれが互いの音色をわかり，安心や心地よさを感じることができたとき，たとえ患者さんは亡くなったとしても，自分の意志で，自身や家族のためにいることができたという喜びを感じられるのではないでしょうか。

　看護師1人ひとりが，看護そのものに魅力を感じながら豊かな看護を実践し，働き続けるためには，看護師自身の感情や思いにも耳を澄ませていくことが重要だと思います。年代やキャリアをふまえ，看護師が実践を語り，聴いてもらえるような場をつくること，そして自身の音色に気づいていくことが，豊かな看護を提供していくために必要であり，また，看護師自身も満足感をもって働き続けることにつながるのではないかと考えています。

※この文章は『看護教育』の連載「すべって，転んで，立ち上がるために──看護職生涯発達学から」(2017年6月号掲載)の内容を加筆修正したものです。

文献
1) 小山田恭子：我が国の中堅看護師の特性と能力開発手法に関する文献検討. 日本看護管理学会誌，13(2)，73-80，2009.
2) E. H.シャイン著，二村敏子，三善勝代訳：キャリアダイナミクス──キャリアとは，生涯を通しての人間の生き方・表現である.. 白桃書房，1991.
3) 日本看護協会：看護にかかわる主要な用語の解説──概念的定義・歴史的変遷・社会的文脈. 2007.
　http://www.nurse.or.jp/home/publication/pdf/guideline/yougokaisetu.pdf　2019/07/10 accessed
4) 木下康人：グラウンデッド・セオリー・アプローチの実践──質的研究の誘い. 弘文堂，2003.
5) 川島みどり：いま，病院看護を問う──看護の時代1. 勁草書房，1997.
6) E. ウィーデンバック著，外口玉子，池田明子訳：臨床看護の本質──患者援助の技術　改訂第二版. p. 80，現代社，1984.
7) 遠藤惠美子：希望としてのがん看護──マーガレット・ニューマン"健康の理論"がひらくもの. 医学書院，2001.

認定看護師の熟達した看護実践を
ともに働く看護師たちに示すということ

山口紀子　東京女子医科大学看護学部 (入学時経験年数 16 年)

▎手術室看護師としての疑問

　私は大学院を修了後, 東京女子医科大学看護学部に所属し, 学部教育のほか, 認定看護師教育センターで手術看護分野の認定看護師教育を担当しています。

　私と手術看護との関係は長く, 看護短大を卒業してから教員になるまでの間, 20年近く大学病院の手術室で働いていました。基礎教育では手術室について詳しく学習することもなく, 手術看護のことは何も知らない状態で配属されましたが, 先輩看護師に教わりながら覚えた器械だし看護, 外回り看護を知れば知るほど, 私はその専門性と奥深さに, どんどん手術看護の「虜」になっていきました。

　手術室では, 毎日違う患者さんを受け持ちます。日によっては, 1日に何人もの患者さんを受け持つこともあります。そして, 全身麻酔で手術を受ける患者さんであれば,「会話」をする時間もほとんどありません。そのような短時間の患者さんとのかかわりのなかで, 手術に対する思いを聞き, 自分は看護師として何ができるかを考え, 実践することは, 難しくもある反面とてもやりがいを感じられるものでした。

　そのように経験を積む日々ではあったものの, 基礎教育で手術看護についてほとんど学ぶ機会がなく, 先輩からの指導と自己学習だけで知識と技術を積んできた私は, やがて手術室看護師として「私のやっていることは間違っていないか」という思いを抱くようになりました。ちょうどそのころ, 東京女子医科大学看護学部に認定看護師教育センターが設置され, より患者さんに近い実践のエキスパートになるべく, 私は手術看護認定看護師の資格を取得しました。看護短大時代の私は, 何よりもアルバイトを優先し, 出席日数はギリギリ, テストの結果も悪いという絵に描いたような不真面目な学生でした。しかし, 社会人になってからの学びの機会は, 私に大きな刺激を与えてくれました。ともに学ぶ学生の存在だけでなく, 新しい知識を得たり, 曖昧だったことがクリアになるという感覚は, 何ものにも代えがたい喜びでした。そし

て, この「学ぶことが楽しい」と思えた感覚は, その後の私の進む道に大きな影響を
与えています。

▋認定看護師である自分を内面化する

　認定看護師になったばかりのころは, 自分が認定看護師であるということに馴染ん
でいないにもかかわらず, 雑誌の執筆依頼や, 勉強会の企画, 研修の講師などの「認
定看護師である私」に来る仕事が増えました。それだけでなく, 現場でも直接的な患
者さんの受け持ちよりも指導的役割やリーダー役割などが増え, 私が想像していた
"患者さんに近い実践のエキスパートである認定看護師" の姿とは少し離れていると
感じるようになりました。

　また, 認定看護師は5年ごとに日本看護協会が行う更新審査を受けなければなり
ません。更新審査では, 5年間にどのような実践をしたのかを記述し, 学会参加や論
文執筆などの自己研鑽ポイントを貯めることが求められます。そのため, 資格取得直
後から5年後の更新に向けて, 実績を残さなければいけない, 自己研鑽ポイントを貯
めなければならない, そんな焦るような気持ちもありました。

　当時, 認定看護師が行う看護実践はその資格を活かした特別な実践であるはずと
思っていた私は, 患者さんを受け持ちながら, 認定看護師としての成果を示さなけれ
ばといつも焦っていたように思います。極端にいえば, 認定看護師として活動してい
る自分と, 看護師として働いている自分がいて, 認定看護師としての役割を発揮して
いる自分は, 普段働いている自分とは違う部分で働いているという感覚でした。

　そのように認定看護師としての自分に整理がつかないまま, 無我夢中で5年間実
践し, 更新審査の合格通知を受け取ったとき, 自分の活動が認められたような気がし
てほっとしたのと同時に, 自分のなかで, 「認定看護師である私」と, 「看護師である私」
を区別せず受け入れることができるようになりました。考えてみると, まわりから見れ
ば私が実践することに認定看護師とか, 看護師という区別があるわけはないのです
が, 認定看護師という新たな役割を得たときに, 私にとっては「認定看護師である私」
を内面化し, その役割を引き受けるまでに, 5年間という更新審査を受けるくらいの
期間が必要だったのだと思います。また, 更新審査を受けることにより, 他者から自
分の実績を認められたということも, とても大きな意味をもつものでした。

　認定看護師であっても, 管理職に昇格したり, 組織横断的な活動を主とする部署

に配属されて, 直接的な患者さんのケアから少し距離を置くことになる場合もあります。また, 認定看護師のケアが診療報酬に結びつき, 自分の活動がそのまま成果となることもあります。私は管理職になることは選ばず, ずっと手術室でスタッフナースとして働き続けていました。手術看護認定看護師は直接的に診療報酬加算が得られる分野ではありませんでした。それでも, 日々患者さんを受け持ってケアを行うとき, 自分が認定看護師として学んで経験した知識や技術がそのケアに役立っているのだと思っていました。

更新審査後に感じた疑問が研究テーマに

そんなとき, 院内の認定看護師や専門看護師の集まる会議で,「スタッフとして勤務して受け持ち患者さんとかいたら, なかなか認定としての仕事なんてできないよね」という声を聞きました。私にとっては, 受け持ち患者さんがいたらできない? 認定としての仕事が……?と, 疑問が膨らんだ瞬間でした。日常的に他のスタッフと同じようにやっているケアだって, 認定看護師がやれば認定看護師の看護実践じゃないのか……? フツフツと湧くその疑問に, しばらく悶々としながら仕事をしていました。通信教育で学士を取得していた私は, そんな疑問を抱えたまま大学院に入学し,「初回認定看護師資格を更新した認定看護師の看護実践」というテーマで修士論文に取り組みました。これは, 私自身が認定看護師の更新審査後に同僚たちの会話から感じた前述の疑問がそのままテーマになっています。

そこでこの研究では, 私と同じように更新審査を終えてからも管理職になったりすることなく, 部署のなかで他の看護師と同じように患者さんのケアをする認定看護師たちの話を聞き, まとめていきました。

学びによる変化

研究協力者の語りからは, 日常的なケアのなかで,「認定教育課程で学んだプロの視点を駆使して直接的に患者さんや家族にかかわる看護実践」「一緒に働く人たちに任せながらも気にかけて周囲の人を巻き込みながら患者さんや家族に働きかける看護実践」「認定看護師である自分を意識しながら, その部署に看護が根づくようにみんなの力を借りてやり続ける看護実践」をみることができました。

　なかでも特に印象的だったのは，ある研究協力者が話してくれた「(認定教育機関から)戻って患者さんと話してみると，行く前とは違うんですよ。たぶん，どの人も感じるはずなんです。すごいカリキュラムなんだなって。もうすごいなって。なんかすごい，よくわからないけど違う。その当時，みんなで言っていたのを覚えています」という言葉でした。この言葉の通り，教育機関での学びは，認定看護師にとっても大きな変化を自覚するものとなります。

　認定看護師になるためには，最低5年以上の看護師経験が必要です。認定教育機関ではそれまでの経験のなかで自分が実践してきたことを詳しく掘り下げ，さらに体系的に知識や技術を身につけていきます。また，その際には実践に直結することだけでなく，その認定看護分野にかかわる患者さんをみるうえで必要な理論や知識についても強化されることで，認定看護師となってからの看護実践がそれまでと比較して理論によって裏づけられたものとなり，確信をもった看護実践が行えるようになるのだと思われます。

　研究協力者たちは，たとえば，新生児集中ケア認定看護師であれば「愛着形成」や「ファミリーケア」，救急看護認定看護師であれば「マズローの生理的欲求」など，認定看護師として活動するなかで，自分の認定看護分野に関連するさまざまな理論と関連づけて患者さんのケアを行っており，さらにそれは認定教育機関での学習により強化されたものであると話してくれました。まさに「認定教育課程で学んだプロの視点」が，認定看護師の看護実践の基盤となり，認定看護師に根づいていることがわかりました。

看護師指導をとおして患者をみる

　また，「(部署にいる看護師の)背景はいろいろですけど，経験を積んだ看護師はできますよね，だからそういう人に関しては，どっかいらない前置きがあって，『"たぶん，わかっているかもしれないけど"，こういうことが注意点だから』みたいな(笑)。あとはどうですかね，あと入院にあげるってなれば，一式の検査が終わっているかとか，手術だったら『血型クロス取ってる？』とか，『輸血の申し込み終わり？』とか，その患者さんに必要なことがなされているかということですかね」など，同僚に患者さんのケアを任せながらも，その同僚を気にかけ，必要であれば介入するような看護実践がありました。

これは，一見すると看護師を指導している姿にみえますが，スタッフと一緒にやったり，誘導したり，気にかけたりしているのは，患者さんに必要なことがなされているか，つまり患者さんに看護が行き届いているかを確認するためでした。研究協力者が話した部署で働く看護師とのやり取りにおいては，ただ看護師ができている，できていないということに注目するのではなく，その看護師をとおして患者さんにどのような看護が提供されているかをみているということであり，そこには認定看護師が看護師を巻き込みながら，指導をとおして患者さんをみる看護実践があるのだと思われます。

同僚とともに悩み，考えて進む

そして，この研究では更新審査を終えた研究協力者たちということもあり，「（認定看護師になったばかりのころは）やらねばならない。勉強してきたことを全部こうばーっと撒き散らさなきゃくらいの感じだったんですけど（笑）。そんなにすぐ変わらないっていう現実もみえる（笑）。1回目の更新過ぎたら急にすごい落ち着き出してきましたよね（笑）」「最近は私がどうにかしてやろうではなくて，一緒にやりましょう。私だってわからないことたくさんあるし，できないことたくさんあるし，やったことないことはわからないし，だから，一緒にやってよいもの見つけていけたらいいんじゃないかなって。特別，認定だからとかはね，思わなくなりました」など，更新審査を終えたことで落ち着いたと話す人もいました。

認定看護師になったばかりのころは，自分を中心に自分が何をやるべきか，どうやって周囲を変えていくかに焦点が当たっているものの，活動を続けるなかで迷ったり悩んだりすることもあり，更新審査を終えたことで，その勢いも気持ちも落ち着くのかもしれません。更新審査までの活動のなかで，1人でやれることの限界を感じたり，自分にもまだわからないことがあるということを自覚することにより，部署のなかに溶け込みながら同僚と一緒に悩み，考えて進んでいく看護実践もあるのではないかと思われます。

活動範囲は部署，看護部，院内，地域へと広がって

認定看護師教育は，1995年に開始され20年以上が経過しています。開始当初は2分野2教育課程のみでの開講で，認定看護師の存在は珍しいものでした。初期の認

定看護師たちは，看護の専門化の先駆け的な存在であり，所属する施設のみならず，日本の看護界を牽引する存在として重要な役割を果たしてきたと考えられます。

　現在では教育機関も認定分野も増え，ここ数年は認定看護師が毎年約2000人ずつ増加し，2019年現在合計21分野，2万人を超える認定看護師が活動しています。認定看護師が何をする人なのか，看護の質の向上にどのような形で寄与するのかが明確でなかった時代を経て，この20年の経過のなかで認定看護師はその役割も周知され，認知度も高まってきています。

　私の研究では，更新審査を終えた認定看護師のなかでも，部署のなかで他の看護師と同じように働く人を研究協力者としました。認定看護分野によっては，たとえば，感染管理認定看護師が感染管理室の専従看護師として勤務することもあれば，師長，副看護部長などの管理役割を兼務する認定看護師も存在します[1]。認定看護師は，資格があるからこその部署に配置されたり，その資格を活かした活動を期待されることが多いのかもしれません。しかし，1万8000人以上の認定看護師の働き方は多様であり，この研究からは認定看護師の有り様の1つとして，部署のなかで他の看護師に溶け込み，さまざまな方策を取りながら患者に看護を提供するという認定看護師の看護実践をみることができました。

　ベナーは，看護師の臨床技能を「ノビス（学生）」「新人」「一人前」「中堅」「達人（エキスパート）」の5段階に分けた熟達度について論じています[2]。そのなかで一人前から中堅になるためには，熟達者とともに働くことが必要とされています。私の研究からみる認定看護師の看護実践は，日常の活動のなかにもその知識と技術と経験が活かされたものでした。認定看護師は部署の活動だけにとどまらず，看護部，院内，地域へと活動の範囲も広がっています。しかし，研究のなかで示唆されたように，認定看護師は【必要な患者さんのために，認定で学んだものを駆使してかかわる人たちと一緒に試行錯誤しながらやり続ける】ことをしており，認定看護師がもつ熟達した看護実践を一緒に働く看護師たちに示すことは，看護の質の向上だけでなく，看護師のキャリア支援にもつながるのではないかと考えます。

文献
1) 山口紀子：初回認定看護師資格を更新した認定看護師の看護実践. 東京女子医科大学大学院看護学研究科修士論文, 2014.
2) P. ベナー著, 井部俊子訳：ベナー 看護論　新訳版——初心者から達人へ. 医学書院, 2005.

印象に残る看護場面にみられる臨床判断と看護管理

友岡道子　大森赤十字病院（入学時経験年数24年）

▍看護実践と看護管理

　私は，看護職として就職して27年，ずっと同じ医療機関に勤務し，複数の病棟や外来などの異動を経験しています。10年目に主任となり，その後，2回の育児休暇を経て大学院へ進学し，2年前に看護職生涯発達学の修士課程を修了しました。現在は，内科系病棟の主任をしています。

　私が修士論文の研究対象としたのは，印象に残る看護場面について記載された事例レポートでした。このような事例レポートからは，記載者である看護職の臨床判断が抽出されることが，1987年に行われた佐藤紀子先生の研究[1]で明らかになっていました。そこで，事例レポートに記載された印象に残る看護場面にみられる臨床判断の内容を，看護管理との関連において説明したいという目的で研究に取り組みました[2]。

　このような研究目的となったのは，研究テーマを決めるもっと以前からの私個人の疑問と，文献検討などから，ある問いが生まれたからでした。「看護管理とはどの看護師も看護の過程として実践していることなのに，看護管理は看護管理者だけが行う仕事だと勘違いされているのではないか。それは違うはず。そうではないことを明らかにしたい」というものが研究動機となっていきました。

　そういう私も臨床にいた当初は，看護管理とは主に看護師長や看護部長が行う業務を指すものと考えていました。主任として勤務していた当時も，勤務中にいわゆる管理業務を行うときと看護業務を行うときとがあり，それらは別の業務であるという感覚をもっていました。たとえば，心電図の送信機や吸入器が破損し不足したときの物品管理，トラブルがある同室患者間の状況改善のための対応やベッド移動を含む調整，スタッフの急な体調不良による勤務計画の変更や労務管理などの業務について，師長代行として行うことには異論はないのですが，患者の受け持ち看護師として

チームメンバーの一員であるときや，さらに時間が限られている夜勤メンバーのとき
に求められると，「異なる業務の両方を同時にはこなせない！」と苛立ったり，ストレ
スに感じてしまうことがありました。

▍自分自身を深く掘り下げていく

　一方，当時の私は主任として，安全で質の高い看護が継続でき円滑に業務が進む
ように，業務改善やスタッフの育成をしながら，よりよい看護が提供できるようにす
ることばかりを気にかけていました。しかし，スタッフからは勤務時間などの不満の
訴えが聞かれるだけで，患者へこんなふうにかかわりたいという前向きな看護の話は
語られず，上司やスタッフ同士の関係もあまりよくない状況でした。

　このように問題は山積しているのに，主任としてうまく調整ができず，自分自身に
不甲斐なさを感じていました。さらに，ライフイベントや職場環境の変化など，さまざ
まな要因も重なり，40歳を過ぎたころから心が折れたような状態になってしまいまし
た。

　そのため，新人のころから考えていた，いつか看護職の相談役になれるような仕事
をしたいということを名目に，休職して看護職生涯発達学を学ぶという希望を出しまし
た。しかし本当は，他の看護師を支援するのではなく，自分自身を助けてほしいとい
うのが本音だったのだと思います。また，現場を離れて，自分自身や看護を見つめ
直す機会にしたいという意味でも進学が必要だったのです。

　しかし，大学院では，それまで感じていた漠然とした苦悩を研究の問いとして，自
分自身を掘り下げていく過程こそが，最もつらい苦悩の時間となっていきました。特
に，授業のなかで，最近の自分自身の印象に残った看護場面について何度も尋ねら
れたことには恐怖すら感じました。私はそれに対して，何も語ることができなかった
のです。昔の場面ばかりが思い出され，最近の自分の看護場面はまったく思い浮かば
なかったのです。私は看護をしていなかったのか……と，愕然としました。

　さらに，主任になってからの期間がなる前よりも長くなっており，その現状を振り
返ると，スタッフの看護実践の支援ばかりに着目し，主任でもある看護師としての自
分の看護実践をおざなりにしていた私は，ダメな主任だったんだ，と思い至りました。
より正確に言うと，それに気づいていたけれど，認めたくなかったという思いをよう
やく受け入れることができたのでした。それらの自己を否定する言葉を人にも話せる

ようになってから，私自身が変わり始めたように思います。

　同時に，この研究をすることで，看護職としての自分，ひいては私の人生そのものが変わるかもしれないという思いが湧いてきて，研究を進めていきたいという原動力になっていきました。

▌印象に残る看護場面の事例レポートから研究

　研究計画書の作成にあたり，看護管理とは看護管理者だけの仕事なのか，という研究疑問について文献検討をしていきました。すると，看護管理のテキストの基本的な考え方を示すギリース[3]や，日本看護協会の業務指針[4]に，看護管理とは「看護スタッフが行う仕事の過程」と明示されていました。たとえば，看護師が身体の清潔を保つことができない状況の患者さんに洗髪をしようとするとき，自分でどのような方法や時間が患者さんにとって適切かを判断して，他の患者さんへのケアをチームメンバーと調整をし，場所の確保や物品の準備をする。こうした看護師の仕事の過程そのものが看護管理なのです。

　そこで，印象に残る看護場面として事例レポートに記載されている臨床判断の内容を，看護師の仕事の過程と関連づけられれば，看護管理は看護管理者だけの仕事を指すのではないことを説明できるのではないかと考えました。

　研究計画書を質的記述的研究デザインとして作成し，倫理審査へ提出し承認を得た後，研究を開始しました。研究対象は，認定看護管理者教育課程ファーストレベルの授業で使用された事例レポートを提供していただくことにしました。主催している教育機関の同意を得た後，受講者に事例レポートの提供をお願いし，43件の事例レポートを研究対象とさせていただくことができました。

　そして，事例レポートを初めて読んだとき，その内容のすごさに率直に感動しました。当時は，どうすごいのか，どのように感動しているのかを言葉にすることはできませんでしたが，胸の辺りを中心にして全身が熱くなるような感覚を得たように思いました。また，言葉にできないけれど，「とても大切な何かが確かにある」と直観的に感じ，この何かを分析して言葉にしたいと思いました。

　事例レポートを読んだときの感覚を共有したいので，事例レポートの一部を紹介します。実際の事例レポートは，記載者により文章の長さも描写の詳しさなどの表現も多様でした。ここでは，個人が特定されるような表現を除外しつつ，意味内容が損な

われないように留意し加筆・修正しています。

・キーパーソンである患者の息子の妻に「近況からみて患者の余命は限られる」ことを伝えると，妻は，「退院させようかな」「食べられない人を連れて帰るのは間違っているかな」と泣き始め，私も泣きながら互いに話し続けた。

・カンファレンスで看護チームのみんなの意見も聞き，呼吸器装着中の抑制は必要という結果に至ったが，フィジカルアセスメントもしながら，私が受け持っている時間は抑制をせずにナースコールを握ってもらうと，その後も抑制せずに対応することができた。

・病院では常時体幹と両手を抑制されていた患者が介護施設へ仮入所で来られ，ベッド上で起き上がり大声で意味不明な言葉を話すため，スタッフ間に不安から入所は無理ではないかという声が聞かれたが，スタッフとともに1つひとつの行動を観察し対応の仕方を工夫して統一すると，ミトン以外の抑制が必要なくなり，これならなんとか対応できるという言葉が聞かれた。

・患者から「ほっといてください」と言われたので，今後もそっとしておくようにとカンファレンスで話し合われていたが，本当は違うんじゃないかと引っ掛かりを感じていた。ある深夜，ホールで1人座っていた患者の隣に腰を下ろして黙っていると，患者はポツリポツリと自分の気持ちを話し，「少し楽になるんだね」と笑った。

▎看護師の臨床判断の構成要素をもとに分析

このように，事例レポートには，多様な看護場面が記載されていたため，それぞれの状況を理解できるまで，何度もくり返し読み込みました。そして，佐藤先生による先行研究の看護師の臨床判断の5つの構成要素をもとに分析を進めていきました。

1998年に出版された『変革期の婦長学』[5]では，看護師の臨床判断は【知識】【状況の把握】【行為】【行為の結果】【満足感】の5つの構成要素から成り立っていると説明されています。【行為】が核となる要素で，【知識】と【状況の把握】は行為を決定する要素，【行為の結果】と【満足感】は行為を価値づける要素となっています。しかし，この研究の分析過程では，一体どれが行為なのかというところから検討することになりました。各構成要素を抽出する過程でも，何度も事例レポートを読み込んでいきました。

　その結果,【知識】は他の構成要素に埋め込まれているため,【知識】として単独で抽出することは困難であることがわかり,【満足感】は【行為の結果】に埋め込まれているか記載されていないため, やはり分けて抽出することが困難であるとわかりました。さらに, 分析の過程で, 他のどの構成要素でも表現しにくく, かつ重要だと考えられる記載が浮き立ってきました。それを【"私"の在り方】と命名し, 新たな構成要素として加えることにしました。

　したがって, この研究の事例レポートにみられる看護師の臨床判断の構成要素として,【状況の把握】【行為】【行為の結果】【"私"の在り方】の4つが示されることになりました。その4つの構成要素を看護師の仕事の過程である看護管理と照らし合わせ, その関連について説明します。

　【状況の把握】では, いくつかの状況を組み合わせて全体として把握されていましたが, すべての事例レポートに患者の記載がみられることから, 患者を中心に焦点をあてていることが見いだされました。

　【行為】では, 患者-看護師関係を基盤とした相互行為を始める最初のはたらきかけである,「聴く」「聴くこと」を前提とした, からだにはたらきかける, 他職種へ伝えるという行為を, 看護師1人が行うだけでなく複数で協働したり, 数時間から長期間かけて行われていることが見いだされました。

　【行為の結果】では, 患者だけでなく家族のニードも充足したかどうかを, 行為をしたその時だけでなくその後まで継続的に見続けていること, また, 行為の結果が他の看護師へ影響を与えていることから看護がチームで行われていることが見いだされました。

　そして,【"私"の在り方】では, 看護師としての"私"の信念や立場からなるその人の在り方そのものが, 臨床判断のすべての構成要素の基盤となっているということが見いだされました。

私の印象に残った看護場面

　研究を終えて大学院を修了し, 私は2年ぶりに現場に復職しました。久々の病棟配属では, 以前と同じ医療機関にいるとは思えないくらい新鮮な感覚を体験しました。復職当初は8年ぶりに病棟夜勤を担当するなど, 自分のことだけで精一杯でしたが, 徐々に臨床でくり広げられている看護のなかにある臨床判断と看護管理との関連性

がみえるようになってきました。とりわけ,【"私"の在り方】が,看護師の仕事の過程である看護管理の基盤にあるということが際立って感じられるようになりました。

先日,私自身が印象に残った看護場面について,話をする機会がありました。そこで紹介したのは患者さんを看取る場面で,その場にいたのは受け持ち看護師,当日のリーダー看護師,エンゼルケアを支援したベテラン看護師,主任看護師である私でした。それは,詳細に言葉を交わさなくてもお互いの想いが伝わり,連携しながら患者さんとご家族へのかかわりが粛々と進められていると感じられた場面でした。そして,言葉はなくとも,それぞれの看護師の臨床判断があり,それぞれの看護師としての私の在り方があり,かつ,それらが互いに共鳴しながら行われた看護師の仕事の過程であったと思います。

文献
1) 佐藤紀子:看護婦の臨床判断の「構成要素と段階」と院内教育への提言. 看護, 41 (4), 127-143, 1989.
2) 友岡道子:看護管理に対する看護職の認識――看護管理教育の変遷による影響. 東京女子医科大学看護学会誌, 11 (1), 31-36, 2016.
3) Dee Ann Gillies 著, 矢野正子監修:看護管理――システムアプローチ. 医学書院サウンダース, 1986.
4) 日本看護協会看護婦職能委員会編:看護婦業務指針. 日本看護協会出版会, 89, 1995.
5) 佐藤紀子:変革期の婦長学. 医学書院, pp. 105-138, 1998.

▶ ▶ ▷ •• **解説**

看護実践のなかの2つの「知」を編み直す

▶ ▶ ▷ 日常の実践のなかに埋め込まれた「臨床の『知』」

　水谷桂子さん, 山口紀子さん, 友岡道子さんの論文に共通しているのは, 看護師たちが日常的な実践について, 改めて言語化することをとおして得られた知見が成果になっている点である。看護師の「臨床の『知』」は, 実践のなかに埋め込まれているがゆえに, 意識して記憶のなかから取り出してみないと見えてこない。

　水谷さんは「1人ひとりが看護そのものに魅力を感じながら働き続けるために」, 山口さんは「認定看護師の熟達した看護実践をともに働く看護師たちに示すということ」, 友岡さんは「印象に残る看護場面にみられる臨床判断と看護管理」というテーマであった。水谷さんと山口さんは看護師を研究協力者としたインタビューの逐語録, 友岡さんは看護師が記述した事例をデータとしている。

　水谷さんの研究は, 20代後半の看護師の看護実践に焦点を当てている。水谷さん自身が述べている,「看護師が患者・家族らを, 自分自身とは切り離して対象化してとらえ, その問題点に介入する看護実践もありますが, 一方で, 患者・家族らとかかわるなかで, 看護師自身も生きることや死ぬことの意味を自分に問いかけながらその人を理解し, 働きかける看護実践もあり, 実際にはそれらが混ざり合った実践をしている」ことについて, ていねいに考えてみよう。

　実際には, 看護実践という言葉の定義も1つではないのだが, 水谷さんはいくつかの文献を検討した結果, 日本看護協会の「看護実践とは, 看護職が対象に働きかける行為であり, 看護業務の主要な部分を成すものをいう」[1] という定義に着目している。看護師はときに「業務中心になっていて看護ができていない」と嘆くことがあるが, 実は業務のなかに実践が在り, 看護師は対象に働きかける行為を日常的に実践している。これに気づくことも, いった

▶▶▶ ●●●

ん立ち止まって実践について考える機会をもつことで可能になるのではないだろうか。

　「対象に働きかける」とは能動的な行為である。それと同時に，身体をもつ患者にかかわる自分もまた身体をもつ存在であり，相手に働きかけるときには否応なく相手から見られ影響を受けざるを得ないという受動的な存在でもある。そうであるならば，患者を自分自身と切り離し対象化することは実際には不可能であり，切り離すことで関係性が断ち切られるという側面があることも自覚しなければならない。

　山口さんの研究は，認定看護師資格をもつ看護師が，資格取得後5年目に受ける更新試験を受審した後の看護実践を記述している。山口さん自身が「私のやっていることは間違っていないか」と考え，手術看護の認定看護師資格を得たこと，認定看護師になり「認定看護師が行う看護実践は，その資格を活かした特別な実践であるはず」と思い葛藤したこと，5年後の初回更新を終えて，「スタッフとして勤務して受け持ち患者さんとかいたら，なかなか認定としての仕事なんてできないよね」という声を聞いて疑問に感じたことなどが大学院進学への動機になっていた。研究をとおして，初回認定更新を受けた認定看護師たちは，日常的なケアのなかで，「認定教育課程で学んだプロの視点を駆使して直接的に患者さんや家族にかかわる看護実践」「一緒に働く人たちに任せながらも気にかけて周囲の人を巻き込みながら患者さんや家族に働きかける看護実践」「認定看護師である自分を意識しながら，その部署に看護が根づくようにみんなの力を借りてやり続ける看護実践」をしていることが示唆されている。

　友岡さんの研究は，認定看護管理者教育課程ファーストレベルに参加している看護師が書いた事例を分析している。友岡さん自身が，20年にわたる看護師としての歩みの途上にあり，そのなかで「看護実践」と「看護管理」を分けて考えていたことでの苦しさを経験していたことが，この研究への取り組みになったこと，この研究に取り組む過程で文献検索し，「臨床における看護管理の定義とは，患者や家族に，看護ケア，治療への助力，安楽を与えるために看護スタッフが行う仕事の過程」[2]であることを知ったこと，研究をとお

して「管理」と「看護」は分けることはできないものであり，実践のなかに管理の側面が埋め込まれているのではないだろうかとしてとらえ直されたことが示されている。

　私は 2007 年に出版した「看護師の臨床の『知』——看護職生涯発達学の視点から」[3]のなかで，「科学的知識と臨床の知」について述べている。看護師は基礎教育で学ぶなかで，多くの理論的知識を学ぶ。看護学の知識は実践から生み出されていくので，当然のことながら理論は現実を説明しており，実習での経験をとおして多くの理論は説得力をもって学生に理解されていく。

　たとえば，「ストレスとコーピング（対処行動）」を学んだ学生は，周術期の患者の受け持ち実習をすると，手術前日，術直後，術後 1 日目，2 日目……，と変化する患者の様子を見て，手術前の不安で落ち着かない様子，術直後の痛みがあり清明ではない意識状態のなかでも深呼吸をしようと努力する様子，覚悟を決めて行われる初回歩行への向き合い方，食事が始まったときの喜びの様子などから，実習を終えるころになって遡る形で患者のコーピングを具体的なものとして理解していく。自分が何を行うことが看護実践なのかを模索しながら，傍にいて声をかけたり術前の呼吸練習をしたり，初回歩行に同行することをしなければ，この回復過程を体感することはできない。

　このことは，看護実践における「科学の知」と「臨床の知」の連関を考えるときに見逃してはならないことである。すなわち，科学の知のみでは看護実践は成立しないこと，理論知を用いながらも患者との相互行為のなかで看護実践が成立することが不可欠であるということであろう。もう少し整理しておこう。

▶▶▶ 中村雄二郎における「知」

　「科学的知識（科学の知）」は 20 世紀の科学万能ともいえる時代に，自然科学のなかで重視されてきた「知」である。哲学者の中村雄二郎によって，この「科学的知識」のアンチテーゼ（哲学用語で「特定の肯定的主張に対立して定立された特定の否定的主張」）[4]として主張されているのが，「臨床の知」[5]で

▶ ▶ ▶ ••

ある。

　知識とは何であろうか。広辞苑によれば、「知識とは狭義では客観的妥当性を要求されるものではあるが、広義では直観や経験を含む概念であること」とされている。自然科学を中心として発展してきた近代科学においては、「普遍性」「論理性」「客観性」が重視され、直観や経験から得られた知見は科学からは排除される傾向があった。ここでは中村の考えを中心に、この2つの「知（知識）」について概要を述べる。

　中村によると、「科学的知識」は、「普遍性」「論理性」「客観性」で特徴づけられる。「普遍性とは、例外なくいつでもどこでも妥当する」とする考え方であり、「論理性とは、主張するところがきわめて明快に首尾一貫していること」であり、「客観性とは、あることが誰でもが認めざるを得ない明白な事実としてそこに存在している」ということである[4]。

　これに対して「臨床の知」は、「コスモロジー（宇宙論的考え方）」「シンボリズム（象徴表現の考え方）」「パフォーマンス（身体的行為重視の考え方）」の知として特徴づけられる。コスモロジーの知とは、場によって知は変わるということであり、地球上では物は落下するが、宇宙では浮き上がってしまうという事実によって説明できる。また、シンボリズムの知は、「死にたい」と言っている人は「生きたい」と言っているという、言葉のもつ一見矛盾するような多義的な意味合いを指している。そしてパフォーマンスの知は、人は能動的な振る舞いのみで生きているのではなく、他者から見られているという受動性をより強くもっていることを指している。つまり、「臨床の知」では、1人ひとり違うということ、病気の意味は人生とともに紡がれ、編まれていくということ、そこには人間同士の関係性が在るということとして理解できる[4]。

　水谷さんの研究結果から見いだされた、20代後半の看護師の看護実践は、〔心に残る死を忘れず、目の前の人と一緒に戸惑い葛藤しながら望みをかなえる〕〔その人に必要なことを選択し工夫しながら対応する〕〔慣れた場で役割を求められながら走り続ける〕〔自分の看護を見つめて次の看護をみつけていく〕という4つのカテゴリーで示された。そのことを考えると、「臨床の

知」は,「科学的知識」のアンチテーゼではなく,対立するといわれている2つの知が融合され具体的な行為として具現化されていることがわかる。

　山口さんの研究成果が示していることもまた,「科学の知」と「臨床の知」の視点から読み解くことができる。看護は実践の科学といわれてきた歴史がある。理論知をもっていても使わなければ看護実践にはならない。認定看護師になるためには,5年以上の臨床経験を必要とする。臨床で経験を積んでいると,山口さんのように「私のやっていることは間違っていないか」という問いに出会うことがある。その疑問に認定看護師教育は応えているのだろう。認定看護師たちは,認定看護師教育機関での学びが今の自分を形成していると述べている。そして,患者さんとかかわること,周囲の人を巻き込みながら,みんなの力を借りてやり続ける実践をしているという研究結果が導き出された。「科学の知」に象徴される,普遍的な知識を用いて,対象を客観的に見つめ,評価する態度ではこの実践は成立しない。人との関係性のなかで,互いに影響を与えながら,みんなの力を合わせることで実践が成立していることが示されている。そして私も長年にわたって関与してきた認定看護師の教育は,学ぶ側の「知りたい」「学びたい」「わかりたい」という熱意が教育する側に影響し,看護師たちのその後の仕事への向かい方を問い直す分厚い教育になっていたと痛感している。

　友岡さんの研究成果では,1998年の私の研究で見いだされた,臨床判断の5つの構成要素の中の【知識】がほかの構成要素に組み入れられていること,【満足感】は【行為の結果】に入り込んでいること,そして新たに【"私"の在り方】という構成要素が追加されている。【"私"の在り方】という臨床判断の構成要素は,看護が科学の知だけでは成立しないこと,"私"が看護実践の核であることを示している。つまり,科学的な見方というのは,"私"を限りなく小さな点のような存在にして相手を見ることであるのに反して,【"私"の在り方】が等身大の姿として見いだされたということになる。

　レポートを読んだ友岡さんが,「その内容のすごさに率直に感動しました。当時は,どうすごいのか,どのように感動しているのかを言葉にすることはできませんでしたが,胸の辺りを中心にして全身が熱くなるような感覚を得たように思い

▶▶▶ ・・

ました。また，言葉にできないけれど，『とても大切な何かが確かにある』と直観的に感じ，この何かを分析して言葉にしたいと思いました」と述べているように，看護師が言葉として表現したことのなかにこそ，重要な示唆が含まれている。

▶▶▶ 何を選択してみているのだろうか：「ルビンの壺」と「妻と義母」

　それでは，どうして走り続けている20代後半の看護師，5年以上にわたり看護実践を続けている看護師たち，主任という役割をもつ看護師たちは，自身の実践に疑問を感じ苦しむのだろうか。水谷さんは，「同時進行する複数の処置，役割の増加，不規則な生活」が続くなかで，「系統的な思考による看護ができる看護師が一人前」という職場のフレームに苦しんだという。また，認定看護師たちは認定看護師ならではの実践をしなくてはならないという重圧を感じている。主任たちは，自分たちは実践をしているのだろうかと悩んでいる。これらの研究に取り組む過程で，私たちが辿り着いたことは，この「ルビンの壺」あるいは「妻と義母（若い女性と高齢の女性）」の図であった。

　今，私は「ルビンの壺」を見ると，先にワイングラスが目に飛び込み，ほぼ同時に向かい合う2人の横顔が見える。しかし，最初にこの図を見たときは，ワイングラスしか見えず，数秒経過したのちに横顔が見えた記憶がある。私とは逆の見え方をする人も多いと思う。また，女性の図は若い女性と高齢の女性がほぼ同時に見えるようになったが，当初は若い女性がくっきりと見え，高齢の女性は若い女性の横顔が高齢の女性の鼻であると考えて意識を集中させ見えるようになり，今では2つの絵が同時に見えるようになってきた。

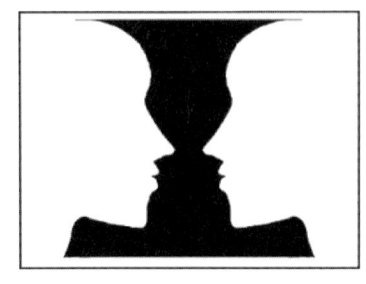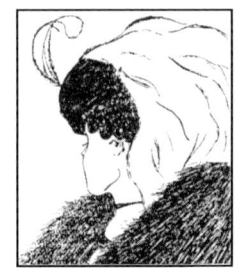

看護実践においても，このように「科学の知」と「臨床の知」は融合しているの
だろうと思う。

文献
1) 日本看護協会：看護にかかわる主要な用語の解説——概念的定義・歴史的変遷・社会的文脈,
2007.
https://www.nurse.or.jp/home/publication/pdf/2007/yougokaisetu.pdf　2019/2/1 accessed
2) 日本看護協会看護婦職能委員会：看護婦業務指針, 1995.
3) 佐藤紀子：看護師の臨床の『知』——看護職生涯発達学の視点から, 2007.
4) 中村雄二郎：中村雄二郎著作集　第2期-2 臨床の知, 岩波書店, 2000.
5) 中村雄二郎：臨床の知とは何か, 岩波書店, 1992.

1人ひとりの看護師のもつ個人的知識　｜　佐藤紀子

　「臨床の知」は，言葉を変えると「個人的知識」といえる性格をもっている。1人ひとりの看護師は，看護師になる以前のことも含め，それぞれが自分の置かれた状況のなかで，経験を重ねている。「個人的知識」はポランニーの造語ともいわれており，言葉にはできない「暗黙知」として個人のうちに蓄積されている。しかし，看護師個々のもつ「個人的知識」には，通底する共通性も存在している。

　ここに紹介する5人は博士後期課程の修了生であり，研究方法として参加観察法を用いている。看護職生涯発達学の博士論文は，看護師である院生が看護師の実践を研究するという課題をもちながら進めていくことになる。看護師であるという自身の経験から離れることは不可能であるが，その前提をもちつつ参加観察したフィールドノーツを用いてデータにもとづいた解釈をしていくという方法を取っている。

　私にとっては院生とともにもがき，苦しみ，研究目的を達成するためにその方法を考え，データと向き合う学生とともに考える時間であった。看護師である院生が，自身の実践について省察し，そのうえで他者である看護師の技術を含む実践について見つめることから研究を始めていく。この過程で院生たちは研究協力者や研究参加者の内部に侵入し，侵入した場で見える事象をその場から離れて客観的に見つめている。内部者としての視点と，外部者としての視点を意識的・無意識的に行きつ戻りつしながら，研究を進めていった。

　その結果として見いだされた，手術室看護師，救急外来看護師，筋ジストロフィー病棟の看護師，心臓カテーテル室看護師，外科病棟看護師（「いつもと違う」感覚で行為する看護師）に通底する個人的知識の共通性を読み取っていただきたい。

2 1人ひとりの看護師のもつ
個人的知識

手術看護をさがし求めて

土藏愛子　元教員（入学時経験年数32年）

▎長年追い求めてきた「手術看護とは何か」

　看護師5年目の中ごろ、私は手術室勤務となりました。病棟とは異なった看護環境
に戸惑いつつも、日々実践力を高める努力をしておりましたが、周囲の「手術室に看
護師はいらない、テクニシャンでよい」という言葉を耳にし、看護師としての実践を
否定されたようで悔しいと思う一方、手術看護とは何かについて、当時の私は、確た
る説明ができませんでした。私の研究テーマはここから生まれました。

　その後、日本看護協会研修学校に6年間だけ設置された看護研究科に、1985年に
3期生として2年間学習する機会を得ました。この課程では、看護師の研究する力を
育てる質の高い教育が行われていました。ここで、手術看護の探求のために課題をど
う絞るかを悩んだ末、「手術室で実践していたタッチング」をテーマに、患者にとって
の意味を探ることとしました。研究手法は、1982年、フェーガハフ氏によって紹介さ
れ日本でも使われ始めた参加観察法[1]を用いて、覚醒状態で手術を受ける患者にタッ
チングを行い、その後のインタビューから患者の受け止めを聞き取り、局所麻酔で手
術を受ける患者の心理や看護師のタッチによる介入の意味をまとめました[2]。

　佐藤紀子先生とは、この看護研究科で出会い、卒業後も手術看護の専門性の探
求[3]や看護基礎教育の現状に関する研究[4]を共同で取り組むなど、大きな刺激を受
けました。また、日本手術看護学会の念願であった、手術看護認定看護師教育機関の
設立にも、力をお貸しいただきました。

　そして、さらに手術看護を探究していくべく、看護職生涯発達学博士後期課程に
て、手術看護技術の探求、手術看護技術修得の要因の明確化[5]を経て、『手術看護に

見る匠の技』[6]の出版によって，私の手術看護の探究は一応の完了をみたといえます。

手術看護の技術の明確化

　博士後期課程の研究では，手術看護とは何かをより明確にするためには，病棟看護と同じ部分，異なる部分を見定めることが1つのヒントになると考え，看護技術に注目しました。日本看護科学学会の看護技術の定義[注] が示す4種類の技術「対人関係の技術」「看護過程を展開する技術」「生活援助技術」「診療に伴う援助技術」は，手術看護ではどのような現われ方をしているのかを明確にすることにより，その特徴や独自性が見えてくると考えました。併せて，その技術の修得にはどのような要因が影響していたかも明確にしました。

看護技術の定義について

　研究にあたってまず「技術」について用語の理解を進めました。この言葉は明治以降，外来語の日本語訳から生まれた言葉であり，明治の工部省の役人であった西周が「science and art」のscienceを「科学」と，artに含まれる2つの意味のうち, liberal artを「芸術」, mechanical artを「技術」と訳したものでした。当時，一般にartは芸術の意味が強く，技術の意味が少ないような受け止めをしていたことを再確認しました。また，技術論については，哲学や経済産業学分野で多くの議論が行われていた歴史がありますが，詳細についてはここでは触れません。

研究方法

　研究方法は上腹部手術の1つの術式に限定し，手術室準備から執刀までの手術室看護師 (外回り担当) の行動の観察と，当日の手術終了後のインタビューからデータを収集しました。研究協力者は一通りの手術に着くことができる経験年数4年目以上

注) 日本看護科学学会の看護技術 (nursing art) の定義
看護技術とは，看護の専門的知識にもとづいて，対象の安全・安楽・自立をめざした目的意識的な直接行為であり，実施者の看護観と技術の修得レベルを反映する。看護技術にはさまざまな種類があり，「対人関係の技術」「看護過程を展開する技術」「生活援助技術」「診療に伴う援助技術」などと類別することができる。

の看護師5名で, 計9場面のデータを分析しました。

　参加観察は完全な観察者として看護師の言動と取り巻く状況のすべてを記録し, 観察を補助するものとしてVTR撮影を行いました。インタビューでは参加観察で得られた「行動の根拠や修得に関すること」を話してもらい, 許可を得て録音し逐語録を作成しました。

　観察実施に当たっては, 手術予定が出て参加観察する手術が決まると, 病棟管理者に手術患者の了解を得てもらい, それを受けて研究協力者がその手術の担当となります。研究協力者や患者をはじめ, 病棟師長や手術室管理者など, 多くの方の協力により行うことができた研究でした。

▌手術看護技術に見られた特徴

　定義の4種類の看護技術について, 参加観察から得られた結果は, 以下のようになりました。

①対人関係の技術
　対人関係の技術では, 手術室看護師は非日常的な環境に対する患者の受け止めを重視して対応し, 不安や恐怖をできるだけ軽減しようと配慮していました。その状況下での患者の安全を守るための声のかけ方に特徴があり, 不安や緊張の強い患者の安全を守り, 確実に伝わるように「スリムな定型化した言葉で, 行動の直前に, はっきりと」話していました。硬膜外カテーテル挿入では麻酔科医のかかわりを見ながら, 「安全な体の動きの誘導, 感覚的な刺激の周知, 見えないところでの操作の説明」など, 安全の確保と不安軽減のための細やかな配慮を行っていました。

　一方, 麻酔導入後は, 患者心理を重視した援助から, 麻酔下の患者の安全のための対応に切り替え, チームメンバーとの連携を重視した行動をとり, 会話は最少で阿吽の呼吸での対話をしていました。

②看護過程を展開する技術
　看護過程の展開では, 対象事例を担当する看護師が事前に必ず病室などに訪問できる体制はなく, 手術担当が決まったときからの看護となり, ほとんどの看護実践が患者の手術室入室とともに始まっています。そのため, アセスメントは限られた情報

をもとに短い時間で行い, その時その場で修正しながらの実施となり, 評価は退室時と術後訪問などで実施するといった状況でした。また, 看護問題は限定したものとなることが多いようでした。

③生活援助技術

　生活援助技術については, 環境, 栄養摂取, 清潔, 活動, 衣服, 体温調整などに関する行動が見られました。治療の場である手術室の条件があるため, 患者中心の環境ということにはならないものの, 室温や音楽など, 最適な環境を整えるための行動をしていました。清潔に関しては, 細菌学的な清潔の保持の行動があり, 患者が動けるときと動けないときでは異なる安全の確保のための行動を行い, 体温低下防止のための行動も細やかに行っていました。方法の違いはあるものの, それぞれ制約のある状況のなかで生活援助行動が行われていました。

④診療に伴う援助技術

　手術室では, 診療に伴う技術が重要な項目となります。手術が行われる短い時間のなかで, 手術室看護師はチームの一員としての役割遂行のために, 2つの特徴的な行動をしていました。

a. 手術の流れを最良につくり出すために行動する。

b. 動きのある環境のなかで, 機能性を優先した場を創出する。

　手術室看護師は短時間で多くの行動を求められるため, 優先度を瞬時に判断して行動していました。「求められていること, 求められているときをキャッチして, 求められる速さで実施する」「流れを動かしている主体を見きわめ, そこに介入する」といった「手術の流れ」をつくり出す行動に関与しており, この流れはチームワークに影響し, 他のメンバーにも波動のように影響を及ぼしていました。

　また, 執刀までにはさまざまな処置があり, 実施者が看護師, 麻酔科医, 術者とその都度変わる場合が多く, 準備−実施−片づけをすばやく行い, いつの時点でも必要なものが揃っていて, しかも使用したものは速やかに片づけられ, 不要なもののない機能的な環境が創り出されていました。

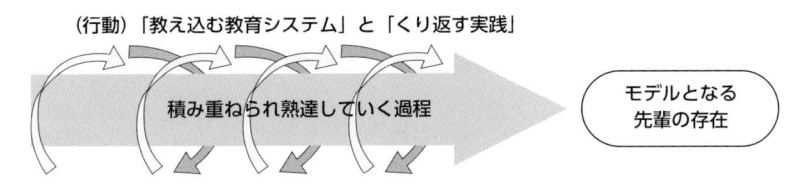

（行動）「教え込む教育システム」と「くり返す実践」

積み重ねられ熟達していく過程

モデルとなる先輩の存在

（意識）「手術室への肯定感」と「うまくなりたい意識」

図　手術看護技術修得に影響した要因間の関連

手術看護技術修得に影響した要因

　手術室看護師の手術看護技術修得に影響した要因は，行動面では初期の段階で「教え込む教育システム」がしっかり機能しており，手術を担当した先輩看護師からの厳しいとも思われる指導がなされていました。「教え込む」という表現は教育的ではないようにも思いましたが，強烈な注入型の教育形態を感じたため，あえてこの言葉で表現しました。また，手術の流れには比較的類似した実践の「くり返し」が見られました。ただ，手術看護の特徴として，日々のチームメンバーが流動的であるため，チームのダイナミックスは変化していました。そのなかでどんなメンバーとでも「うまくやりたい」，どんな手術も「うまくなりたい」と実施している手術室看護師の姿がありました。実践の修得にはモデルとなる先輩の動きを見て参考にし，年々積み重ねられているようでした。そのなかでの成功体験が，手術看護への肯定感となってさらに技術修得を促進していると考えられました。この要因間の関連は，**図**に示しました。

研究を終えて得られた「手術看護とは何か」

　こうした研究をとおして，手術室という非日常的な治療場面においても，看護は形を変えて日常性を援助していることを明確にできたと考えます。また，日ごろの実践は診療に伴う援助が中心であり，援助方法はチームの一員としての役割です。患者の心理面をサポートし，手術の流れを良好にしながら，チームのスタッフと連携して，質の高い手術を提供するために大きな役割を果たしていることがわかりました。また，看護師の存在によって患者の安全が確保され，安心感をもって手術を受けることができるようなかかわりを行っていました。

　この研究では外回り業務で，しかも執刀までという限定した範囲のデータではありましたが，手術という侵襲の大きな治療のなかでの看護師の役割を示すことができたと考えています。参加観察にあたり，研究協力者の実践はその的確さや患者への思いが現われて感動的でもありました。患者自身は不安と混乱のなかにいて，看護師の存在をどの程度理解できたかは不明ですが，そばに寄り添う人がいたことは伝わっていることと思います。

　第三者として手術室看護師の動きを観察しインタビューしたことにより，手術室看護師の思いに触れることができたと同時に，チームの一員としての行動の1つひとつが輝いていたと感じました。

　手術室勤務当初から私の課題であった手術看護については，以下のようにまとめることができました。

　手術看護とは，看護の対象が「手術を受ける患者と家族」に限定されていること，看護の目的である「健康回復」のための治療の場であること，その方法は徹底した「チーム活動」でありチームの一員としての独自の役割があること，また質の高い侵襲の少ない手術治療の提供のための「安全性を担保した専門知識と技術」をもって看護実践が行われていることです。この知識・技術に関しては手術侵襲を最小にするという点での独自性と特殊性があり，修得には4〜7年程度の期間を要する[3]と考えられています。このように結論を述べてみると，いかにも当たり前の結果のようですが，1つひとつの手術看護技術には，病棟とは異なった特徴があり，特殊性や独自性のあるものでした。

　手術看護は，手術室での診療の補助的役割が強調され，チームの一員としての活動が見えにくく，対象に行っている看護独自の活動が理解されにくいことから，過去の私のように看護師としてのアイデンティティが確立できないでいる手術室看護師が今でもいることが，インタビューからわかりました。しかし，チームの重要な一員としての役割があることに気づくことができれば，手術看護への疑念は解消します。患者のいるところには，どんなところにも看護は存在するのです。患者からの直接の言葉を聞くことは少なくても，看護師が治療を受ける不安や緊張の強い患者のそばにいることで果たしている役割は大きいと考えます。詳しくは拙著『手術看護に見る匠の技』[6]，『こころに寄り添う手術看護』[7]をご参照ください。

　近年，鏡下手術などの普及に伴い，業務内容が変化してきており，器械出し業務の一部に他職種を導入することなども検討されているようです。他職種の協力を得た

ほうがよいものと手術看護師が担うべきものを見極めて，柔軟に対応することも手術看護の今後の課題といえます。

参考文献

1) Shizuko Y. Fagerhangh：特集 看護研究における参加観察法 第II部, 看護研究, 15 (3), 50-104, 1982.

2) 土藏愛子：検査や小手術を受ける患者の反応と援助としてのタッチ. 日本看護協会研修学校看護研究科, 研究論文集3, pp. 357-426, 1987.

3) 佐藤紀子, 若狭紅子, 土藏愛子他：手術室看護の専門性とその獲得過程に関する研究. 東京女子医科大学看護学部紀要, 3, 19-26, 2000.

4) 中村裕美, 土藏愛子, 佐藤紀子他：看護基礎教育における手術室実習の現状と課題. 日本看護学教育学会誌第17回学術集会講演集, 145, 2007.

5) 土藏愛子：手術室看護師が用いる看護技術の特徴とその修得に影響する要因. 東京女子医科大学大学院看護学研究科学位論文, 2008.

6) 土藏愛子：手術看護に見る匠の技. 東京医学社, 2012.

7) 土藏愛子, 草柳かほる編：こころに寄り添う手術看護——周術期患者・家族の心理とケア. 医歯薬出版, 2014.

1人ひとりの看護師の
「知」を分かち合う

吉田澄恵 東京医療保健大学千葉看護学部（入学時経験年数18年）

┃ 看護は，看護学の知識だけでは実行できない

「いいよ。その退院指導プラン。Nさんにとても大切。看護師になるといろいろあっ
てできないけど，学生さんならできるから，ぜひやって」

これは，今から約30年前，大学病院の臨地実習で，憧れていた病棟の臨床指導者
さんから言われた言葉です。不思議でした。看護学の視点で考えた学生のケアプラ
ンを，プロの看護師も患者に必要だと判断しているのに，学生ならできて看護師にな
るとできないってどういうことだろうと。けれども，この疑問を抱えたまま，私が初め
に就職した病院では，必要と判断したケアプランを諦める必要はありませんでした。
“ここが看護系大学をもつ病院だから，看護師の判断が重視されるのだろうか?，何
かが違う。看護の実行には，看護学の知識だけではない何かが関係している”。そう
考えた私は，大学院に進学し，「ケア場面の看護婦の行動に影響する因子に関する研
究」[1] という修士論文をまとめました。

この研究では，ケア場面における看護師の1つひとつの行動には，看護師自身の臨
床判断や患者，多職種との関係，時間的状況，物理的条件，組織のルールなどの複数
の因子が関係していることを見いだしました。そして，結局のところ，いろいろあった
としても，看護師として行動するかどうかは，1人ひとりの看護師自身，私次第なのだ
ということに気づきました。そこで，その後は，看護学だけでなく，いろいろな学問分
野の研究成果も参考にして，さまざまな因子を見極めては，周囲に働きかけて必要な
ケアプランは実行するというふうにして看護師を続けていきました。

佐藤[2] は，看護師の臨床の知とは，「理論的知識を土台にしつつ経験を積み重ね，
さらに書物や他者の持つ知識をその経験と融合させながら自己の内面に取り入れ，
その時その場の状況に応じた適切な形として具現化されているもの」とします。「知」
は言葉ではなく，理論的知識に加えて，看護学に限らず，さまざまな知識を経験とし

て身につけ, その時その場で振る舞いとして表現されていくものなのです。また, 佐藤は, 看護師は, このような臨床の知を, 「閉ざされた知」「相互作用の知」「関わりの知」へと変容させながら獲得していくという研究結果を示しています。

　私は, この研究結果を, 自分自身の看護師としての経験と, 教員や院内看護研究支援の経験から, とても納得のいく理論的知識であると考えています。つまり, 看護師は, 最初, よくわからない状況では, 自分が知っている知識をその場に合わせて使ってみること (閉ざされた知) から出発し, 状況が飲み込めてくると, その場での患者との相互作用のなかでどのように知識を用いていくかを考えて行動する (相互作用の知) ようになり, 本当によくわかっている状況のなかでは, 患者一般というような抽象的な存在ではなく, 今, 目の前の, たった1人のかけがえのない相手にとって最善と思う振る舞いを自然にする (関わりの知) ようになるのです。そして, このいずれの臨床の知も, 状況のなかでその時その場に合わせた振る舞いとして表われているので, 当の本人には, どんな「知」を用いていたのかはよくわからないという特徴をもっているのです[3]。

　このように理解して実際の現場で看護師たちと過ごしていると, 本当に, 本人は気づいていない「知」が, そこここで振る舞いとして表われていることに気づくようになりました。それは, たとえば, ある人は, いつも病室から歩行して自分で下膳する患者への当たり前の配慮として, 配膳車の中段にスペースをつくるようにしているとか, ある人はいつもナースステーションのエレベータの扉が見える位置に座り, 歩行が不安定な患者が出てきたらスーッとサポートに行くとか, そんなささやかな, けれども大切な「知」をもって行動しているのです。

❘ 研究者と看護師でともに行う「知」の探求

1人ひとりの看護師の「知」を分かち合うための研究の構想

　そこで, 私は, 当の本人には言葉にできないけれども, 振る舞いとして表われている看護師の「知」をどうしたら発見できるのだろうかと考えました。そして, 博士論文では, 「救急外来看護師とともに行う『知』の探求」という研究に取り組みました。この研究の目的は, 救急外来看護師が臨床で用いている「知」を, 研究者と臨床家がともに探求することによって言語化することを試み, 1人ひとりの看護職の「知」を発見

することであり，この試みが，看護職の生涯発達を支援する方途についてもたらす示唆を検討することとしました。

　救急外来に状況を設定したのは，当時，私が，大学生に救急看護を教授する立場にあったことがきっかけです。そのため，エキスパートではなく，どんな看護師も救急看護の基本として身につける必要のある「知」は何だろう？という問いをもって，複数の救急外来に研修に行き始めていました。また，合わせて複数の施設の救急外来看護師と，事例検討会を開いて共同研究を実施していました[4]。そのなかで，救急看護については，重症度や緊急度の高い患者への看護研究はあっても，日常的に誰もが当たり前に大切にしている看護については，ほとんど言語化されていないという気づきがありました。

　それはたとえば，患者が救急ベッドを退室したその瞬間から次の患者がいつ来ても大丈夫なように環境を整えることや，ちょっと検体を届けに行くようなときでも，外待合室にいるご家族の様子をさりげなく観察するといったことです。このような行動は，言葉にして伝え合うことができれば，他の看護師にも実行できる「知」になると思いました。そこで，博士論文では，まずは，1人ひとりの看護師が大切だと考えていることを柱にして，その人の「知」を言葉にしてみようと考えました。

　この研究は，**図**に示すような方法で実施しました。

　まず，①フィールド研修を行いました。続いて，②研究参加者が言葉にしてみたいこと（探求のテーマ）を知る事前インタビューを行い，③探求のテーマに関連した臨床状況を共有するための参加観察を行いました。次に，④参加観察で得られた臨床状況の記録をもとに，その臨床状況に関する研究参加者の認識を語ってもらう対話型インタビューを行いました。③と④は，1人の研究参加者について数回行いました。その後，⑤③と④をもとに①の探求のテーマと関連するいくつかのエピソードと背景で構成される〈エピソード記述〉を生成し，⑥1つひとつの〈エピソード記述〉に表われている研究参加者の知を《表象された知》としてタイトル表記し，⑦複数の⑥のいずれにも通底している振る舞いとその振る舞いに込めた思考を【探求された知】として言語化しました。なお，〈エピソード記述〉《表象された知》【探求された知】のすべてについて，研究参加者と研究者がともに納得するまで，対話をくり返しました。

　フィールド研修は，特定の施設の救急外来の臨床状況のなかで，看護師が，どんなことをみて，聞いて，感じて，判断して，どんなふうに行動するのかを，同じ看護師としてわかる存在になることをめざして行いました。その人に代わって看護実践するの

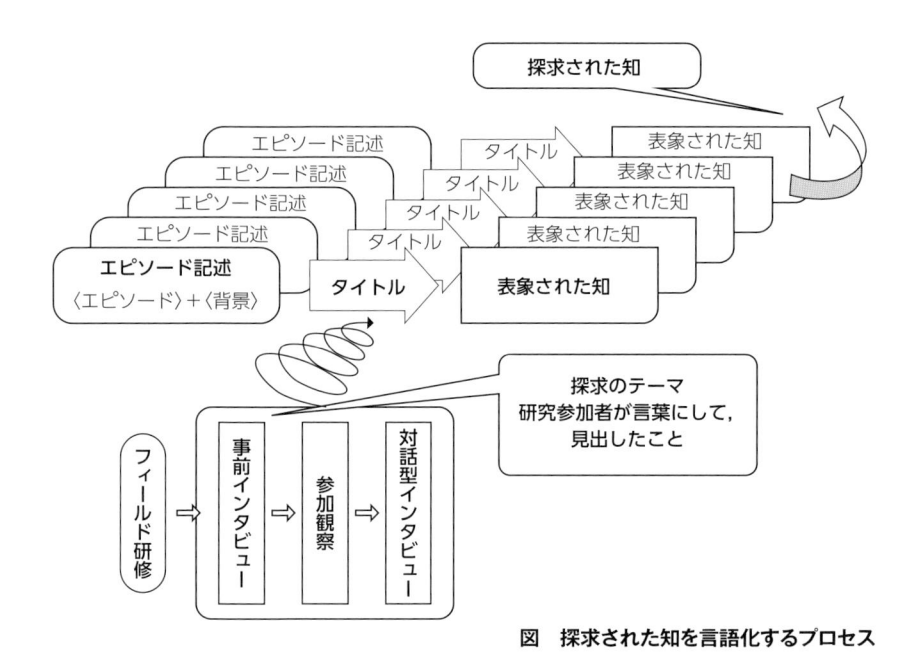

図 探求された知を言語化するプロセス

は難しいこともありますが、看護師資格をもつ同僚としていつでも周辺的なサポートくらいはできるような臨床能力を身につけるようにしました。これは、その後に行う参加観察で、救急外来を利用している患者・家族、医師をはじめさまざまな職種の人々に対して、その場にそぐわない不適切な振る舞いをせずに存在できるようになるという倫理的配慮のためにも不可欠なトレーニングでした。大学教員としての仕事の合間に行いましたので、夜勤や週末、学生の夏休み期間などを使って、2年ぐらい続けました。

　研究参加者の募集は、研究計画書や説明用紙を用いながら、直接、協力施設の救急外来のミーティングの場で、「自分が大切にしている看護を言葉にしてみたいけれど、うまく言葉が見つからないので、一緒に発見する研究に参加してみる方はいませんか」と募集しました（もちろん、その前に、博士論文審査施設の倫理審査に加え、協力依頼施設の倫理審査も受審して了解を得てから実施しました。この審査には想定以上に時間と障壁があって、あきらめなければいけないかもしれないと思ったこともありました）。

　研究参加者は5人でした。よく研究論文では、研究参加者をABCといった記号で

示しますが，私は，唯一無二の1人ひとりの看護師の固有の知を記述するには，記号化した表現では，データを読むときにフィットしないと考え，仮名を用いることにしました。仮名を決めるときも，1人ひとりの研究参加者の方の希望を伺って一緒に決めました。

　1つひとつの研究で用いる方法には，研究者の哲学，研究しようとする出来事やそこにかかわる人々との関係性，また，自分自身の研究者としての立場，研究成果をどんなふうに表わすことが，真に研究として価値ある記述にできるのかといった考え方がかかわってきまます。

　この研究では，1人ひとりの研究参加者が言葉にしてみたいことを，その人が納得する言葉にしていくことを最も大切にしました。そして，言葉として表わされたものが，研究の読者である看護師たちにイメージできる表現の方法で記述することを重視しました。1人ひとりの看護師が，特定の状況のなかで振る舞いとして表わしている「知」を，当の本人とも，そして他の看護師とも分かち合っていくためには，それが不可欠だと考えたからです。詳細は省きますが，今回参考にした書籍のうち，最も重要だったものは，佐藤郁哉によるフィールドワークに関する書[5]と鯨岡俊によるエピソード記述に関する書[6]でした。以下，ここから使う名前は，すべて研究協力者の方と決めた仮名です。

救急外来看護師とともに 見いだした「知」

角谷さんの知

　角谷さんは，新人時代から叩き込まれ，パートの時期にもやめることのなかった看護計画立案を救急外来看護の場でも実施しているけれども，それはどんなことかを探求のテーマとしていました。そこで，このことを3回の参加観察と2回の対話型インタビューをとおして，ともに探求しました。その結果，角谷さんの《表象された知》は，《頭の中で看護計画を立てて行動する》であり，《症状別に原因検索の検査を予測しつつ負担を最小にするケアを同時に実施する》ことであり，《原因の早期発見のために医学的知識を関連づけながら医師に多角的な情報を伝える》ことでもあり，《首尾よく救命処置介助をしつつ心理的ケアと家族ケアの場を意図的に創りだす》《目にとまり耳に入り覚えているあらゆる情報を駆使して，重症度を見積もりつつ心身の苦

痛を最小にできる状況を創りだす》《新たな受け入れを念頭にいつも全体像をみてその時その場の状況の中で切実な問題にかかわる》ことだとわかりました。

　このうち，たとえば，《新たな受け入れを念頭にいつも全体像をみてその時その場の状況の中で切実な問題にかかわる》は，末期がんで痛みのコントロール不良で来院した患者さんが，飼い猫が心配なのでどうしても帰宅したいと考えていることが医師にわかるように「猫ちゃんが心配だから帰りたいのよね」と口にしたり，下腹部痛で男性の上司に付き添われて来院した女性には，何よりトイレに行きたいのをがまんしていたのではないかと気づいて連れていくといったような対応について，ともに，振り返り，語ってもらったインタビューから発見されました。そして，これらの《表象された知》から，角谷さんの【探求された知】は，【目にとまり耳に入り覚えているあらゆる情報を駆使し，その時その場のその人の切実さに関わる】ことでした。

青木さんの知

　青木さんは，救急外来の窓口の担当を看護師から事務職員に代えたことで，窓口に看護師がいることに意味があったことがわかったし，看護師同士で話をするようにすればもっといい看護ができると思っているけれども，それはどんなことかを探求のテーマとしていました。参加観察と対話型インタビューから，それは，《直接来院患者や待合室を観て気づくことを伝えあって関わる》《患者に関心を寄せて必要なケアを判断しチームでサポートしあう》《トリアージを超えてその患者を配慮したケアの工夫を相談しあう》《患者のセルフケア能力を見定め，看護師同士で伝えあって，支える人を獲得できるようにする》《落ち着いた雰囲気を維持しつつ救命だけでなく安心のために素早く診察できる状況を創り出す》ことでした。

　このうち，《落ち着いた雰囲気を維持しつつ救命だけでなく安心のために素早く診察できる状況を創り出す》は，胸が痛いと独歩で来院した会社員風の男性に，優しく声をかけながら，素早くベッドに臥床してもらい，急性冠疾患（ACS）パターンなら粛々と対応できるメンバーの看護師にこの患者への対応を任せ，医師に心電図所見を素早くみてもらい，ACS疑いを否定した場面について振り返り，「トリアージというよりも，患者に早く安心してもらいたい，大げさにすると患者の不安をあおるからそういうのは嫌い」というように語られたインタビューから発見されました。そして，これらの《表象された知》から，青木さんの【探求された知】は，【互いの気づきを声に出して伝え合い，看護師だからできるケアが抜け落ちないように関わる】であることがわ

かりました。

福山さんの知

　福山さんは，患者が笑顔で帰宅できるように，横のつながりをよくしようとしているけれども，それはどんなことかを探求のテーマとしていました。参加観察と対話型インタビューから，それは，《医療チームメンバー全体の連携に注意し，患者が不快な思いをしない場を創っておく》《メンバー個々の力量や関係性をみて，情報をつなぎ，慰労しあう会話を通して，患者の笑顔を引き出す場を創り続ける》《医師たちと積極的に状況を伝えあい，医師1人ひとりの状況に合わせたサポートを工夫して患者への配慮ある場を演出する》《関わりあう職種が顔をみて直接話すコミュニケーションを通してつながることで，患者に配慮できる雰囲気を創り続ける》こととわかりました。

　このうち，《医師たちと積極的に状況を伝えあい，医師1人ひとりの状況に合わせたサポートを工夫して患者への配慮ある場を演出する》は，福山さんが，この医師は交代したばかりで不慣れ，この科は手術中など，医師たちの状況を把握するようにしながら，適宜，電子カルテの操作の助言をしたり，縫合介助にスーッと行ったり，よく医師の愚痴を聞いたりしている出来事を記述し，「それらはすべて，患者に笑顔で帰宅してもらえる雰囲気をつくりたい一心でしていること」と話したことから見出されました。そして，これらの《表象された知》から，福山さんの【探求された知】は，【顔をみて直接話すコミュニケーションで横とつながり，患者が癒される空間を創り出して関わる】であることがわかりました。

　このようにして5人の救急外来看護師とともに探求された知は，次の5つでした。
　角谷さん：【目にとまり耳に入り覚えているあらゆる情報を駆使し，その時その場のその人の切実さに関わる】
　青木さん：【互いの気づきを声に出して伝え合い，看護師だからできるケアが抜け落ちないように関わる】
　福山さん：【顔をみて直接話すコミュニケーションで横とつながり，患者が癒される空間を創り出して関わる】
　森山さん：【事情を抱えた患者・家族への配慮のために，医師と患者との三角の中で看護師としての出方を見極めて関わる】
　天野さん：【医療の専門家の判断を待つ患者に，少しでも早く社会人としても患者

としても満足してもらえる状況を創り出して関わる】

1人ひとりの看護師の「知」を分かち合うことと 看護職の生涯発達

　さて，これらの「知」の記述は，読者のみなさんに，看護師の振る舞いとしてイメージできるでしょうか。もっと短い表現のほうがよいという考え方もあると思いますが，いろいろな看護師が，"あるある"，"やるやる"と思うことができ，分かち合うことができる「知」の記述は，その臨床状況の文脈のなかの振る舞いとそこに込めた思考をセットで表わすことがよいと，私は考えています。

　この研究結果の一部について，"救急外来看護師が初期対応のときに用いる「知」"として日本救急看護学会で発表しました。このときは，角谷さんの《新たな受け入れを念頭にいつも全体像をみてその時その場の状況の中で切実な問題にかかわる》や青木さんの《落ち着いた雰囲気を維持しつつ救命だけでなく安心のために素早く診察できる状況を創り出す》という結果から，救急外来の初期対応で，「その人の切実な問題」に着眼したり，「患者の安心のための素早い診察」という「知」などが，"わかる""ある""そういう意味"というような反響を呼びました。つまり，1人ひとりの看護師の「知」として，言語化できた「知」そのものが，救急看護の知として価値づけられました。このことは，1人ひとりの看護師の「知」を発見することそのものが，看護学の新たな「知識」としての意義があることを意味しています。

　一方，もう1つ，この研究が与えてくれたものがあります。それは，「知」そのものではなく，1人ひとりの看護師の「知」を言葉にして分かち合うための，その方途，道筋です。

　この研究の出発点は，「看護師の『知』は，当の本人には言葉にできない，振る舞いとして表われているけれども，それを発見するにはどうすればよいのか」という問いです。実際に，「知」を言葉にするということをやってみるには，どうすればよいのか，本当に言葉にできない「知」は，研究者と臨床家でともに探せば見つかるのかという問いがあったのです。結果的に，この研究では，次のことがわかったと考えています。

　本人だけでは言葉にできない「知」は，「その臨床状況での看護師の行動の意味がわかる看護師」が，「特定の臨床状況とそこでの看護師の振る舞いを含めた出来事」を表現し，「その振る舞いに込めた思いを語り合い意味を分かち合う対話」を行うこと

によって，つかみ取ることができ，分かち合うことができるものなのです。

　この研究の後も，研究としてではなく，多くの看護師たちと，いろいろな臨床状況とそこでの振る舞いを含めた出来事を話してもらい，その振る舞いにどんな思いを込めたのかを語ってもらう場を設けてきました。こうしたアプローチを，リフレクションと言う人もいますし，ナラティブと表現する人もいます。私も，これらは，ショーン[7]のいう「行為についての省察 (reflection on action)」だと思います。また，出来事を話してもらうときは，その人自身が主人公となる物語 (ナラティブ) にするほうが，語ってもらいやすいとも考えています。

　けれども，この研究を経て，私は，「看護」の「知」を分かち合おうとするのならば，リフレクションやナラティブということ以上に，「看護師同士」が，「臨床状況の看護師の振る舞い」について対話することが必要だということを主張したいと思っています。

　看護職の生涯発達が不可欠なのは，看護職が看護職を続けていくためでもありますが，看護職生涯発達学が，看護学の1つであるのならば，看護職生涯発達学研究は，患者と呼ばれる状況にある看護の受け手の人々への貢献となるものであることが不可欠です。

　看護職は，自分の実践が，「看護」として価値づけられたときに，専門職としての自分の存在を肯定できるのです。だからこそ，1人ひとりの看護師の「知」を分かち合うことは，看護職が，実践を「看護」として価値づけることに貢献し，生涯発達の糧となり，それが，看護学の「知」として，社会において意義あるものとなっていくと考えています。

　これからも，看護職が，臨床状況のなかで言葉ではなく振る舞いで示している「知」を見いだしていく道のりを，看護師同士として続けていく場を創っていきたいと思っています。

文献

1) 太田澄恵：ケア場面における看護婦の行動に影響を与える因子に関する研究——排尿及び呼吸の援助場面の参加観察から，看護教育学研究，1 (1)，21-34, 1992.
2) 佐藤紀子：看護師の臨床の『知』——看護職生涯発達学の視点から，医学書院，2007.
3) 佐藤紀子，土蔵愛子，新野美樹，吉田澄恵：「臨床の知」を見出す場としての対話，看護学雑誌，70 (9)，798-805, 2006.
4) 吉田澄恵，野沢陽子，山本育子他：全次救急医療施設の救急受診患者対応を円滑にする看護活動と

影響要因, 日本救急看護学会雑誌, 11 (1), 23-32, 2009.

5) 佐藤郁哉 : フィールドワークの技法――問いを育てる, 仮説をきたえる, 新曜社, 2002.

6) 鯨岡峻 : エピソード記述入門――実践と質的研究のために, 東京大学出版会, 2005.

7) D. ショーン著, 佐藤学・秋田喜代美訳 : 専門家の知恵――反省的実践家は行為しながら考える, ゆみる出版, 2001.

言葉にできない看護師の
個人的知識を探求する

古島幸江　自治医科大学看護学部 (入学時経験年数13年)

▌中央診療部の看護師は何を拠りどころとしているのか

　臨床現場で働いていたころ, 担当患者と真摯に向き合い濃やかなまなざしを注いでいるにもかかわらず, '看護師らしいことは何もしていない' から '看護がしたい' と, 病棟への配置を希望する手術室や心臓カテーテル室で働く同僚たちをたびたび目にしてきました。

　その理由として, 手術室や心臓カテーテル室などの中央診療部で行われる看護実践は, 患者・医師・看護師の三者間 (または, 臨床工学士などを含むそれ以上の) 相互作用を受けた複雑な状況によって生起しているために, 自身の実践が意識化されにくいと考えられます。治療を終えて何事もなく病棟へ帰棟することは当たり前のこととととらえられ, 看護師の実践は過小評価されやすいのではないでしょうか。

　また, 2006年度診療報酬改定で, 7対1入院基本料の導入によって急速な看護師需要の逼迫化を招き, 病床数の削減や休止・施設内の看護師の配置換えによる対応[1,2] など, 病院の経営サイドには病棟看護師の確保にインセンティブが働きやすい現実がありました。こうした状況も, 中央診療部で働く看護師たちの精神性に影響を与えてきたのだろうと思います。

　私は手術看護認定看護師として活動するなかで, 短いと30分, 長くても6〜7時間というその場限りの患者とのかかわりのなかで, 中央診療部で働く看護師は '日々, 何を拠りどころとして働いているのだろうか' という問いが生まれてきました。「拠りどころ」とは, 辞典の定義では「ある事柄について知っていることやその内容を含み, 直観や経験をも含むひろい概念」[3] とされ, '知識' と同義とされています。

　ある学会で佐藤紀子先生の講演を聴講し, 理論的知識を基盤として, 他者との相互作用を受けながら, 看護師自らが内面化するに至った極めて個人的な知 (識) を明らかにしたい! と自分の探求テーマがクリアになったところで, 看護職生涯発達学の

表 研究テーマ

博士前期課程 2014年3月修了	手術看護認定看護師が器械だし看護において用いている『知』
博士後期課程 2017年3月修了	身体侵襲を伴う治療の場面における看護師の即興的な行為に埋め込まれた『知』― 心臓カテーテル室看護師の実践から

門をたたきました。そして，博士前期課程においては，手術室看護師：器械だし看護師を，博士後期課程では，心臓カテーテル室看護師に焦点をあてて，1人ひとりの看護師の行為を支える拠りどころとしての個人的知識を明らかにし，その知識がどのように臨床の場で用いられているのかを探求し記述しました（**表**）。

　ここでは，看護師の個人的知識を探求する道のりとして，私が博士後期課程において探求したテーマを中心に述べていきたいと思います。

▌ 言葉にできない看護師の個人的知識を探求する道のり

　ポランニー [4,5)] は，ある事柄を「知的に知ること (wissen) を理論的知識」「実践的に知ること (konnen) を実践的な知識」に区別をして，「語られることを支えている語らざる部分に関する知識」と表現し，'我々は言葉にできるよりも多くのことを知ることができる' というテーゼのもと，「暗黙知 (tacit knowing)」について論述しています。

　「暗黙知」には，自分でも気がつかないうちに育まれ，詳細には表出することが困難な性質があります。これは，「personal knowledge」[4)] として，「個人的知識」[5)] や「人格的知識」[6)] と邦訳され，それぞれ人格の異なる個人が自分の身体を用いて獲得してきた知識を指しています。

　看護師たちは，理論的知識をもとに経験によって知ることのできた多くの事柄を内面化し，個人的知識として多く有しています。そして，その時その場の臨床状況のとらえ方やその解釈，そして何らかの臨床判断を瞬時に行い，自分の身体を用いて行為をしています。複雑で多様に変化しているその時その場に応じた看護師の行為のなかに，豊かな個人的知識が埋め込まれているという考えが探求の出発点となりました。

研究手法に 行きつくまでの過程

　博士前期課程では，手術室看護師の役割の1つである，器械だし看護師の行為に

着眼し，器械だし看護において用いている「知」を記述しました。研究計画の際に，意識化することが難しい看護師の行為について，いかに言語化を促すのかを問われました。そこで，自分たちが行っている看護を意味づけし言語化する訓練を行い，これを活動と位置づけている手術看護認定看護師を研究協力者としました。また，プレインタビューを数回くり返すことによって，私のインタビュアーとしての技術を高めるとともにいくつかの工夫点を見いだすことができました。

　この研究では，象徴的相互作用論を理論的前提としたグランデッド・セオリー・アプローチを参考にして分析しました。グランデッド・セオリー・アプローチは，必然的に文脈をそぎ落とすようなデータの切片化とコーディングを行いながら，データ間の関係性を確認しつつ理論の構造と内容を説明することが求められる手法です。しかし，普遍性を強調すればするほど，1人ひとりの看護師の固有の経験が切り離されていくような感覚が残っていきました。

　博士後期課程では，博士前期課程の経験から，当事者の行為経験を固有で個別なものとして認識し，ホリスティックな見方で解釈し，詳細に記述したいと考えていました。そして，比較的ルーティン業務が多いといわれていた心臓カテーテル室看護師の即興的な行為（その状況に身を任せてくり広げられる観察可能な看護師の身体表現）に着眼しました。フィールド研修をくり返し行うことで，客観的に記述しつくせない事象を探求するうえで欠かせないであろう研究手法や方法論的態度についての示唆を得ました。その一部を紹介します。

看護師の即興的な行為は
直接観察法によってのみつかみとることができる

　フィールド研修中に，患者が入れ代わり立ち代わりする忙しいなかで，研究者がつかみとった，協力者である看護師の即興的な行為について，勤務終了後に尋ねてみました。すると，「え？　そんなことしていました？」や「なぜだろう」という，自身の行為が意識化されていない反応がありました。この反応は想定内でしたが，このように本人でも意識化されていないものを言語化して表象することは，インタビューやアンケートを通して聞き出すだけでは不十分で，フィールドワーカーが自分で「見える世界」に飛び込んでいき，自分の目を使ってみる必要があるといわれています[7]。他者へ詳細に語ることが困難である看護師の即興的な行為をつかみとるには，「いま，ここ」の臨床状況に身をおいて，直接観察をすることでしかつかみとれないという示唆

を得ました。

看護師であり研究者の'わたし'がつかみとるもの

　看護師の行為は，目の前の状況に反応するといった対象との相互作用によって生起し，本人にとっては自明であって，なぜ，そのように振る舞うのかについて疑問を抱くことはほとんどないと思います。フィールド研修によって得た事象から，急性期病院・循環器専門病院での看護師経験をもち，本研究のフィールドである心臓カテーテル室の看護経験，身体侵襲を伴う治療が多く行われている手術室において，手術看護認定看護師として働いてきた研究者である私が，どのような立ち位置でどう解釈し記述していくのかという迷路にはまりました。フィールド研修の記録から，私自身の看護経験が色濃く描写されていることを自覚させられたのです。以下，フィールド研修によって記録したフィールドノーツの一部を示します。

　C氏（患者）は眉間に皺をよせて目と口をぎゅっとつぶり，明らかに全身に力を入れて何かを必死で我慢しているかのような険しい表情にかわったようにみえた。内藤さん（研究協力者，仮称）はC氏の表情の変化をきっととらえていただろう，C氏を見ているまなざし（マスクから出ている'目'の印象が，それまでよりも柔らかく，よりぐっとC氏を包み込むよう）に変わったように感じた。そして，内藤さんは，右手をC氏の左肩から上腕あたりを手のひらいっぱいに使ってさすりながら，「Cさん，大丈夫ですよ。力を抜きましょう」と力をこめて，任せてくださいといわんばかりにC氏にパワーを注いでいるかのように見えた。

　眼の前でくり広げられる臨床状況において，生起している事象をあるがままに客観的にとらえようとしながらも，どうしても私がC氏や内藤さんの心情を感じ取ってしまう……。いくら客観的に事実のみをとらえようとしても，わが身体を通してそこの何かを感じ取って考えるという主体としての私は，決して白紙にはならないことを自覚させられたのです。看護師であり研究者である私がその場に身をおくと，C氏の表情など，非言語的なサインから心情の変化などを感じ取っていたのです。
　看護師の臨床の「知」を探求している佐藤[8]は，哲学者の湯浅泰雄の著書を引用し，看護師が実践を通して現実とかかわるとき，「心身一如」として患者の身体から発せ

られる言葉にならない言葉を受け止めるあり様について述べています。また, 臨床哲学者の鷲田清一[9]は,「感覚というのは, わたしたちが世界を何かとして体験する時のその媒体もしくは素材などといったものではない。それは, 何かに向かうという身体の向性そのものの中で発言してくるものであるとともに, 膨張と収縮, 圧縮と弛緩, 凝集と拡散, 浮遊と沈下といった身体の動的な状態を形作るものでもないものでもあり, 身体全体の運動性と切り離して考えることはできないものである」と述べています。

つまり, 看護師はその指向性によって, 患者の表情や視点の変わりようなど, 'わたし' の感覚を通じて身に入ってくる患者の変化や反応を直観的によんで, 即座に反応し適切な行為として具現化しているといえます。見て, 感じて, 考える主体である私は, 観察する対象を同じ1人の主体として受け止め, そこにともにあろうとしつつ, どうしても関与的に現前してしまう存在なのだということを自覚し, こうした前提をもって研究計画を立案していくことにしました。

方法論的態度の明確化

実践の世界は理論モデルで把握されるよりも常に複雑であり, どうしてそのような行動をとったのかについて完全に説明することは困難であり, 実践現場のリアリティが反映された実践的な知を明らかにする研究手法はいまだ確立されていません。

看護学者の池川清子[10]は, 心身二元論的な方法論による看護学の探求に対しての矛盾を指摘し,「相手のことを〈了解〉するという場合の知り方は, 相手の言葉や表情, 仕草などの表現の中に, 自分自身の体験のありかたを見出すことによって, 相手の体験しつつある全体の状態への合意が成立する事実をさしている。したがって, 看護婦が患者の主観である訴えを, 患者自身の主観にもたらし, 患者の体験しつつある世界を共有する過程の認識は, 患者を1人の〈ひと〉として〈了解〉する過程である」と述べています。

また, 保育の実践現場においてリアリティある記述を探求している発達心理学者の鯨岡峻[11]は,「子どもの何かをつかもうと意図したときの, その志向性を養育者が感じ取れるかどうか, それが関わりのありようを決めていっているけれども, そのことを客観主義の立場で捉えることができるだろうか」と指摘しています。また,「なにがしかのことが『わかる』というのは, 当自主体にとって意識的に分かろうとして分かる

というより, むしろ相手の意図や情態が『おのずからわかる』とでもいうような, 一種独特の感じとして得られるもの」とも述べています。

　看護も保育も, 人間同士の交流を基盤とした相互作用をとおして生まれる現象です。こうした探求をしようとする際には, 相手と自分のあいだが通底して相手の主観的なものがこちらへと滲み出てくるような感覚をもてるよう, 間主観性の態度で探求していくことが必要であろうと考えました。

データ収集における
観察期間確保の必要性

　研究計画に先立ってフィールド研修を実施していくなかで, 'わたし'の「いま, ここ」の臨床状況の見え方が, フィールド研修の初期から中期, そして最終段階に入っていくほど, より深く明解になっていきました。人類学者のスプラッドリー[12]は,「人々が知っていることを明らかにしたいのであれば, 彼らの頭の中に入らなければならない」とし, そのフィールドでの活動は,「すべてが特別な意味を持ったシンボル」であり, その場を生きる人々は, 物事に対して行動したのではなく, 物事の意味に対して行動するとしています。

　いくら私に心臓カテーテル室の勤務経験があるからといっても, 2〜3日のわずかな観察期間では, 各々の施設における心臓カテーテル室という環境, すなわち人工物の関係性や参加者同士の関係性, その場で用いられている共通言語といった文化的行動や文化的産物をとらえることに終始するだけになってしまいます。実際に, 各施設において初期段階の観察では, その場において顕在化された数々の文化的知識をとらえて解釈していくことで手いっぱいの状態でした。このような気づきから, 研究協力者1名につき2週間という期間をとおして観察期間を設定しました。

看護師が看護師を研究することの意味

　精神障害をもつ当事者自身が自分たちの抱える問題を研究するという, 当事者研究について論じている石原孝二[13]は, 専門家–当事者関係では現実に体験されている体験に対応した知識を十分に得ることはできないとして,「一次データを提供する当事者」–「構成的体制を占有し解釈を下す専門家」という非対称性が成立しやすいことを指摘しています。

　一方，当事者研究は，「仲間と共に『研究』すること」であり，研究とはそもそも共同的な行為であるとしたうえで，研究の内容が個人を超えた意味をもち，「個人の日常的実践に意味や解釈，見通しを与えてくれる構成的体制を仲間と共に立ち上げ共有する作業」であるとしています。

　つまり，同僚として，仲間として，同様の理論的知識をもった看護師同士が個人的知識を扱う研究に取り組むことによって，「いま，ここ」の臨床状況の共有が可能となり，事象そのものがひらかれ，経験が発展的に更新される可能性があるのではないでしょうか。看護職生涯発達学における看護師の個人的知識を探求する営みは，研究に参加する看護師が自身の行為を客体化し，臨床の出来事を省察する機会となり，看護職個々の生涯発達に寄与する可能性があります。これからも，看護師の個人的知識を探求する営みそのものが看護師たちにどのような発達をもたらすのかについて検討していきたいと考えています。

参考文献

1) 日本医師会：看護職員の需給に関する調査——2007年5月調査. 2007.
　 http://dl.med.or.jp/dl-med/teireikaiken/20070704_1new.pdf　2019/8/1 accessed
2) 厚生労働省：中央社会保険医療協議会総会資料（建議書）, 2007.
　 http://www.mhlw.go.jp/shingi/2007/01/dl/s0131-7b.pdf　2019/8/1 accessed
3) 新村出編集：広辞苑 第5版. 岩波書店, 1998.
4) Michael Polanyi : Personal Knowledge : towards a post-critical philosophy. Chicago: University of Chicago Press, 1958.
5) M. ポランニー著, 高橋勇夫訳：暗黙知の次元. 筑摩書房, 2003.
6) 栗本慎一郎：意味と生命——暗黙知理論から生命の量子論へ. 青土社, 1988.
7) 佐藤郁哉：フィールドワーク——書を持って街へ出よう. 新曜社, 1992.
8) 佐藤紀子：「知」の身体性. 看護管理, 22 (12), 1082-1085. 2012.
9) 鷲田清一：「待つ」ということ. KADOKAWA/角川学芸出版, 2006.
10) 池川清子：看護体験の構造化——看護上の問題点とは何か. 看護教育, 20 (1), 21-29, 1979.
11) 鯨岡峻：エピソード記述入門——実践と質的研究のために. 東京大学出版会, 2005.
12) J. P. スプラッドリー著, 田中美恵子, 麻原きよみ監訳：参加観察法入門. pp. 106-107, 医学書院, 2010.
13) 石原孝二：当事者研究の研究. 医学書院, 2013.

看護実践に埋め込まれた知の探究から考える

大谷則子　和洋女子大学看護学部（入学時経験年数18年）

▍看護職生涯発達学研究を志した経緯

　修士課程を修了後，私は大学の教員になりました。教員として臨地実習に出向くなかで，多くのベテラン看護師の「いま，ここでどうにかしないと」という‘長年の勘’のような看護実践を目の当たりにしました。これは単なるその人の‘長年の勘’なのだろうか，その‘長年の勘’のような，何かに思わず突き動かされたベテラン看護師の看護実践のタイミングや方法が，その時その場にぴったりと合致しているのはなぜだろうか，という疑問をもつようになりました。言葉にはされないものの，看護実践を決定づけている‘長年の勘’のような何かを追究したいと考えて，博士後期課程に進学し，看護職生涯発達学研究に舵を切りました。

▍研究テーマを決めるまで

　後期課程1年のときに，看護職生涯発達学特論でベナーとルーベルの『現象学的人間論と看護』[1]を抄読しました。この授業では，自身の経験した患者とのかかわりや看護実践をとおして，自分に引き寄せて難解な文章を読み解くということを学びました。

　しかしながら，科学的根拠の曖昧な，言葉にならない看護実践をどう研究テーマとしていくのか試行錯誤の連続でした。看護師が咄嗟に動くときには脳内でどのような活動があるのかを生理学的に調べようと考えたり，難しい用語を使ってテーマを決めようとして長い間迷走しました。迷走しつつ文献を検討するなかで想起されたのは，"ある夜勤時にすれ違った患者がふと気になり，なんとなくベッドに戻るまで見守っていた。それまで廊下を何ごともなく歩いていた患者はベッドに戻った直後に唐突に呼吸困難を訴え，そのまま心停止したが，直ちに心肺蘇生を開始して救命に至った"

という私自身の経験でした。

　私は，このときは言葉にもしませんでしたが，科学的な根拠は曖昧でもその患者の
ことが気になってなんとなく見守るという経験は，看護師であれば誰にでもある当た
り前のものだと思っていました。しかし，言葉にならない経験が患者の生命を救うこ
ともある，という事象から関心が離れることはありませんでした。

　看護師と患者がかかわるときの一連の感覚や行動は，常に患者とともに存在し，患
者とともに動的な変化を経ていくものです。したがって，言葉にならない経験もまた，
患者との相互作用の内にあり，動態なのだといえるでしょう。ではなぜ，看護師の科
学的根拠を深く考える前に咄嗟に動くという経験は言葉にならないのでしょうか。そ
う考えたときに私は，既存の概念では説明しきれない，患者との相互作用のなかで
「いつもと違う」と感じるか感じないかのうちに思わず突き動かされて行為する，とい
うところにこだわっていたことにようやくたどり着きました。

❙ 研究方法の模索

「行為的直観」を含む
直観という概念

　私は研究を着想した当初から，「いつもと違う」感覚は「直観」という概念に近いも
のだと考えてきました。直観に関する文献検討をくり返すうちに出会ったのが，西田
幾多郎の「純粋経験」と「行為的直観」でした。とりわけ「行為的直観」は，「いつもと
違う」感覚で行為することと酷似しているように思いました。

　西田[2]は，純粋経験について言及するなかで，「ただわれわれの直覚的経験の事実
すなわち意識現象についての知識あるのみである。現前の意識現象とこれを意識す
るということは直ちに同一であって，その間に主観と客観とを分かつこともできない。
事実と認識の間に一毫の間隙がない」と述べ，ここでの「直覚的経験の事実」のこと
を「純粋経験」と示しています。純粋経験とはすなわち，主観／客観以前に事象をあ
りのままにみつめるということです。さらに，「純粋経験の瞬間において我というもの
もなく人というものもない，ただそこに一つの経験があるだけのものである。(中略)
経験の背後にはいつでもユニバーサル (一般的なもの) がある，経験は体系的発展で
あってこのユニバーサルのないものはない」ともいっています。

　こうした考え方に立つと，看護師の日常的な行動のなかで，看護師と患者が何の構

えもなく出会う経験をすることがその看護師にとっての純粋経験で，その経験の背後にある一般的なものが「その人のいつも」や「その人の基本」として存在しているからこそ，看護師が出会った経験は，一般的なものに裏打ちされて行動として顕在化する，といえるのではないでしょうか。

また，西田は「行為的直観」という概念も提唱しています[3]。西田は，自らの生み出した行為的直観という概念を「全ての経験的知識の基となるものをいう」「行為的直観的に物を見るということは，物が否定せられるべく見られることである。直観というのは，具体的には物を身体的に把握することである。ゆえに行為的直観というのである」と述べています。さらに，「行為的直観的に見られたものは，個性的に構成せられることによって客観的知識となるのである。そこには分析を通すということがなければならない。それが知識発展の過程である」と言及しています。

看護師は，自らの身体で患者の「いつも」や「基本」をあるがままとらえるとともに，実践のなかで行為的直観的に「その患者のいつも」や「その患者の基本」との差異を知覚し，そして「いつも通り」「基本通り」である部分は純粋経験として統合され，差異のある部分は純粋経験が破壊されたのだと考えられます。このようにして，看護師は行為的直観的な実践で自らの身体をとおして患者の変化をとらえ，それを積み重ねて実践における知識とし，その知識の積み重ねが個々の看護師を突き動かす力となっていることが，西田の提唱した概念から見えてきました。

看護実践の記述の方法と解釈する方法を模索する

文献検討の結果，西田のいう「純粋経験」と「行為的直観」という概念は，「いつもと違う」感覚で行為する看護実践の記述を解釈することに援用できるのではないか，と考えました。しかし，看護実践をどのようにありありと記述できるか，それをどう解釈し，何を発見できるのか，ということは，実際に病棟に入って参加観察することをとおして看護実践を記述してみなければ，まったく予想ができませんでした。

1) 「いつもと違う」感覚で行為する看護実践の状況を記述する

「いつもと違う」感覚で行為する看護実践の状況は，たとえば，次のように記述されました（文脈に影響のない範囲で中略・修正）。

　腹膜播種による腹部膨満が著明で，かつ，別疾患でステロイド内服中の70歳代女性Bさんからトイレ介助のナースコールがあった。小走りで部屋に向かいながら，A看護師は「この患者さんね，腹膜播種でおなかぱんぱん。ほんとに苦しそうなんですよ。見たらビックリするくらいぱんぱん。どうにかしてあげたいんだけどね」と話した。

　訪室すると，右手に持続点滴をしているBさんはモゾモゾと1人で起き上がろうとしていた。仰臥位から座位になる際に，A看護師は左手を背中に添えて起き上がりを介助しながら，「めまいとかしない？　大丈夫？」とBさんに声をかけ，Bさんがうなずくのを確認した。Bさんは，端座位まではどうにか自力で行い，端座位から立位になるところで右手はベッド柵に左手はA看護師につかまって，A看護師に腰部を支えられてゆっくり立位になった。立位になったBさんは，両手で点滴台につかまりながら少しずつ歩き，A看護師はBさんの左側に立ってBさんの背中に右手を軽く添えながら，Bさんのペースにあわせてトイレまで歩行を介助した。

　トイレに入るときに，Bさんは「帰りは自分で帰れるから大丈夫。また助けてほしくなったら呼ぶわ」と言い残してトイレに入ったが，A看護師はトイレ前で待機していた。Bさんがトイレから出てくると，点滴台はA看護師が右手で持ち，Bさんは両手でA看護師の左腕につかまって支えにして歩いてベッドに戻った。

　A看護師は，Bさんが仰臥位になるのを介助した後，リモコンで15度程度ヘッドアップしながらベッドサイドにしゃがみこんで，Bさんと同じ目線の高さで「おなかつらいねえ」と言いながら，ずっと右手で腹部をさすっていた。Bさんは「家でもトイレ行くのは大変だったの。ここはトイレが近いから大丈夫かと思ったんだけど，苦しいわね，やっぱり」と話した。A看護師は「ちょっと動くだけでも苦しいと思うんだよね」「利尿剤も使ってるから何度もトイレ行くと思うけど，そのたんびに呼んでね。遠慮したらだめだよ」とBさんに言いながら，ずっと右手で腹部をさすっていた。Bさんは腹部をさするA看護師の右手の上に自分の左手を重ねて，「Aさんにはね，いつも大変だけどどうしよっかなーってときに，すうっと助けてもらってるの。前の入院のときもそうだった。今もこんなにね。Aさんが来てくれるだけでほっとするの」と話した。A看護師は笑顔で「いつでも呼んでくださいね」と話して，左手も軽くBさんの手に触れてから退室した。

　自力でできそうな起き上がりを介助したのはなぜか，A看護師に問うと，「だって，ふらつきがあんなにひどかったら危ないと思いますよね，当たり前に」と話した。さらに，なぜトイレの往復を介助したのかとA看護師に問うと，「この人はお腹ぱんぱんでほん

とにつらそう。今日はいつもよりふらつきもひどいし点滴してるし。いくらトイレから一番近いベッドでも, トイレまで歩くのが精一杯みたいだなーとね, トイレに行くときに見てて思ったから, 帰りも待ってた。1人じゃ危ないですよ」と語った。また, なぜ腹部をさすり続けていたのかと問うと, 「うーん。意識してなかったけど。あんなぱんぱんなお腹見てると, どうしたら苦しいのが楽になるかなと思っちゃう」と話した。

2) A看護師が看護するうえで大切に思っていること

A看護師は, 「患者さんに優しいことが大事」「優しいって, 相手のことを理解しようとするっていうか, 簡単なことじゃないんです」と話していました。

3) 看護実践の状況から, 「いつもと違う」感覚で行為する看護実践に埋め込まれた知を記述する

(1) この看護実践の状況におけるA看護師の志向性

A看護師が, 訪室前から「この患者さんね, 腹膜播種でおなかぱんぱん。ほんとに苦しそうなんですよ。見たらビックリするくらいぱんぱん。どうにかしてあげたいんだけどね」と話しているように, ナースコールで呼ばれた瞬間から, Bさんの腹部膨満を志向して意図的にかかわろうとしていることがわかります。

(2) この看護実践の状況におけるA看護師の純粋経験とその破壊

訪室したA看護師は, 仰臥位から座位になる際にA看護師は左手を背中に添えて起き上がりを介助しながら, 「めまいとかしない?　大丈夫?」とBさんに声をかけ, Bさんがうなずくのを確認したことや, 自力でできそうな起き上がりを介助したのはなぜか, A看護師に問うと, 「だって, ふらつきがあんなにひどかったら危ないと思いますよね, 当たり前に」と話したことから, A看護師がこれまでに認識しているBさんの身体と目の前の実際とがわずかに異なり, A看護師にとって想定していない強度のふらつきであり, これがA看護師の純粋経験の破壊につながりました。

(3) この看護実践の状況におけるA看護師の行為的直観を伴う行為

A看護師は, 端座位から立位になるところで右手はベッド柵に左手はA看護師につかまって, A看護師に腰部を支えられてゆっくり立位にするという行為的直観を伴う行為をしています。

(4) 純粋経験の破壊を新たな志向性として自らの内に取り込む

A看護師はBさんのトイレ歩行の往路を介助しました。その際に, 想定以上の激し

いふらつきがあるのだと志向を新たにして自らの内に取り込んで, A看護師はBさんの左側に立ってBさんの背中に右手を軽く添えながらBさんのペースにあわせてトイレまで歩行を介助するという行為に至っています。

(5) 新たな志向性を自らの内に取り込んだA看護師に再び起きた純粋経験の破壊

Bさんのトイレ歩行の往路を介助した際に, 腹部膨満で苦しいながらも介助すれば安全に歩行できるというA看護師の純粋経験と, A看護師の視覚をとおしてとらえた想定以上に足元が見えていない状態で, 両手で点滴台につかまって必死に歩行する目前のBさんの身体とが衝突し, ここに再びA看護師の純粋経験が破壊されたといえます。

(6) A看護師の新たな行為的直観を伴う行為

A看護師は, Bさんをトイレの前で待ち, トイレ歩行を復路では点滴台はA看護師が右手で持ち, Bさんは両手でA看護師の左腕につかまって支えにして歩いてベッドに戻った, という往路とは別の方法で介助する行為的直観を伴う行為に至っています。A看護師は「今日はいつもよりふらつきもひどいし点滴してるし。いくらトイレから一番近いベッドでも, トイレまで歩くのが精一杯みたいだなーとね, トイレに行くときに見てて思ったから, 帰りも待ってた。一人じゃ危ないですよ」と遡及的に説明しています。

さらに, A看護師はベッドサイドにしゃがみこんで, Bさんと同じ目線の高さで「おなかつらいねえ」と言いながら, ずっと右手で腹部をさすっていました。これは, 「あんなぱんぱんなお腹見てると, どうしたら苦しいのが楽になるかなと思っちゃう」という, A看護師の思いがそのまま行為として現われたものといえます。A看護師が自らの思いに身体を突き動かされたこの行為は, そのまま「Aさんにはね, いつも大変だけどどうしよっかなーってときに, すうっと助けてもらってるの。前の入院のときもそうだった。今もこんなね。Aさんが来てくれるだけでほっとするの」と話すBさんの安心感につながっています。

(7) A看護師の患者Bさんに対する「いつもと違う」感覚で行為する看護実践の状況において具現化された知

以上の記述から, A看護師の患者Bさんに対する「いつもと違う」感覚で行為する看護実践において具現化された知は, 〈ふらつきの先にある転倒の危険を視覚でとらえると同時に, 患者の背中に手を添えて支える〉〈腹部膨満で苦しそうな患者の腹部にふれた手を通して自らの思いを伝える〉という行為として具現化されており, その

なかでA看護師の〈患者の身体の変化と苦痛を知覚をとおしてとらえ続け，情緒的なかかわりをもって安楽に導く〉という知が合わせて具現化されていました。

　A看護師の「いつもと違う」感覚で行為する看護実践の状況において具現化された知の記述と，A看護師が看護をするうえで大切にしている「患者に優しいこと」「相手のことを理解しようとすること」を含む自身の背景から立ち現われた，A看護師の「いつもと違う」感覚で行為する看護実践に埋め込まれた知は，【患者と情緒的なつながりをもつなかで患者の苦痛を自らの知覚を用いてとらえ，常に患者を気づかいながら患者が安楽になる方法を模索する】でした。

▎私にとっての看護職生涯発達学研究

　私にとって，「いつもと違う」感覚で行為する看護実践に埋め込まれた知の探究は，長い間かけてようやく立ち返った‘看護実践を決定づけているものは何か’というシンプルな疑問に対する答えの1つの側面のようなものであったと思います。
　なかには，科学的根拠にもとづいた均一の看護実践による質の担保の必要性や，一般化および再現性に困難が生じることから，意義が不明瞭であることを強調し，看護師の個人の固有な看護実践には意味を見いださないといった考え方もあるかもしれません。しかし，すべての看護実践には，その看護師の看護に対する考え方が滲み出されており，個人固有性を含む実践の記述をすることによって，その看護師のその状況における実践に埋め込まれている知が浮かびあがってくるのだと私は考えています。
　佐藤紀子[4]は，看護師が臨床で用いる「知」は「その看護師独自の経験に基づく個人的な知識であり，看護師がその場に身を置きそのときその場の状況の中で用いている知」であり，「実践知は，他の看護師による観察や問いかけによって言語化の方向に向かうのであり，言語化されることで臨床的知識へと発展していくと考えられる」と述べています。西田の純粋経験と行為的直観の概念を基盤とした看護実践の記述と解釈は，それぞれの看護師固有の臨床の知を言葉にする1つの方法論として，高い可能性を秘めています。
　看護実践に埋め込まれた知を記述することは，患者の生命と生活を守る看護師の日常において，その時その場でそれぞれの看護師が，患者との連続する相互作用のな

かでどのような看護実践を展開しているのかを記述することであり，その蓄積は類似した状況下において埋め込まれている知の共有化につながります。これからも，看護実践に埋め込まれた知を言葉にする可能性をさらに探求していきたいと考えています。

文献
1) P. ベナー，J. ルーベル著，難波卓志訳：現象学的人間論と看護. 医学書院，1999.
2) 西田幾多郎：純粋経験. 上山春平編，日本の名著47 西田幾多郎. pp. 93-99, 中央公論社, 1984.
3) 西田幾多郎：行為的直観. 上山春平編，日本の名著47 西田幾多郎. pp. 405-427, 中央公論社, 1984.
4) 佐藤紀子：看護師の臨床の『知』——看護職生涯発達学の視点から. 医学書院, 2007.

筋ジストロフィーの人の暮らす 病棟の看護師たち

菊池麻由美 東邦大学看護学部 (入学時経験年数17年)

　私は,「筋ジストロフィー病棟看護師の臨床状況に対する構えの構造」という博士論文を提出しました。筋ジストロフィー病棟 (以下, 筋ジス病棟) とは政策医療を行う在院日数の要件のない病棟で, 重症の筋ジストロフィー患者たちの終の棲家になっている病棟です。私はこの研究の協力者たちを「人の暮らす病棟の看護師たち」と呼んでいます。

　この研究が生まれた由縁, いかにしてこの研究にたどり着いたのか, この研究で何をどのようにして記述したのかを紹介し, 私が考える看護職生涯発達学研究の魅力をお伝えしたいと思います。

▎そもそもの出発

　今, 思い起こしてみると, 私の研究のそもそもの出発は私の看護職としてのルーツにあるように思えます。それは, ある看護職の魅力的な「姿」に引かれて看護職になったことと, ある患者に私の看護職としての「姿」を問われたことです。

私のルーツ①:
魅力的な看護職との出会い

　私は看護職になりたくて進学したのではなく, 進学先で出会った看護職の魅力的な姿にあこがれて看護職になりました。私が魅力を感じたものは「姿」としか言いようがなく, 言葉にしようとすると現実感がなくなり, 陳腐なものになってしまう気がしていました。それでもあえて言葉にするなら, 看護職の「凛として, ほどよい距離間で親身に, 真摯に相手と向き合う姿」です。

　当時の私は口先で教えられることよりも, 実践から感じ取れるもののほうが確かなものだと思っていたので, うまく言葉にならなくても困っていませんでした。そして,

学生時代にそうした魅力的な姿を存分に体感して，私は看護職になりました。

　私も，自分の実践をとおして看護職の魅力的な姿を伝えたいと看護職を続けてきましたが，自分の実践が魅力的な姿なのか，それが伝えられているのかをいまだに確かめられずにいます。言葉になっていないものは確かめることも，それを伝えることも難しいからです。しかし，私は看護職をめざしたときから，言葉になっていないし伝えるのも難しいけれど，私に感じられるものを言葉にして伝える仕事に方向づけられていたのかもしれません。

私のルーツ②：
障害をもって生き続ける人との出会い

　私は，急性期病院の整形外科病棟で働いていたときに受け持ったある患者との出会いをきっかけに，身体障害をもって生き続ける人々のケアに惹きつけられていきました。私は，その患者Mさんを，全身全霊を傾けてケアしました。そして，よかれと思ってした提案は，Mさんによって見事に拒絶されました。その光景は，今でもありありと思い出せます。その一端を紹介します。

　進行性の脊髄症で下肢に対麻痺のあるMさんは独り暮らしで，自宅でいざって生活していたためにできる臀部の褥瘡の治療目的でたびたび入院していました。このときは，臀部褥瘡部の感染と，顕著となった膀胱直腸障害の治療のための入院でした。

　私は退院を見すえ，独り暮らしの自宅に退院することで予測される褥瘡の再発や尿閉・尿路感染のリスクを考え，自己導尿の開始と，在宅支援の強化，または転院を提案しました。Mさんはイラっとして，「他者から束縛されて暮らすのは嫌だ！　1人で何とか生活できるわよ！　麻痺した体で生活することについて，あなたより私のほうがよくわかっているわ！」と言いました。

　この時，私はMさんの言葉を，障害の進行を受け止められていないととらえていました。はじめこそ抵抗を示したMさんですが，自己導尿の技術修得に懸命に取り組み，「導尿だってできるようになったし，1人で生活できるわよ」と笑顔で退院されました。私はMさんの熱意に圧倒されつつMさんを支援しましたが，Mさんの反応に引っかかり続けました。医療専門職としてよかれと思ってした提案でしたが，当時の私は障害を体感しながら自由に生きようとするMさんの経験や思いに考えが及んで

いなかったのです。意識していない自分のパターナリズムに気づかされたエピソードです。

　私はMさんから、「看護職は、障害をもって生き続ける人々にどう向き合えばよいのか」という大きな宿題をもらい、それを問い続けることになりました。

宿題の答えを追い求めてたどり着いた看護職生涯発達学

　Mさんとの出会いから、看護職の障害をもつ人々への向き合い方を問い始めることになった私は、まず、Mさんとのかかわりを振り返ったケーススタディをまとめました[1]。その後、修士論文として看護学生の対障害者態度の調査を行いました[2]。その一方で、いろいろな施設で看護職と身体障害をもつ人とのかかわりを見て回りました。

　この調査では、看護学生の対障害者態度の変容をとらえることができました。ただし、後述するようにこの方法はMさんからの宿題には不向きであることもわかりました。一方、筋ジス病棟を訪ねたとき、1人ひとり個性的で筋ジス病棟看護師っぽいと感じられる看護師の姿に出会いました。この姿にMさんからの宿題を考えるヒントがあると直感した私は、こうした看護師の姿を記述するために看護職生涯発達学に入門しました。

対障害者態度尺度を用いた調査でわかったこと

　前述の看護学生への調査は、「看護基礎教育は、看護学生が望ましい障害者への態度を修得することに役立っているか」というリサーチクエスチョンをもって、全国の看護学生を対象に縦断・横断を組み合わせた調査を行いました。調査には、態度を認知・情動・行動の次元からとらえられる多次元尺度を用いました。この調査でわかったことは、大きく分けて2つです。

　1つは、看護学生の態度と態度変容の特徴です。看護学生の対障害者態度は非医療・福祉職の人より好意的であり、障害者支援業務を行う人より非好意的でした。最終学年の看護学生は、他の学年に比べて好意的な態度をとっていました。これは、最終学年の看護学生は、障害者のネガティブな特性を認識し、否定的な感情を抱いていたとしても、好意的な行動をとっていると解釈できました。

　また，態度変容については，低学年では対障害者態度の情動，認知，行動成分のすべてが好意的に変化し，高学年では，非好意的だった者が好意的に，好意的だった者が非好意的に変化しており，全体としては変化が認められませんでした。この調査では，看護学生の対障害者態度は卒業時までに，非医療・福祉職の人より好意的であり，障害者支援業務を行う人より非好意的な程度に均等化されることが示唆されました。

　もう1つは，私の調査やこれまでの先行研究が明らかにした対障害者態度，つまり，信頼性妥当性が証明されている尺度を用いて測定できる「態度」は，「障害をもって生き続ける人々への向き合い方」に満足のいく示唆を与えないということです。それがわかっても相変わらず，Mさんからの宿題の答えがわかりませんでした。「態度」とは別の概念，尺度を用いた測定とは別の方法を考える必要があることを知りました。

筋ジス病棟の看護師たちとの出会い

　この研究と同じころ，私は筋ジス病棟を訪ねました。急性期病院でしか働いたことがない私は，筋ジス病棟の雰囲気に，私が知っている臨床とは違う何かを感じました。そこには，筋ジス病棟看護師っぽい姿がありました。私はそこに「Mさんからの宿題を考えるヒントがある！」と感じたのです。

　当時，その病棟は建物も古く，決してスタイリッシュでかっこいいとはいえませんでしたが，なぜか惹きつけられたのです。そこでは，重度の筋ジストロフィー患者たちが人工呼吸器や経管栄養，電動車椅子，機械浴，特殊なマウスで動くPCはもちろん，私が見たことがなかったいろいろなコミュニケーションのための器械を使用して，看護職の援助を受けながら呼吸し，食事し，入浴し，つまり生活していました。

　食事や石鹸の匂い，タイミングによっては排泄物の匂いがする病室には，泥臭い日常がありました。たとえば，看護職たちは汗だくになって入浴介助をし，患者さんの飲水を手伝いつつ自分たちも水分補給をし，入浴の順番を待たされて苦情を言う患者さんと一緒にぼやき合っていました。その看護職の姿は，個性豊かで生き生きとして，まるで患者さんたちとともに暮らしているかのように見えました。

　当時，筋ジス病棟の看護について書かれている文献はわずかで，看護職の態度については批判的な論考がなされていました。私が直感した看護職の姿を言い得ている文献は見当たりませんでした。

看護職生涯発達学・佐藤紀子との出会い

　それから，この筋ジス病棟看護師っぽい姿に惹きつけられるように，私は何度も筋ジス病棟に通いました。しかし何度通っても，何に惹きつけられるのかをうまく説明することができません。ある日，同じ職場の看護学研究者と話しているときに，ふと「看護職生涯発達学ならば，これを研究することができるのだろうか」と漏らしました。すると，その研究者はその場で佐藤先生に電話をしてくれたのです。あの一言が，私を看護職生涯発達学に導きました。

　はじめて研究室を訪ねたとき，先生は興味深げに私の話を聴き，「研究が‘よい－悪い’を決めるのではない。ただ，筋ジス病棟の看護職たちを記述することはできるでしょう。記述したいと思うなら，何を記述したいのか，研究計画書に書いてみてください」と言われました。‘よい－悪い’を判断しない研究……!?　目から鱗でした。こうして，「すればよい姿」や「すべき姿」ではなく，筋ジス病棟の看護師っぽい姿を記述する入り口に立ちました。

人の暮らす病棟の看護師たちの構え

　博士論文には，筋ジス病棟で働く看護職が患者や筋ジス病棟で働く際にかかわり合う諸々にどのように向き合っているのかを記述しました。方法には現象学的アプローチを用いました。

　この研究は「看護職は，障害をもって生き続ける人々にどう向き合えばよいのか」の答えを見いだしませんでしたが，「患者と，互いの喜怒哀楽を出し，当たり合う構え」で働く看護職がいることを教えてくれました。これは研究成果の一部ですが，筋ジス病棟で働く看護職の構えの発見によって，私はやっとＭさんにもらった宿題の答えにたどり着きました。私が筋ジス病棟を訪ねたときに感じたのは，身内ではない看護職と患者が互いの喜怒哀楽に当たり合いながら，人と人がともに暮らしている雰囲気でした。それゆえ，私の博士論文は「人の暮らす病棟の看護師たち」なのです。

「構え」という概念との出会い

　博士課程進学後もくり返し筋ジス病棟に通い，自分が記述したいことを明確にして

いきました。それは「私には確かに感じ取れるにもかかわらず，行動として記録したり数えたりするのが困難なこと。看護職の自覚的に行う行為のなかに無意識に出て来ているような，患者や筋ジス病棟で働く際にかかわり合う諸々への向き合い方」です。

　筋ジス病棟には，この病棟のみで行われる特有の看護行為はありませんでしたし，その手順にも特に違いはありませんでした。ただ，行われる行為は，それぞれの看護職の持ち味が出ていてユニークで，無言で見つめ合いながら行ったり，ドラマのテーマソングを歌いながら踊るように行ったり，肝っ玉母さんが子どもにするように一見ぞんざいながら安定感のある温かいやり方であったりしただけでした。そこで，筋ジス病棟の看護職が何を行っているかではなく，「どのように行っているのか」を入り口に，看護職が患者や筋ジス病棟で働く際にかかわり合う諸々にどのように向き合っているのかを記述することにしました。

　研究では，「患者や筋ジス病棟で働く際にかかわり合う諸々」を「臨床状況」，「向き合い方」を「構え」と表現しましたが，「どのように向き合っているのか」を示す概念を探すことには苦労しました。先の調査で明らかにしたようなものを指す「態度」ではありません。そんななか，ベナーらの本のなかに「Set to Action」という用語を発見しました[3]。これは，「身体による動作の先取りと身体の内に定着した反応準備」のことをいいます。これを日本の武道で用いられる「構え」に重ねると，日本人である私にはしっくり納得できたので，「構え」としました。

現象学を手がかりとした方法との出会い

　データ収集には参与観察と対話型インタビューを用いました。参与観察では，研究協力者の日常的な看護実践に同行し，何をどのように行っているのかを観察しました。この観察では見たり・聞いたりなど五感で感じることだけではなく，「ぞんざいながら安定感のある」など，私にどのように感じられたのかも重要な観察事項でした。参与観察で観察したことを入り口にして，研究協力者と個別インタビューを行い，何をどのように行っているのかを含め，筋ジス病棟での自分の看護にまつわることを語り合いました。

　そして，参与観察と対話型インタビューから得られたデータを，現象学を手がかりにして分析しました。それまで現象学を勉強したことがなかったので，0からのスタートでした。しかし，どうしても既存の枠組みに沿って評価すること（たとえば，態度評

価) を避け，事象そのものから「構え」を立ち上げていく必要がありました。その方法が現象学的アプローチだったのです。自分で意識し，語ることが可能な認識や考えではなく，本人も無意識にとる身体化された構えを記述するために，語られるエピソード以上にその語られ方に注目して分析しました。語りをくり返し読み，内容を十分につかんだ後に，同義語のくり返しや対語，文法のねじれなどの語られ方に注目して細やかに分析していきました。豆乳から湯葉を掬い取るように，語りから現われてくるものを掬い取っては言葉にしていく作業をくり返しました。

人の暮らす病棟で
患者と暮らす看護職たち

　この方法で描かれたのは，たとえば，患者に"君はとりあえずいいか"と認許されて，苦や負担を感じることなく，患者と喜怒哀楽を出し／当たり合うようになる看護職の経験です[4,5]。看護職の「患者と，互いの喜怒哀楽に当たり合う」構えの発見に心躍る思いでした。なぜなら，その構えは，対象の特性を理解し，肯定的な感情を抱き，好意的な行動をとろうとすることをよい態度ととらえる「態度」の概念を突き抜けていたからです。

　複数の病院で働いてきた研究協力者は，「(筋ジス病棟では) 喜怒哀楽を直接当たるので，浴びちゃう，当たったり，怒ったり。で私たちも，何か同じ視点に立って，(中略) 前のところは，たぶん，感情を押し殺してた，って言い方は変ですけど，何か，その，通り一遍の，その，きれいな看護師っていうんですかね。"大丈夫ですか，おかげんは？(裏返った声)"みたいな」と語りました。以前に勤務先では「きれいな看護師」「感情を押し殺してた」「通り一遍」だったけれども，今はそうではないと言います。

　メルロ＝ポンティは赤い絨毯に浮かぶ白いシミを例に，地と図の関係を指摘しています[6]。筋ジス病棟での経験を地にして，「きれいな看護師」「感情を押し殺してた」「通り一遍」が浮かび上がって見えたのですが，地である筋ジス病棟では何が経験されているのでしょうか。それを，下線部の語りの文法上のねじれ，続く語りにおける喜怒哀楽を表出する主体の入れ替わりから読み解くことができます。それは，喜怒哀楽に当たると同時に，喜怒哀楽を当てる，つまり，相互に当て‐当たる向き合い方でした。

　この研究によって私は，「患者と，互いの喜怒哀楽に当たり合う」構えで患者とかかわる看護職がいることを発見しました。また，自分が感じている言葉にしにくいものを言葉化する方法の1つを修得しました。それにも増して，看護職生涯発達学研究か

ら得た最大の成果は「これからも看護職の姿を言葉化する仕事をしていきたい！」という意気込みかもしれません。

　今，私は慢性疾患患者の看護を続ける看護師や看護学生の知覚にも関心をもって研究を続けています。これからも看護職の方々と一緒に，感じるのに言葉になっていない看護職の「姿」を言葉にしていきたいと考えています。言葉にできれば，これから看護職をめざす人や，看護職に直接触れていない人にも伝えることができると思うからです。

引用文献

1) 明智（菊池）麻由美：障害者に対する非好意的態度の一要因. 聖母女子短期大学紀要, 11, 49-54, 1998.
2) 明智（菊池）麻由美：看護学生の障害者に対する態度——その形成および変化の過程. 大正大学大学院文学研究科 修士（文学）論文, 2002.
3) P. ベナー, J. ルーベル著, 難波卓志訳：現象学的人間論と看護. 医学書院, pp. 75-89, 1999.
4) 菊池麻由美：筋ジストロフィー病棟看護師の臨床状況に対する構えの構造, 東京女子医科大学大学院 博士（看護学）論文, 2012.
5) 菊池麻由美：断続する運動機能喪失と悲しみのケア——ある筋ジストロフィー病棟に生じていた患者に寄り添うしくみ. グリーフケア, 5, 41-57, 上智大学グリーフケア研究所, 2016.
6) M. メルロ＝ポンティ著, 竹内芳郎, 小木貞孝訳：知覚の現象学. みすず書房, p. 30, 1967.

異なる場における「臨床の『知』」

　ここでは，さまざまな場における「臨床の『知』」について探求した研究について考えてみよう。

　土藏愛子さんの「手術看護をさがし求めて」，吉田澄恵さんの「1人ひとりの看護師の『知』を分かち合う」，古島幸江さんの「言葉にできない看護師の個人的知識を探求する」，大谷則子さんの「看護実践に埋め込まれた知の探究から考える」，菊池麻由美さんの「筋ジストロフィーの人の暮らす病棟の看護師たち」の5つである。いずれも博士後期課程の学位論文であり，手術室・救急外来・筋ジストロフィー病棟・心臓カテーテル室・外科病棟という場における看護師の臨床で起きている現象に着目している。この5つの研究は共通して，データ収集をフィールドでの参加観察を方法とした。いずれも自分の臨床経験があるがゆえに，立ち現われる現象を見たときに「当たり前のこと」として通り過ぎてしまうリスクがあることを十分に認識したことから選択したデータ収集方法であった。

　土藏さんは，長年追い求めてきた「手術看護とは何か」という問いに答える形での研究であった。たとえば対人関係の技術として，不安や緊張の強い患者の安全を守り，確実に伝わるように「スリムな定型化した言葉で，行動の直前に，はっきりと」話す，あるいは硬膜外カテーテル挿入では麻酔科医のかかわりを見ながら，「安全な体の動きの誘導，感覚的な刺激の周知，見えないところでの操作の説明」という行動が見いだされたこと，診療に伴う技術として，「手術の流れを最良につくり出すために行動する」「動きのある環境のなかで，機能性を優先した場を創出する」という行動が見いだされたことが記述されている。参加観察法を用いた研究としても，看護職生涯発達学研究としても最初の院生であったことで2人で四苦八苦した思い出がある。土藏さんは参加観察のほかにビデオ撮影も行ったので，倫理的配慮として患者さんをはじめ，手術室にいる医療従事者たちの理解を得ながら実施した研究であった。

▶▶▶ ●●●

　吉田さんの研究は，救急外来の看護師の看護実践に焦点を当てている。結果として5人の救急外来看護師とともに探求された知は，【目にとまり耳に入り覚えているあらゆる情報を駆使し，その時その場のその人の切実さに関わる】【互いの気づきを声に出して伝え合い，看護師だからできるケアが抜け落ちないように関わる】【顔をみて直接話すコミュニケーションで横とつながり，患者が癒される空間を創り出して関わる】【事情を抱えた患者・家族への配慮のために，医師と患者との三角の中で看護師としての出方を見極めて関わる】【医療の専門家の判断を待つ患者に，少しでも早く社会人としても患者としても満足してもらえる状況を創り出して関わる】として示されている。フィールドにした救急外来は，一次救急も二次救急も受け入れている場であったことから，看護師にとっては日常的に遭遇する患者状況ではあっても，1人ひとりの患者の背景を少ない情報から読み取り，たくさんの診療科の医師たちの特性を見極め，入院受け入れ先の病棟の状況も視野に入れた熟達した看護実践の様子が浮かび上がってきた。

　テーマになっている「救急外来看護師とともに行う知の探究」の「ともに行う知の探究」については，研究としても斬新なものであったと考えている。というのも，研究は研究者が行うという前提があるので，「ともに行う」ということは，ここで登場する救急外来看護師は研究協力者なのか共同研究者なのかわからないという指摘もあったからである。しかし，吉田さんは研究協力者の参加がなければ，「知の探究」はできないと考えていた。他の院生の研究にも同様のことがいえるのだが，このような研究のあり方も「看護職生涯発達学研究」の特徴であると考えている。

　古島さんの研究は，心臓カテーテル室の看護師の即興的な行為に着目している。

　「博士後期課程では，博士前期課程の経験から，当事者の行為経験を固有で個別なものとして認識し，ホリスティックな見方で解釈し，詳細に記述したいと考えていました。そして，比較的ルーティン業務が多いといわれていた心臓カテーテル室看護師の即興的な行為（その状況に身を任せてくり広げられる観察可能な看護師

の身体表現)に着眼しました。フィールド研修をくり返し行うことで，客観的に記述しつくせない事象を探求するうえで欠かせないであろう研究手法や方法論的態度についての示唆を得ました」という記述があるように，1人ひとりの看護師の自分でも意識していない行為を詳細に記述し，その分析結果が示された力作であった。古島さん自身も手術室看護師，心臓カテーテル室看護師の経験をもっていたので，本格的な研究に着手する前にどのような流れで実践が行われているのかを詳細に記述し，そのうえで「即興的な行為」を峻別している点に研究の緻密性があったと考えている。

　大谷さんは，西田幾多郎の「行為的直観」について精読し，看護実践の場で「いつもと違う」感覚で行為する看護師の実践を探求した。これまでの看護職生涯発達研究で看護実践をテーマにする場合，どちらかというと熟達した実践に着目した研究が多くあった。しかし大谷さんは，外科病棟で2年以上の経験をもつ看護師を研究協力候補者とした。これも大谷さん自身の経験のなかで，経験年数にかかわらず「いつもと違う」感覚が，看護師の実践を変化させることに気づいていたからであろう。外科病棟という選択も，大谷さん自身がこの領域で看護実践を経験してきたことに由来している。データ収集の際には，時には観察者にとどまることを超えて，実践者としてケアの一部を担ったことも研究計画を吟味するなかで決定したことであった。そして「いつもと違う感覚で行為する」看護実践を記述した論文を完成させている。

　「なかには，科学的根拠にもとづいた均一な看護実践による質の担保の必要性や，一般化および再現性に困難が生じることから，意義が不明瞭であることを強調し，看護師の個人の固有な看護実践には意味を見いださないといった考え方もあるかもしれません。しかし，すべての看護実践には，その看護師の看護に対する考え方が滲み出されており，個人固有性を含む実践の記述をすることによって，その看護師のその状況における実践に埋め込まれている知が浮かびあがってくるのだと私は考えています」と大谷さんは研究を振り返るなかで記述している。

　ここまでの4名は，どちらかというとクリティカルな場に着目している

▶▶▶ ••

が，菊池さんの研究の場は，「終の棲家になっている病棟である筋ジストロフィー病棟」の場であった。菊池さんの研究では次のことについて探求している。

　看護職の「患者と，互いの喜怒哀楽に当たり合う」構えの発見に心躍る思いでした。なぜなら，その構えは，対象の特性を理解し，肯定的な感情を抱き，好意的な行動をとろうとすることをよい態度ととらえる「態度」の概念を突き抜けていたからです。
　複数の病院で働いてきた研究協力者は，「（筋ジス病棟では）喜怒哀楽を直接当たるので，浴びちゃう，当たったり，怒ったり。で私たちも，何か同じ視点に立って，（中略）前のところは，たぶん，感情を押し殺してた，って言い方は変ですけど，何か，その，通り一遍の，その，きれいな看護師っていうんですかね。"大丈夫ですか，おかげんは？（裏返った声）" みたいな」と語りました。以前に勤務先では「きれいな看護師」「感情を押し殺してた」「通り一遍」だったけれども，今はそうではないと言います。

　菊池さんは参加観察（菊池さんは「参与観察」としている）と対話型インタビューを用いた研究をしているが，看護師の構えという言葉では言い表わすことが困難なテーマに果敢に挑戦し，数年間にわたるフィールド調査で何度もデータを吟味し，確認しつつ進めた研究であった。病棟を「終の棲家」とする人たちが，看護師をどのように見ているのかの記述と相まって，これまで言われてきた看護師像とは異なる構えをもつ，筋ジス病棟の看護師の様相を見いだした貴重な研究であった。

▶▶▶ 臨床の知を言語化すること

　この5つの博士論文をとおして，私は次の2点について考える。まず，研究方法についてである。筋ジストロフィー病棟について研究した菊池さんは現象学的アプローチを用いているとしている。しかし，他の4人はそうは表現していない。どちらにしても筋ジストロフィー病棟，手術室，救急外来，心臓

解説

カテーテル室，外科病棟で行われている実践に着目し，参加観察とインタビュー，土蔵さんはVTR撮影を用いてデータ収集をしている。そこでは，その場特有の状況やそこでの看護師の振る舞いとその意味を記述し，詳細な分析・解釈を行っている。それは質的帰納的な研究であり，そこで現実に起きている現象を記述し，分析・解釈する際の視座は看護師である当事者にある。当事者の視座でデータに浸る作業をとおして，日常では言葉にされない，身体に埋め込まれた知に言葉（概念）を付与することに至っている。

2点目は，結果として見いだされた実相をどのように言語化するのかという問題である。吉田さんは，自身が見いだした表象された知について，「もっと短い表現のほうがよいという考え方もある」と述べている。

しかし，その場の状況とともにある看護師の知は，これ以上短くすることができないほど凝縮化されて表現されているのではないだろうか。

哲学に依拠するということ　　　　　｜　佐藤紀子

　看護職生涯発達研究の特徴のひとつに，哲学に依拠していることが挙げられる。特に博士後期課程院生が取り組んだ研究には，「生きること」「考えること」「学ぶこと」「実践すること」に関する哲学的な前提と考察が不可欠であった。ここに紹介する3名の院生たちは，内外のさまざまな哲学者，宗教哲学者，教育者の著作を学び，その根底にある人間観を咀嚼し言語化している。

　看護理論を学んでいくと，「看護」という抽象度の高い概念を理解するためのサブ概念として，まずは「人間とは何か」について言及する必要がある。改めて「人間とは何か」を問うことで，他者を客体化して研究をするのではなく，自分自身も人間であることを十分に認識しつつ他者の語りを聞き取るということが可能となる。3名は対話型インタビューを通したデータ収集を行い，「看護学の学士課程修了時の学生が語る看護師としての『私』」「看護師にとって臨床での痛みを伴う経験の意味」「看護師の実存から探る臨床看護の本質と，それを職業として生きる意味」の研究が成し遂げられている。

　看護学は自然科学ではなく，人間科学であるともいわれているが，もとより普遍的・論理的・客観的な見方では成立しない臨床を舞台としている。今の私の感覚で述べると，人体の構造と機能や病態学，心理学，薬理学などの科学的知識を自身のみのうちに取り入れ，そこに経験から学び続けてきた学修成果を融合させている看護師が，偶然に出会った患者や家族との相互作用のなかで，相手の関心に自身の関心を向けていくことが看護実践であろう。この過程で，省察しつつ実践することがプロフェッショナルの神髄であると考えている。

3 哲学に依拠するということ

「看護職としての『私』」を看護職生涯発達学の視座から記述するための方法

古都昌子　鳥取看護大学看護学部（入学時経験年数28年）

　佐藤紀子先生の看護職生涯発達学領域に巡り会ったころ、「看護学生（以下、学生）が自律的に育つための教育とは何か」が私の関心テーマでした。しかし、博士後期課程の学修を通じて、幾度も研究計画を見直すなかで生じた問いは、真の学生理解として「看護学を学ぶ学生の内面には何が生じているのか」「急増する看護系大学で学ぶとはどういうことなのか」でした。

　そして私は、「看護学の学士課程修了時の学生が語る看護職としての『私』」というテーマで、博士論文を記述しました。いまだ精錬の途上ですが、以下に、なぜ、私がこのテーマで論文を記述するに至ったのか、どのように記述しようとしたのかを述べていきます。

▌医療・看護の背景と看護職生涯発達学の視座

　医療・看護の現状に目を向けると、2025年問題はもとより、さらなる高齢化、医療需要の増大や多様化が予測され、地域包括ケア時代を迎え、看護職の質量ともに確保することが急務とされています。看護職の需要が増加するなかで、社会からの期待は大きく、看護系大学、学部・学科は今なお増加していますが、少子化の進む未来もふまえると、看護職をめざす学生は、今後、一層多様化し、「学生理解」はさらに困難を極めることも想定する必要があります。

　看護基礎教育において、学生は、看護教育学の視座からは、看護学を学ぶ途上にある人であり、「教授–学習活動」において、教えられる人として学習目標の達成をめ

ざして学ぶ存在である[1]とされています。先行研究でも学生のアイデンティティ形成，キャリア形成，学習経験などについて明らかにする研究は無数に取り組まれてきました[2-9]。しかし，学生は，固有の経験を経て，職業選択の1つとして看護職を模索しながら未来に向かって人生を生きる存在であるともいえます。主観的な現実世界として学生の内側から見たとき，そこには何が内在しているのか。教育する側から学生を学習者としてみた研究は数多くありますが，青年期を生きるひとりの人として考えると，学生を学習者としてだけ見ることは，一面からの見方にとどまるのではないかと考えられます。

看護職生涯発達学は，「基礎教育を含めて看護師が生涯にわたり発達し続けることを支援する学問」と位置づけており，学生を「看護職として生涯発達していくひとりの人」であるとしています[10]。私は，「看護学を学ぶ学生の内面には何が生じているのか」の問いに応えるために，看護職生涯発達学の視座から看護学生をとらえる記述に取り組みました[11]。

私の経験から育まれた学生理解の探究への志向

私は，実習指導者および看護師養成所の教員という役割で学生に出会い，その経験から学生1人ひとりには固有の魅力があると考えてきました。実習指導で学生特有の思考や感性にふれた経験は，私自身が看護に真摯に向き合い，考えるようになった契機でもあり，学生を通じて看護の原点を学び直し，学生の魅力を実感するようになりました。

その後，私は看護師養成所の教員として学生とかかわるようになり，生活者として青年期を生きる学生と間近で接しました。そこで知る学生は，看護職となるべく準備を進めながら，発達課題に向き合う固有の存在であり，多面的に学生を理解する必要性について考えるようになりました。学生は看護職をめざし，時に「看護師さながら」に存在し，かつ，生涯発達していく存在として青年期の自己を模索していると思えたのです。

『その先の看護を変える気づき――学びつづけるナースたち』[12]において，柳田も，学生の記述するエッセイをひも解くなかで，学生たちの医療の現場における感性の素晴らしさについて言及しています。そして，学生は臨床実習の場で，生涯の生き方にまで影響が及ぶような重要な「気づき」を経験しており[13]，今後の看護を変える気づ

きを投げかける存在であると学生の可能性にふれ, 学生を生涯発達していく存在としてとらえています。

　また, ベナーは, 『ベナー 看護論』[14] の執筆当時, 学生を Novice (見習い尼僧) とし, 第1段階の初心者レベルとして, 客観的属性 (体重, 体温, 血圧) から状況を学び, 原則通りの行動しかできず, 柔軟性に欠ける存在とみなしていました。初心者, 新人, 一人前, 中堅, および達人レベルの区分において, 学生は, 看護職としては第1段階に区分けされた立場でした。しかし, その後の著書, 『ベナー ナースを育てる』[15] においては, 学生は, 適切な支援があれば, 看護師らしく行動できると, 学生の経験を生かした教育の必要性について言及しています。看護師らしく行動できることの意味や受けとめ方も多様とは思いますが, 今までとは異なる視点で, 臨床における学生の可能性を明らかにし, 教育の課題を指摘したのです。

▎看護基礎教育の学生を理解するための検討

教員の視点から取り組まれた先行研究

　看護基礎教育の研究において, 大半は学生を研究対象としており, そのなかでも看護学実習の研究が, 無数といってよいほどなされています。先行研究では, 学生の経験を幅広くとらえるというよりも, 1つの領域や場面に限定したうえでより具体的に学生の現状をとらえる研究が多く, 実習指導教育への示唆を得ようとする目的で行われている傾向がみられます。筆者が 2006 ～ 2010 年の5年間の臨床実習に関する文献について概観した研究[16] の結果では, 大学教員による研究がほぼ半数を占め, 専門領域での実習科目ごとの具体的な研究がなされていました。これらの文献は, 学生の立場からとらえるというより, 看護学教育の視点から, 学習目標を達成する学習者としての学生について分析した研究であり, 教える側の教員の視点でまとめられた研究であるといえます。

学生の発達の理解

　一方, 学生の理解につながる検討として, 人としての発達への理解があります。ほとんどの学生は, 大人の世界の入り口に立つ時期を生きています。服部[17] は, 「生涯

人間発達論」として,「人間の一生涯という全行程を発達のプロセスとしてとらえ」,その発達を「本来的に変化の過程であり,身体的・知的・情緒的・社会的等の諸相が互いに機能的に関連し合い,広い統一あるいは全体としてダイナミックに変化していくプロセス」と定義しています。

岡本[18]は,アイデンティティ生涯発達論の視点から,「『自己形成』の根幹は,『なりたい自分を見つけること』『なりたい自分になること』である」と青年期特有の課題について述べています。この時期は,自分はどんな人間なのか,そして自分はいったい誰なのかを問いかける時期で,自分探しや自己発見により,人生の未来へ向かう時期ととらえられます。

看護学を学んだ学生は,発達課題であるアイデンティティの確立を遂行しながら,次のキャリア発達の課題へ向かう時期を生き,専門職への移行期としてのキャリアトランディションのときを迎えます。「キャリア」は多義的であり,定義はさまざまですが,アメリカでは,「career」はアメリカ文化における独立独行を精神的支柱とする個人主義のことであり,職業生活だけでなく,家庭生活,社会生活なども含む広い意味での1人の人としての人生のあり方を示します[19]。また,トランディションは「転機」「転換点」「移行」を示す言葉で,次の発達段階へのステージの移行を意味します。スーパーのキャリアステージ論[20]では,学生は第2段階の探索段階で探索行動を通じて職業選択を行い,第3段階の試行期を経た確立段階としてキャリア初期への入り口にあると位置づけられます。つまり,キャリアトランディションとして,看護学を学ぶ学生から看護職として働く人へと移り行くこの時期の特徴となる生きざまを示すことが考えられます。

学生を人として
とらえること

一方では,学生を人としてとらえ,それについて言及しているものとしては,以下の書籍などがあげられます。野島[21]は,『人間看護学序説』において,看護における「ひと」,看護する「私」を探究し,学生について「わたしの年若い友人たち」として自由で生き生きとした発想と,看護について真摯に悩む姿から学ばされたと記述しています。そして,不安な患者を看護する場合に,豊かな経験を積んだ看護師が,未熟な初心者の学生よりもよりよい看護効果を上げるという意見に無条件に同意はできないとしています。そして,「無条件の同意を与えることはできないというよりも,ここに

は何か非常に大切なものが欠けている」と指摘しています。「それよりも，むしろ，一生懸命ではあるがおどおどしている。新しい知識を身につけてはいるが，それをいつ使ったらいいのかわからなくて，見当違いの失敗を重ねているようにみえる学生の方が，最終的にはむしろ患者に望ましい結果をもたらすことが生じ得るのである」と，学生の人としての看護実践における特性について述べています[21]。

柳田[12]は前述のように，次の時代の医療を担う学生たちの，医療の現場における「気づき」の感性の素晴らしさについて言及し，学生は，臨地実習において生涯の生き方にまで影響が及ぶような重要な「気づき」を経験しており，今後の看護を変える気づきを投げかける存在であるとしています。著書において，学生の書くエッセイについて次のように論じています。「いわゆる難しい患者とのコミュニケーションを取るにはどうすればよいかという難問の解決案を探るには，もはや教科書の枠内での思考では，まるで役に立たない。患者の個性に着目して個別性の豊かな対処が，どうしても必要になってくる。そのことをみごとに乗り越えた……」，さらに，学生が患者に対して真剣に聞こうとする態度があり，そこから『気づきの多重構造』が生まれる。また，学生の現実を通じて，「冷静，客観的に医学や看護学をベースに置いた対応をする『三人称の視点』で割り切るのではなく，自分が患者あるいは患者の家族だったらという，一人称，二人称の立場の人に寄り添う（中略）『二.五人称の視点』」があると述べています[13]。

野島は，学生の弱さを強みとし，柳田は学生のたくましさ，ピュアな感性について取り上げており，それぞれの論点は異なっているようにも見えます。しかし，前述した野島のいう「何か非常に大切なもの」は，柳田の論点と共通しているのではないでしょうか。「何か非常に大切なもの」とは，学生が「いつも（患者や患者家族について）考えている」ことから生じ，人として向き合うことを大切にする臨床での特性ともいえる力ではないかと考えられます。専門的な知識・技術を十分に兼ね備えていないからこそ，人としての感性，人としての力が浮き彫りにされて，患者の求める看護につながるのではないかと考えます。

以上から，看護学の学士課程を学ぶ学生を，「看護職として生涯発達していくひとりの人」としてとらえ，学習面，心理面などの部分に切り分けることなく，学生自身がとらえるすべての「私」に視点をあてたいと考えるようになりました。青年期を生き，看護職として生涯発達していくひとりの人として，「看護職としての『私』」として記述したい。それにより，看護学を学ぶ人として学生をとらえる新たな視座を見いだす

ことにつながるものと考えました。そこで,「看護職としての『私』」を看護学生涯発達学の視座から記述するための方法を模索していきました。

▌「看護職としての『私』」を記述する

試行錯誤の日々

　前述したように看護職生涯発達学では,学生を「看護職として生涯発達していくひとりの人」であるとしています。ひとりの人,すなわち内面から見た「私」を書くことになります。しかし,看護学研究において,「私」をキーワードとする研究はほとんどありません。元来,日本において,「仕事には私情を挟まない」という考え方があります。武井[22]は,「私情という日本語は奇妙である。公に認められる感情とそうでない感情とがある」と指摘しています。公に認められない個人の感情は,「私情を挟む」「私情に流される」などとよい意味では用いられません。

　このように「私」の意味としては個人そのものを示し,プライベートの意味合いが強いと見なされやすいのです。そのため,論文として「看護職としての『私』」を記述することは可能なのか,試行錯誤の日々が続きました。「私」については,科学の「知」では説明できず,いまだ混沌として未来に拓かれている臨床の「知」[10]の考え方が重要と思われました。そして,その後は「看護職としての『私』」の記述を助ける哲学的な検討により,「私」を追い求めていきました。

哲学的,宗教的な検討

　哲学的な解釈として,「対話の哲学」と称されるマルティン・ブーバーの著書である『我と汝・対話』[23]を参考にしました。ブーバーは「人間は汝に接して我となる。(中略)〈われ〉の意識は,つねに〈なんじ〉に対する関係の網の目の中で〈なんじ〉をとらえようとする。しかも〈なんじ〉自身とはならない認識可能な存在者として現れる」と述べ,我(私)が汝と接することで我(私)を形成していくことにふれています。ブーバーは,我−汝の対話の哲学を示し,関係性の哲学の視座に立ち,個別的実存の存在論的構造を関係性において開示するという実在論的視座と,真に人が生きる共生の世界の根拠を見いだすという視座を示しました。他者とともにある存在と実在におけ

る「私」という考え方を論じています。

　宗教哲学者の上田閑照は『私とは何か』[24]において，以下のように言及しています。まず，「『私』と言うことは自分を指して他者に向く行為であり，それは，自分を指して『私』と言いつつ『自分に返る』方向と，その自分を他者である相手に向ける『自分から出る』方向と，この二つの逆方向への運動 (求心性と運動性) から成る」としています。つまり自分として受けとめ，その内面に語りかける「私」と他者に向けて表出する「私」が動的に関連しあいながら「私」が存在し，「私」は，常に「内」と「外」を意識しながら存在するという「私」のありようを示しています。また，上田は人間が時間とともに存在することに言及し，「少なくとも単細胞である受精卵に『私』があるとは思えない。卵の段階から今にいたる過程で『私』は作られてきた。つまり『私』とは，発達の過程のなかで形成されてきたものである。『私』は形成され，また崩壊していく。成り立ってきたものは壊れうる」と述べます。ピカソが「過去の作品は，もはや私の作品ではない。過去の私は私ではない」と言ったように，過去に生きた「私」は壊され，また，形成されている別の「私」であるともとらえられます。

　また，臨床哲学者の鷲田は『じぶん・この不思議な存在』[25]において，「わたしは何かを排除することでわたしになる」とし，「『ほかならぬこのじぶん』ということばにもあるようにじぶんではないものを明確にすることによって逆に自分の輪郭をはっきりさせようというやりかたもある，(中略) わたしが誰でないかということによってわたしを明らかにしようとする」と述べます。さらに鷲田は，「わたしになるというのは，社会の一般的な秩序の中に自分をうまく投入していくことにほかならない」としています。秩序のなかに自分をうまく投入していくという経験は，初学者の学生が学ぶ経過での経験として想定できます。また鷲田は，「わたしを誰かととらえるときには，誰にとっての特定の他者であるかを考えてみる。それは他者とのかかわりでしか見えてこない」としています。このように他者は「私」に関与し，「私」は他者に関与します。

　以上の検討から，筆者は「私」とは「他者としてのほかの誰かや何かに向き合い，受け入れつつある中で形成される存在である」と説明しました。

宮沢賢治の詩を援用して

　上記の検討を探求し，「看護職としての『私』」を説明するメタファーを模索していくなかで，筆者は宮沢賢治の「春と修羅」[26]の詩に巡り合いました。宮沢は，詩や童

話を書く作家でもあり, 教育者, 科学者, 宗教者としても多彩な活動をくり広げたと
して知られています。「看護職としての『私』」の哲学的, 宗教的な検討の過程で巡り
合った宮沢賢治の文学の世界を援用して, 「因果交流電燈」「有機交流電燈」をともす
なかで生きる学生を「看護職としての『私』」の記述に至りました。そこでは, 6名の学
士課程修了時の協力者のそれぞれの語りから, 1人の人として看護職として, 過去か
ら未来へと個々の発達をとげるありようを記述することができました。これを, 学生
をとらえる新たな視座として, 今後の看護基礎教育, 継続教育に役立てていきたいと
考えます。

　博士論文を記述する日々は, 紆余曲折の連続でした。しかし, 今は, 偶然に思えた
佐藤先生との出会い, 看護職生涯発達学の仲間との出会いは, 必然的な巡りあいで
あったと思えます[27]。

　看護職生涯発達学の修了生として取り組みに着手できる環境に感謝し, 今後も看
護基礎教育の学生, 臨床看護師への支援につながる教育・研究活動を, 豊かに温かく,
知恵を絞り, 心を寄せながら, 「看護職としての『私』」の探求に向けて取り組み続け
ようと思っています。

文献
1) 杉森みど里, 舟島なをみ：看護教育学 第4版. 医学書院, p.36, 2006.
2) グレッグ美鈴ほか：看護学生の同一性形成に及ぼす教育課程の影響──半構造化面接法による追跡調査. 全国看護教育研究会誌, 22, 96-108, 1990.
3) グレッグ美鈴ほか：看護職者のキャリアマネジメントのあり方. 岐阜県立看護大学紀要, 5 (1), 3-9, 2005.
4) 杉森みど里, グレッグ美鈴, 舟島なをみ：看護基礎教育課程における学生の同一性形成に関わる経験の分析──臨床経験2年目の看護婦の面接調査から. 千葉大学看護学部紀要, 15, 9-15, 1993.
5) 宮脇美穂子：4年制大学における看護学生の職業的社会化. 医療看護研究, 2 (1), 142, 2006.
6) 宮脇美穂子：4年制大学における看護学生の職業的社会化──2年生を対象として (第2報). 医療看護研究, 3 (1), 64-68, 2007.
7) 宮脇美穂子：4年制大学における看護学生の職業的社会化──3年次の臨地実習における体験に焦点をあてて (第3報). 医療看護研究, 4 (1), 57-63, 2008.
8) 白鳥さつき：看護大学生が看護職を自己の職業と決定するまでのプロセスの構造. 日本看護研究学会雑誌, 32 (1), 113-123, 2009.
9) 坂野純子ほか：看護学生の職業意識に関する研究. 日本公衆衛生学会総会抄録集, 69回, 491, 2010.

10) 佐藤紀子：看護師の臨床の『知』——看護職生涯発達学の視点から. 医学書院, p. 13, 2007.

11) 古都昌子：看護職生涯発達学の視座からの看護基礎教育における学生のとらえ. 東京女子医科大学看護学会誌, 11 (1), 43-48, 2016.

12) 柳田邦男, 陣田泰子, 佐藤紀子編：その先の看護を変える気づき——学びつづけるナースたち. 医学書院, 2011.

13) 柳田邦男：「気づき」の力 生き方を変え, 国を変える. 新潮社, p. 24, 2008.

14) P. ベナー著, 井部俊子訳：ベナー看護論 新訳版——初心者から達人へ. 医学書院, p. 17, 2005.

15) P. ベナー, M. サットフェン, V. レオナード, L. デイ著, 早野ZITO真佐子訳：ベナー ナースを育てる. 医学書院, 2011.

16) 古都昌子：看護基礎教育の臨床実習に関する過去5年間の研究タイプの概観. 東京女子医科大学看護学会誌, 7 (1), 33-38, 2012.

17) 服部祥子：生涯人間発達論——人間への深い理解と愛情を育むために 第2版. 医学書院, pp. 2-3, 2010.

18) 岡本祐子編著：アイデンティティ生涯発達論の射程. ミネルヴァ書房, 2009.

19) 平井さよ子：改訂版 看護職のキャリア開発——転換期のヒューマンリソースマネジメント. 日本看護協会出版会, 2009.

20) 前掲書18), pp. 62-65.

21) 野島良子：人間看護学序説. 医学書院, p. 42, 1976.

22) 武井麻子：感情と看護——人とのかかわりを職業とすることの意味. 医学書院, 2010.

23) M. ブーバー著, 植田重雄訳：我と汝・対話. 岩波書店, 2013.

24) 上田閑照：私とは何か. 岩波書店, 2011.

25) 鷲田清一：じぶん・この不思議な存在. 講談社, 2011.

26) 宮沢賢治：春と修羅. 関根書店, 1924.

27) P. ベナー, J. ルーベル著, 難波卓志訳：現象学的人間論と看護. p. 62, 医学書院, 2006.

「看護師の臨床における痛みを伴う経験の意味」の探求

上田理恵　獨協医科大学看護学部（入学時経験年数22年）

看護職生涯発達学との出会い

　私の看護職生涯発達学との出会いは，博士課程への進学を検討していたときに「看護師の臨床の『知』──看護職生涯発達学の視点から」[1] に出会ったことでした。しかし，それまで九州の地元から出たことのなかった私にとって，東京の大学への進学はなかなか踏ん切りがつかず，実際に佐藤紀子先生にお会いしたときも，まだ迷っていました。しかし，本にサインをいただいたときに書き添えてくださった「より良き実践のために」という言葉に，長年臨床にいた私が博士課程で勉強したいと思ったのはこのためだったと，胸にすとんと落ちるような思いを感じました。それと同時に迷いはなくなり，看護職生涯発達学の博士課程を志しました。

　しかし，博士課程での学びは困難の連続で，果たして私に博士論文を書き上げる日がくるのだろうかと感じ続ける日々でした。一方で，今まで知らなかったことが多かった分，知識の世界が広がるのは興味深いことでした。

　論文テーマの探求は，自分自身を振り返ることでもありました。私は，臨床での教育や医療安全などの組織横断的な活動をとおして，離職の統計には表われないような臨床における「痛み」を伴う出来事が原因で，看護師が離職している実態を目の当たりにしてきました。看護師の多くは，その痛みについて深く語ることはありませんでした。しかし，臨床において，たとえば「自分のせいで患者を命の危険にさらしてしまった」など，あえて自分を罰するように語る言葉を耳にするたびに，その看護師の抱える痛みが気になっていました。それは，私自身も今なお消えない痛みを伴う経験を抱えているからでした。私はゼミという，痛みを安心して語ることができる場所で，その出来事に向き合ったことで，その経験が今の自分につながっていることを確信しました。そして，「看護師の臨床における痛みを伴う経験の意味」のテーマで論文を書くことを決めました。

　渡辺和子は，「自分一人では見つめえなかった傷を『そんなに汚くない』と言って一緒に見つめてくれる人，この傷はこういう手当をすれば治ると言って包帯を巻いてくれる人がいる。そうすると今度から傷をすることを恐れない人間に自分が変わっていく」[2]と述べています。そして，「初めから人に包帯は巻けない。それこそ義理で巻くことはできても，ほんとうにいつくしんで，その傷口を巻くことが出来るためには，自分の受けた傷に誰かがやさしく包帯を巻いてくれることが必要」[2]と述べています。

　私は，自分の痛みを伴う経験を振り返るなかで，きちんと包帯を巻いてもらった経験をしたからこそ，「看護師の臨床における痛みを伴う経験の意味」というテーマに向き合うことができたと思っています。

　そこで，本稿では「看護師が臨床における“痛みを伴う経験”から学ぶこと」[3]として東京女子医科大学看護学会誌に投稿した論文をもとに，論文として自分の伝えたいことを伝えるために，哲学的な思索を深めることで，論文の論理的基盤がつくられていった過程について述べたいと思います。

▌論文テーマに関する哲学的な探索

「臨床」のとらえ方

　私は，ずっと臨床で看護師として勤務してきました。博士課程に入り，学問的な知識不足を痛感しましたが，唯一支えとなったのは今までの臨床経験でした。だからこそ，臨床の看護師の姿を臨床の看護師に伝えられるように書きたいと思いました。

　しかし，「臨床」という言葉を多用していながら，「看護師の臨床における痛みを伴う経験の意味」を探求するにあたって，そもそも「臨床とは何か？」が問いとなり，そこから哲学的な思索が始まりました。

　まず「臨床」という言葉の意味を，その言葉の成り立ちから考えてみたいと思います。日本語で「臨」という字を用いるときは，病者の傍らに立つ他者の側が表現されており，「臨床」は，「病床に臨んで実地に患者の診療をすること」という意味になります。一方で，英語の「臨床」は「clinical」と表わされますが，「病院と関連する場所，ベッドサイドでの医療的なケアを行う場所」という意味となります。つまり，英語が病者本人の姿勢のみを表わしているのとは異なり，日本語で「臨床」を意味するときは，傍らに立つ他者の側も表現されており，床に伏せるものとその床に臨む者との「間」で，

何ごとかが「伝播」するような互いの関係性までも伝えるニュアンスが含まれています[4]。

　哲学者の中村雄二郎は、「現実をとらえなおすためには、個々の場所や時間の中で対象の多義性を十分考慮しながらその交流の中で事象をとらえることが重要である」[5]と述べています。そして、この現実をとらえなおす場所が「臨床」であるとし、ともに過ごす時間と互いの関係性を重視しています。

　哲学者の鷲田清一は、さらに「臨床」が特定の「だれか」として対面し合うような場であることも重要視しており、「臨床」という場を「自他がともにそのうちにつなぎとめられる〈共同の現在〉という時間性」をもって規定しています[6]。つまり、「臨床」は具体的なコミュニケーションの場であり、他者とまみえ、他者を迎え入れ、その関係性のなかで自分自身もまた変えられるような経験の場面でもあり、「臨床」は医療に特化したものではなく、広い範囲の概念としてとらえることができるといえます。

　外口玉子は、看護師が「臨床」という状況に引き込まれていくことを「台風の目みたいな看護現場の力学に引きずり込まれる」[7]と表現しています。

　看護師にとっての「臨床」は、常に自分の責任を引き受ける覚悟をもって臨んでいる場であり、常に「今、ここで」の対応を迫られます。また、看護師と患者はケアの場面に、看護師と患者しか存在していないとしても、そこには常に他者のまなざしが意識されているために、看護師にとっての臨床は、相手と対峙するときは二者でありながら、時に他の看護師や患者、医師など多くの人のまなざしを意識せざるを得ないという特徴をもっているといえます。

　そこで、「臨床」を「看護師と患者の直接的なかかわりの場であるとともに、日々変化する流れをもつことから現在性が重要視される場であり、看護師にとって他者のまなざしを受け止めつつも、常に自分の責任を引き受ける覚悟をもって臨んでいる場である」と定義しました。

「痛み」という言葉

　次に、私が論文で表わしたいことは、「痛み」という言葉で表現しうるのかどうかが問いとなりました。

　ここでもまた、言葉の成り立ちから考えてみたいと思います。「痛」という漢字の成り立ちを考えると「やまいだれ」が意味する病気と、「傷が内部へ突通する」の意をも

つ「甬 (つう)」を合わせたものであり, 「突き通るように痛む」という意味になります[8]。これに対し, 西洋の「痛み」を表わす言葉は, 語源的に「罪に対する罰」の意味をもっています。日本語の「痛み」には「罪に対する罰」という意味合いは含まれていませんが, 看護師は「看護師として失格だ」などと, 自分の行ったことに対し自罰的な表現を使用することがあり, これは罪悪感に近いものではないかと考えました。

そして, この時に出会ったのが湯槇ますの「グロウイング・ペイン」でした。湯槇は, ナイチンゲールの『看護覚え書』[9] の訳者でもありますが, 自分が看護にたずさわってきた人生を振り返り, 「グロウイング・ペインは, ほんとうにわたしにぴったりでした。いつも痛くて痛くてね」[10] と語っています。

外国の文献を検索すると「Growing Pains」として多くの文献が抽出され, この看護師にとっての「痛みを伴う経験」は, 歴史的な側面からみた看護師の専門職としての発展とも強く結びついていることがわかりました。

1980 年代後半, アメリカでは, 看護師は, 看護ケアのエキスパートになるべきであるという新たな考えが示されるようになりました。その後, 世界的に看護の専門性が発展していくなかでは, ナース・プラクティショナーの役割が注目され, 専門職としての役割の発展へと向かっていきました。こうした時代の流れに伴い, 看護師としての専門性を高めようとすることに伴う「Growing Pains」が, 看護師が専門職として役割を発展させていくことに対する「Growing Pains」へと変化していったと考えられます。

このような思索をとおして, 私が論文で表わしたいことは, 看護師にとって「突き通るような痛み」を与え, 時に罪に対する罰という側面ももつ「痛み」であり, 一方でGrowing Pains ととらえられるものだと考え, それを「痛み」という言葉で表現しました。そして, 「痛み」とは「心身に刻印され, 今思い出しても心身の感覚を通して鮮明に浮かび上がり, 誰よりもそのことを知っている私に迫ってくるもの」と定義しました。しかし, この論文における「痛み」をどのように表現しうるのかは, 最後まで大きな問いであり続けました。

「経験」と「体験」

次に, 「経験」と「体験」はどう違うのかという問いが立ち上がってきました。私は, 今まで「経験」と「体験」の言葉の意味の違いを考えることもなく使っており, その違

いを問われても答えることができませんでした。

　哲学者の森有正は,「体験」とは,経験のなかのあるものが過去的なものになったまま現在に働きかけてくることであり,「経験」とは,それに対して経験の内容が,絶えず新しいものによって壊されて,新しいものとして成立し直していくことであると述べています[11]。つまり,経験とは未来に拓かれるものであると考え,「経験」という言葉を使いました。

　そして,中村は「経験」について,「今までのことがすべて無意味だったということではなくて,ここに達するまでに不可避的にあった,ある厚い層が,だんだん透明化してきて,その中を通り抜けて,はじめてのものが,ほんとうに自分と触れ合うことができるようになる」[5]ことであると述べています。

　看護師は臨床での経験を重ねていくなかで,臨床に決まった1つの答えはないことを知り,状況に合わせて柔軟に効果的と思われる対応を選択できるようになっていきます。しかし,柔軟に対応できるようになったとしても,うまくいかない場面を経験することがあります。

　佐藤は,「痛みとともに出来なかったことが刻印されていくことがわかる。これらの省察に伴う痛みが自己のなかで意味づけされた場合,ここで経験した暗黙知が形式知となり看護師のなかに取り込まれていく」と述べています[1]。そして,看護師が一人前から熟達者へと変化する際に必要な要件について,「痛みを伴う経験」「行為という身体知」「コミットメント」の3つをあげ,「痛みを伴う経験」は看護師が成長する要件の1つであることに言及しています[1]。

　このように患者と向き合っていくなかで,看護師はコミットメントを深めていきますが,このような状況を考えると,臨床における痛みを伴う経験は看護師にとって避けられないものであることがわかります。つまり,看護師が臨床の場で働き続けていることが大きな意味をもっており,「痛みを伴う経験」として抱えられていたものが常に自分に問い続けられることで,自分自身の経験となっていくのではないかと考えました。

痛みを伴う経験を語ること

　これまで,看護師の臨床における「痛みを伴う経験」については,ほとんど語られてきませんでした。それは,あまりに強い痛みであるために,語ること自体に困難を

伴っていたためであると推察されます。

　「痛みを伴う経験」を語ることについて、鷲田は、「着地点が見えないままじぶんを不安定に漂わせることであり、じぶんがどんなことを言おうとも、そのままそれを受け入れてもらえるという確信、さらには語りだしたことで発生してしまうかもしれないさまざまな問題にも最後までつきあってもらえるという確信がなければ、ひとはじぶんのもつれた想いについて語りださない」[12]と述べています。

　私は質的記述的研究として、臨床経験5年から20年目の看護師10名を研究対象者とし、「看護師の臨床における痛みを伴う経験」について半構造化面接を行いました。参加者の語りには、その時の自分の状態だけでなく、患者や家族、他の医療者との関係性も想起され、自分の周りのさまざまな人とのかかわりも含めて出来事が語られていきました。そして、「患者に申し訳ない」「自分が早く気づけていたらよかった」など、自分の言動により患者に痛みを与えてしまったのではないかと、自分が患者に与えてしまった痛みに自分自身が痛みを感じるという複雑な様相も見受けられました。これでよかったのかという思いは、自分自身、家族、先輩ナースや医師へのかかわりを振り返りながら省察されており、その思いは今も揺れ動いていました。それは、同様のことが起こらないために、今後は自分がどうしたらよいのかという思いが語られる一方で、どうすることもできず立ち止まっている姿でもありました。このように「痛みを伴う経験」を語ることは、自分自身をたどりながら「とぎれとぎれにことばを紡ぎだす」苦しさを経て、「語りのなかでじぶんを編みなおす」過程でした[12]。

　鷲田は、「分かたれる」ことについて、「話をしているうちに気持ちが一つになる、同じになるというよりも、むしろ逆に、一つの言葉に込められたものの意味や感触がそれぞれに異なること、相手との差異・隔たりがいよいよ細かく見えてくる」[13]ことであると述べています。つまり、1人ひとりの痛みがあり、その感じ方は違うものであることを理解したところから、その状況に埋め込まれたものが見いだされていくのではないか、それは同じ看護職であるからこそ、ともにたどっていくことができるのではないかと感じました。

　このように哲学的な思索はとても難しく、文献を多読してもなかなか点が線につながらず、もどかしい思いを感じていました。しかし、言葉の意味を掘り下げながら自分の定義を考えていくなかで、一気に点が線となり、論文の基盤ができ上がっていきました。

看護職生涯発達学を学んで

　看護師の痛みを伴う経験は避けられないものなのではないかと考えていたときに，久保成子の『看護実践の哲学を求めて』[14]に出会いました。これは，久保自身の経験が問いの原点となっていますが，その経験とは，看護師になって数年目で，外科の外来に勤務していたときの出来事です。

　外来に立て続けに2人の急患が運ばれてきました。1人は母親を追いかけて車道に飛び出し交通外傷を負った4歳の女の子，もう1人は仕事中に感電事故にあった翌日に結婚式を控えた27歳の男性でした。2人ともその日のうちに亡くなってしまい，久保はその出来事をきっかけに仕事を退職します。

　そして，この時の状況について，「私の中で人生とは，人間とは，生きるとは，といった問いかけが激しく起こり，その答えを見つけることができない絶望の淵に立っていたような気がする」[14]と述べています。そして，久保は看護から方向を転換し，フランス文学を学びますが，就職先も決まった段階で，やはり看護教員となったという経歴の人です。大学時代に教育についても学んだ久保は，「看護という専門教育は，青年中期の彼女たちに，現実的・具体的事実を突きつけ，そのうえ援助する者としての厳しさを強制する。この道に入りさえしなければ，彼女たちは正常な，発達段階にふさわしい配慮を受けていたに違いない」と考え，「人間が成熟に向かっている一番肝要な時期，青年期の初期の段階で踏むべき世界を，彼女たちから奪うものとしての専門性，それは，教育と呼ぶにはあまりにも残酷なもの」だと感じ，准看護師の養成学校の入学許可を高等学校卒業以上にしたいと考えました。

　久保は，「看護を行うものはその職業の特性が厳しい人生を要求していることを"本当に"知らなければならないと思う。厳しいものを厳しいものとして受け取るときに限りない可能性が息を吹き出すのである。しかし，それだけではなく，看護を行うものもまた"人間である"こと，風にゆられる葦のように揺れ動く弱い存在であることを知り，人間の悲惨を受け入れることが職業の特性であるならば，そうしたものから受け取る"哀しみ"や"傷口"の手当てをする方法を自らに備えていかなければならないのである」[14]と述べています。

　また，久保は，医師の役割と看護師の役割について，「看護を行う者が人間の悲惨を，苦悩や悲しみを引き受けるのであるならば，医師もまたこの人間の悲惨を引き受けるものとして存在していると考えることができる。しかし，人間の悲惨さを直接具

体的に引き受ける専門性から考える場合, 看護を行う者は, 医師のそれとは比較にならないほどの質と量を担っていかなければならない専門性を持っている。それは, 医師が人間の『生体』を問題としていく専門性を持ち, 看護を行う者は生活体としての人間を引き受ける専門性を持っていることによる」[14]と, その違いに言及しています。

このように, 医療が進歩し, 臨床状況も複雑化していくなかで, 医療職として, 看護師はさまざまなことを引き受けていかざるを得ません。

看護職生涯発達学は, 「基礎教育を含めて看護職が生涯にわたり発達し続けることを支援する学問」[1]であり, 私は今後も厳しい現状のなかで日々の臨床を生きている看護師の姿を表わしていきたいと考えています。佐藤が, 「看護師が成長し続けるためには, 個々の看護師が自らの実践の意味を確認し, 患者や家族との関わりの中で自分の存在意味を知り, 仕事を続けるエネルギーを獲得できることが重要」[1]と述べているように, 「痛みを伴う経験の意味」の探求は, 看護師が自分の存在意味を知り, 仕事を続けるエネルギーを獲得できることにつながると考えます。

私は, 今後も「より良き実践」につながるよう, 自分のできることに向き合っていきたいと思います。

引用文献

1) 佐藤紀子:看護師の臨床の『知』——看護職生涯発達学の視点から. 医学書院, 2007.

2) 渡辺和子:「ひと」として大切なこと. PHP研究所, 2005.

3) 上田理恵:看護師が臨床における"痛みを伴う経験"から学ぶこと. 東京女子医科大学看護学会誌, 9 (2), 9-13, 2014.

4) 大橋良介:伝播する臨床知. 中村雄二郎著作集第Ⅱ期月報2. 岩波書店, p. 1-3, 2000.

5) 中村雄二郎:臨床の知とは何か. 岩波書店, 1992.

6) 鷲田清一:「聴く」ことの力——臨床哲学試論. TBSブリタニカ, 1999.

7) 外口玉子:看護実践を通して看護の本質を問う 第二部. 看護教育, 19 (2), 70-77, 1978.

8) 山田勝美, 進藤英幸著:漢字字源辞典. 角川書店, 1995.

9) F. ナイチンゲール著, 湯槇ます訳:看護覚え書——看護であること・看護でないこと. 現代社, 1976.

10) 湯槇ます:グロウイング・ペイン——拓けゆく看護のなかで. 日本看護協会出版会, 1988.

11) 森有正:生きることと考えること. 講談社, 1970.

12) 河合隼雄, 鷲田清一:臨床とことば. 朝日新聞出版, p. 115, 2010.

13) 鷲田清一:語りきれないこと——危機と傷みの哲学. 角川学芸出版, 2012.

14) 久保成子:看護実践の哲学を求めて. 医学書院, 1981.

看護職生涯発達学における
『方法の問題』

宮子あずさ　著述家（入学時経験年数22年）

思いがけない進学

　私は2009年4月から2013年3月までの4年間，東京女子医科大学大学院看護学研究科博士後期課程看護職生涯発達学分野に在籍し，看護学の博士号を取得しました。

　博士学位論文のタイトルは「看護師の実存から探る臨床看護の本質と，それを職業として生きる意味」です。

　この研究は，実存主義哲学者として知られるジャン＝ポール・サルトルが『方法の問題』[1]で提示した人間探求の方法を援用して，1人の看護師の生きた時代，人生，そして看護との相互作用を探求し，看護の意味を明らかにしようとする質的研究です。

　私が大学院に入学したきっかけは，看護専門学校卒業後から22年間勤務した病院の退職でした。上司との相性や母親の健康問題など，なんともタイミングが悪いことが重なっての決断だったといえます。

　退職はやはり，私にとって大きな挫折で，なかなか受け入れ難いものでした。人のせいにせず，自分の選択として，決断を受け入れるには，どうしたらよいのだろうか。直感的に決めたのは，「せっかく辞めるなら，辞めなければできないことをやろう」。

　その結果私が選んだのは，大学院博士後期課程への進学と，精神科病院での勤務でした。いずれも前の職場に定年まで勤めて後，やりたいと考えていたこと。46歳になる年では，予定より14年早いのですが，もはや待つ必要はないように思えました。

　看護基礎教育を看護専門学校で受けた私が，博士後期課程進学をめざせたのは，2003年3月に明星大学大学院の修士課程（通信教育課程）を修了していたおかげです。

　長年働いてきた精神科看護の分野ではなく，看護職生涯発達学を選んだのには，

2つの理由がありました。まず, 以前から面識があった, 佐藤紀子先生の人間性, いわば知と情に強く惹かれた, というのが1つ。そしてもう1つの理由は, 私は以前から, 看護という営み以上に, 看護師という人間（集団）に関心があったからでした。

▌人生の壁は学んで越えた

思えば, 私はこれまで, 大きな壁に当たるといつも学んできました。壁をよじ登って越えたというより, 壁に小穴を空け, 身をよじってその穴を抜けてきた感じです。大学通信教育を始めたのは1993年春, 30歳になる年でした。当時の私は臨床で働き始めて数年が経ち, 少しやけになっていました。

「どんなに手を尽くしても亡くなる患者さんは亡くなっちゃうんだな」とか, 「20時間, 足をマッサージしても, 揉んでもらえなかった4時間のことを言い続ける患者さんもいるんだな」とか。

報われない体験がやけに積み重なり, 口を開けば, ぼやきと文句。そんなしょっぱい中堅看護師だったのです。

そんなとき, 上司のアドバイスもあって, 何かを学ぼうと決意して始めたのが, 大学通信教育でした。結果として, この選択は大正解。デザイン（武蔵野美術大学）, 経営学（産業能率大学）, 教育学（明星大学大学院）と学び, 気づけば短大1校, 大学2校, 大学院修士課程1校を卒業していたのです。

大学通信教育でわかったのは, 学ぶことで人間が変わるという事実です。学び, 理解する体験は, 物事への反応を感情優位から, 思考して練るモードへと変換してくれます。

臨床で働くなかで垣間見る心の闇や人間関係の機微は, 感情のみで処理していては身がもちません。考えることで, 人間は人を恨まず, 寛容になれるのではないでしょうか。

これこそ老いたサルトルがサガンとのデートで言った「頭のいい人は必ず親切なものなんだ」[2] という言葉が示すところでしょう。

▌懐の広い学問だからこそテーマと研究方法に悩む

私がたどり着いた看護職生涯発達学は, 学際的な新しい学問です。幅広いテーマ

を扱える懐の広さは，すべてにおいて守備範囲が広い，佐藤先生の人柄を反映していると感じます。一方で，研究計画を立てるなかでは，この懐の広さゆえ，テーマも方法も，なかなか決まらない。そんな苦しさもありました。

　まず，テーマについて。私の場合，入学を決めたときは管理職だったため，看護管理者を対象とした質的研究を考えました。しかし，これは大きな難があり，結局早々に取り下げました。

　その難とは，挫折感から来る自己正当化のため，敵討ちのような方向性になること。自分では納得しての退職だったつもりなのですが，今思えば心の闇は相当深かったのでしょう。研究で明らかにしたい問い（research question）らしきものとして，どう取り繕おうとも，「私は間違っていなかった」ことを証明したい，本音の動機（real reason）がふつふつと胸にあったのです。

　自分が傷ついていることを認めるのは，実は勇気がいることなんだと，このときあらためて知りました。試練を受けた人間は，それを人のせいにしたい気持ちと，自ら選んだ道なのだと言いたい気持ちと，2つの欲求に引き裂かれるようです。

　そんな自分を認めるのは，とても不愉快でしたが，ここを認めないことには，先に進めません。私はその宿題を片づけながら，本当に自分が探究したい問いが何なのか，考え続けました。

　そして行き着いたのが，「看護とは何か」というきわめてシンプルな問い。この問いの発見を通じ，私にとって大事なのは，看護師であることであって，管理職であることは，プラスアルファのおまけなのだとわかりました。

　問いが定まると，さらにそれを洗練させつつ，方法論を練り上げねばなりません。この段階では，苦しみながらも，学問の知的枠組みを意識して考える，学術的な考え方を習得できたのが，大きな収穫でした。

　看護師を人材として見る看護管理学，教育される存在として見る看護教育学と対比すると，「生涯発達する存在としての看護職に貢献する」看護職生涯発達学の見方は，看護師を自立的な，生きていく存在と見ています。

　1人の看護師の生きた時代，人生，そして看護との相互作用を探求し，看護の意味を明らかにしようとする，私の研究は，まさにこの領域だからこそ可能な研究だったと思います。

▍「看護学研究におけるサルトル哲学の可能性」

　サルトルは,「実存は本質に先立つ」[3]との言葉で知られる実存主義の哲学者ですが, 私は初め, 実存とはその人のあるがままのありよう, 本質とはあるべきありよう, というように, 「本音」と「建前」に近い理解をしていました。

　しかし, サルトルの著作や, 解説書を読み, インタビューデータを読み込み, 研究方法を使いながら, さらにそれを修正していく過程で, いろいろと考えが深まりました。

　この過程では, 副論文として「看護学研究におけるサルトル哲学の可能性」[4]に取り組みました。このなかで私は, サルトル哲学が看護学研究に適すると考えた根拠を, 以下のように記述しています (一部抜粋)。

▍サルトル哲学と看護学研究

　第1の理由は, サルトルが哲学, 文学など幅広いジャンルの著述をとおして人間の真理を探究した作家であったからです。生涯の伴侶, シモーヌ・ド・ボーヴォワールは「彼の心底の考えは, 歴史のいかなる瞬間においても, いかなる社会的, 政治的背景においても, 人間を理解することが常に本質的なこと」[5]であると述べました。

　そして, この人間観の基本には, 選びたい選択肢が与えられず, あるいは自ずと結論が決まるような, 選択の余地がない状況においてすら, 選択せざるを得ない人間の実存への深い関心が認められます。

　第2の理由は, サルトルの人間観にはヒューマニズムとユーモアが読み取れるからです。そしてそのユーモアは, このヒューマニズムゆえに, 鋭い表現であっても腑に落ち, 真理を突いていると思えるのです。

　たとえば彼は, 人間の死について, 「毅然として処刑に対する心がまえをなし, 絞首台の上で取り乱さないようにあらゆる配慮をめぐらしているひとりの死刑囚が, そうこうするうちに, スペイン風邪の流行によってぽっくり連れ去られるような例に, 我々をなぞらえる方が至当であろう」[6]と述べています。

　そして第3の理由は, サルトル哲学が, 書くことを通しての発見, 変革を展望した点です。サルトルは状況へのかかわりを重んじ, これが後述するアンガジュマンの思想となり, 1960年代から1970年代にかけて, 時代に求められた知識人としての活動につながっている。サルトル哲学は実践の哲学であり, 看護職の現状を変革したいと

いう立場に立つ看護師が，看護の意味を探求する裏づけとなりうると考えます。

　あらためて読むと，まだまだ表現が不十分で伝わらないなあ，と反省しきり。武蔵野美術大学で卒業制作（論文）の指導をしていた酒井道夫先生が，ひたすら作者を讃える批評的な論文について，「それじゃあね，あなた，信仰告白だよ！　信仰告白みたいな論文書いちゃだめなんだ」とスルドク指摘していた姿を思い出してしまいます。

　傾倒する哲学者との距離の取り方。これは意外に難しい問題なのでした。

▌臨床は選択の連続

　サルトルは，人間が「世界のなかにおける身構えの選択」[6]によって自分のあり方を決めると考え，これを根源的選択と名づけています。

　一方，この選択は，嬉々として行うものではありません。「選択はある意味で可能であるが，可能でないのは選ばないということである」[3]，「人間は自由の刑に処せられていると表現したい（中略）人間は自分自身をつくったのではないからであり，しかも一面において自由であるのは，ひとたび世界のなかに投げ出されたからには，人間は自分のなすこと一切について責任があるからである」[3]。こうしたサルトルの言葉からは，選択は，むしろ逃れられない運命のようでもあります。

　今私が，サルトルのいう実存を自分の言葉で定義するなら，「選びたい選択肢がなくとも，なんらかの選択をし，かつそれに責任をもって生きねばならない人間のありよう」と定義します。

　そしてこれは，臨床で出会う人間そのものではないでしょうか。ぜろぜろと痰が絡む肺がんの男性の痰をとるかとらないかを悩むとき，私は，吸引の刺激で呼吸停止を起こす可能性と，痰で窒息する可能性を，天秤にかけています。

　どちらも選びたくない。でも，選ばないことはできない。臨床は，まさに実存がぶつかり合う場所なのです。

　博士論文をとおして理解したサルトル哲学の実存は，常に「選択」を軸に看護をとらえてきた，自分の見方を再認識させてくれました。私たちが深く悩む問題には，たいてい倫理的な葛藤が伴っています。そして，具体的には，選択を迫られている。つまり看護の難しさの本質は，選択であるといっても過言ではないでしょう。

　ここで，研究をとおして実現したい，私の野望についてお話します。

　今私たちの社会は，常に誰かが言葉尻をとらえて批判し，何か悪いことが起これば「誰のせいだ」と犯人捜しが始まる，不寛容な社会だと感じます。私がこの先，いちばんなんとかしたいと思うのは，この不寛容なのです。

　この不寛容は，看護にとっても決して無縁な話ではありません。看護の殺し文句のひとつが，「その人らしさ」。これを大事にするには，1人ひとりの多様性が認められる，寛容さが不可欠です。

　私がサルトルの哲学に感じるのは，この，不寛容に対抗する力です。サルトルの，寛容で虚無的，鷹揚でいい加減なところ，そしてユーモアが，私は大好きです。

　矢内原はサルトルの思想について，以下のように述べています[7]。

　「くだいて言えば，私はだれも恨むことはない，ということだ。私の身に起こることはすべて私によって私の身に起こるのであり，それがどんなに厭わしいものであってもすべて私のものなのである。むろん私がこの家庭，この社会，この世界にこのような者として生まれてきたこと，これは私の責任ではない。しかし生きている以上，私がこのような者として生まれてきたことをどう考えるか，これは私の責任である」

　人間は皆，選びようなくこの世に生まれ，かつ，そのような自分を引き受けて生きなければなりません。どんなに偉い人でも，たまたまそこに生まれてきたところがスタートなのです。こうした寄る辺なさのもとに人間は平等であり，1人ひとりのありようが，尊重されてしかるべき。そう考えるのが，サルトルだと思います。

　ここでの責任とは，人を糾弾したり切り捨てたりするのに使われる「自己責任」とはまったく相容れない言葉です。誰に言われるまでもなく，責任はついて回るのですから。わざわざ言葉にするのは野暮というものです。

▎常に問われる『方法の問題』

　2018年3月末で，佐藤先生は定年を迎え，東京女子医科大学を卒業しました。佐藤先生の人間性に深く根ざした看護職生涯発達学が転機を迎えているのは確かでしょう。今後は，修了生1人ひとりが，それぞれの持ち場で，看護職生涯発達学のスピリッツをどう実践していくかが問われるのだと思います。

　最後に，私自身の課題について述べます。

　サルトル哲学と看護は，私の人生にとてもマッチしています。これからも，看護師として働きながら，サルトル哲学をとおして考え，社会が寛容になるための働きかけ

も，企てていきたい。それが私の野望です。

　ところが，ここで大きな問題が立ちはだかります。フリースタイルの著述屋としては，私自身がそれを身体化するまでサルトル哲学を学び，臨床で実践し，その体験を語り，書けば自らに課すミッションは達成できます。

　しかし，質の研究者としてはこれでは当然，十分ではありません。研究方法を明確化し，了解可能性を担保しなくては，学術研究としては落第です。すでに確立した方法に頼らず研究を行う場合，このハードルは非常に高いといえます。

　博士論文でもっとも苦戦したのはこの方法論でしたが，その後も論文投稿に際しては，ここが大きなボトルネックとなっています。私と同じように，オリジナルな研究方法に挑んだ仲間は，多かれ少なかれ，こうした『方法の問題』に直面することでしょう。

　研究の方法論から，自由に試行錯誤させてもらえる看護職生涯発達学。だからこそ出会えたサルトル哲学であり，『方法の問題』に表わされたサルトル独自の人間探究の方法であったわけです。

　サルトルはこの本のなかで，「理解するとは変わることであり，自己の彼方へ行くことである」と述べています[1]。私にとって看護職生涯発達学での学びは，この言葉を体現するものでした。

　学問と人生も，ご縁があると感じます。ご縁を大切に，これからも私は看護職生涯発達学を軸に研究を続けていくつもりです。そして，知恵を絞って，サルトルの方法を洗練し，看護師の人生と看護のかかわりを探究したいと思っています。

※この文章は，『看護研究』2016年11-12月号特集　研究の意味に掲載された「臨床で働くと腹をくくった看護師にとっての，研究のもつ意味」を大幅に加筆・修正したものです。

文献
1) J.-P. サルトル著, 平井啓之訳：方法の問題——弁証法的理性批判序説, サルトル全集 25. 人文書院, 1962.
2) F. サガン著, 朝吹三吉訳：私自身のための優しい回想. p. 145-158, 新潮社, 1995.
3) J.-P. サルトル著, 伊吹武彦, 海老坂武, 石崎晴己訳：実存主義とは何か　増補新装版. pp. 35-81, 人文書院, 1996.

4) 宮子あずさ：看護学研究におけるサルトル哲学の可能性, 東京女子医科大学看護学会誌, 6 (1), 7-13, 2011.

5) S. ド ボーヴォワール著, 朝吹三吉, 二宮フサ, 海老坂武訳：別れの儀式. 人文書院, 1983.

6) J-P. サルトル著, 松波信三郎訳：存在と無Ⅲ——現象学的存在論の試み. 筑摩書房, 2008.

7) 矢内原伊作：サルトル——実存主義の根本思想, 中央公論社, 1967.

▶▶▶ •• **解説**

看護師である「私」と
劈かれる「臨床の『知』」

　最後に言及する3つの論文もまた，博士後期課程の学位論文であり，対話型インタビューをとおしてデータ収集をしている。看護職生涯発達学研究は，看護職が看護職の研究をするという点に独自性がある。そこには，客観性と主観性についての論議があり，質的な看護研究は客観性をどう担保するかという疑問を投げかけられることが多い。質的研究の定義は，「研究目的に沿って収集され，記録された言語を用いて，研究下の現象の意味の解釈を行う研究」とされている。このことからすると，看護師の実践や経験に焦点を当てた研究では，解釈の際には看護師の主観が存在しているのであり，客観性の担保ということに留意しつつも主観性を扱うことからは逃れられない。そこで，解釈の結果について当事者に確認する行為をとおして，研究結果についての真実性を高めることをしている。

　古都昌子さんは「『看護職としての私』を看護職生涯発達学の視座から記述するための方法」，上田理恵さんの「『看護師の臨床における痛みを伴う経験の意味』の探求」，宮子あずささんの「看護職生涯発達学における『方法の問題』」というタイトルで研究成果を記述している。これらの研究は，看護師である「私」を問うことを下敷きにしている。

　古都さんの研究では，「私」を記述するために，「対話の哲学」と称されるマルティン・ブーバー，宗教哲学者の上田閑照，臨床哲学者の鷲田清一らの著書を精読し，「私」についての省察を続けた。これらの哲学者の考えを基盤とし，次のように述べている。

　「看護職としての『私』」を説明するメタファーを模索していくなかで，筆者は宮沢賢治の「春と修羅」の詩に巡り合いました。(中略)「看護職としての『私』」の哲学的，宗教的な検討の過程で巡り合った宮沢賢治の文学の世界を援用して，(中略)

「看護職としての『私』」の記述に至りました。そこでは，6名の学士課程修了時の協力者のそれぞれの語りから，1人の人として看護職として，過去から未来へと個々の発達をとげるありようを記述することができました。

　長年，看護師，看護学校の教員，看護大学の教員としてキャリアを歩んできた古都さんにとって，「教える-教えられる」関係を超えた，看護学生を当事者として理解することをめざした研究であり，「看護職としての『私』」の記述をどうするのかを問い続けた研究でもあった。国家試験に合格し，就職する職場も内定しているという限られた期間でのインタビューになったこと，しかしこの時期であったからこそ，リアリティのある学生の言葉が語られたこと，教えた側からの見方ではなく学んだ側からの学びが見えてきたことなどが新たな知見につながったと考えている。『私』を説明することにも多くの困難があったが，宮沢賢治の「春と修羅」に出会って「これかもしれない」と直感したときの古都さんの喜びも印象に残っている。

　上田さんの研究では，中村雄二郎と鷲田，さらには看護師が「臨床」という状況に引き込まれていくことを「台風の目みたいな看護現場の力学に引きずり込まれる」という外口玉子の論述を吟味したうえでの「臨床」の再検討をしている。さらには「痛み」について，「経験」と「体験」について，「痛みを伴う経験」についてと思索を深めている。この過程を上田さんは，「このように哲学的な思索はとても難しく，文献を多読してもなかなか点が線につながらず，もどかしい思いを感じていました。しかし，言葉の意味を掘り下げながら自分の定義を考えていくなかで，一気に点が線となり，論文の基盤ができ上がっていきました」と表現する。

　看護師が臨床で好むと好まざるとにかかわらず遭遇してしまう「痛みを伴う経験」は，研究に伴走している私にとっても切実で厳しいものであったし，その痛みに意味を見いだす過程にはそれぞれの看護師たちの「自分から逃げない」姿勢を読み取ることができ，その繊細とたくましさに勇気づけられている。

▶▶▷ ⋯⋯

　宮子さんは看護師の実存について思考する過程で，ジャン=ポール・サルトルの哲学と出会い，自身の研究について，「実存主義哲学者として知られるジャン=ポール・サルトルが『方法の問題』で提示した人間の探求の方法を援用して，1人の看護師の生きた時代，人生，そして看護との相互作用を探求し，看護の意味を明らかにしようとする質的研究です」と述べている。ヨーロッパにおいて神の存在が否定されつつあった時代に登場したサルトルが，今を生きる看護師たちの実存を探る研究に援用されたことの意味は，探求される価値があると考えている。私も宮子さんと対話するなかで「人間は自由の刑に処せられている」という言葉に引きつけられている。自分が壁にぶつかったとき，何を選択してきたのか，それはどうしてなのか考えることは，自身を問い直す契機となると考えている。

　今，私は博士課程の修了生たちが自身のもつ課題に光を当てるために探し，読み，批判し，考察したさまざまな哲学書は，看護師や看護実践の場を理解するために多くの深い洞察を与えてくれたと考えている。そして尽きることのない問いを，修了生，また私もともに，「看護師である自分自身のからだ」に受け止めていることを自覚している。

終章

看護職生涯発達学から
看護職のあなたへ

［座談会］
看護職生涯発達学を学んで
2017年度修了生たちの語り

國分友理, 糸賀大地, 戸塚絵巳,
宮本加奈子, 今村仁美 (発言順)

▎看護職生涯発達学に期待したこと：それぞれの「モヤモヤ」

國分　私が働いていた東京女子医科大学病院では, クリニカルコーチという, 臨床看護師のキャリアを支援するシステムがあります。そこで, 経験5年くらいでキャリアカウンセリングを受けたのですが, 私は現場で管理職にもなりたくないし, スペシャリストにもなりたくないと思っていました。

　そして, この先, どうしよう？と思っていたころ, 看護職を支援する学問が体系的にできていて, 人として成長したいという思いもあって, 看護職生涯発達学を選びました。

糸賀　僕も似ていて, 5年病院で働いて, 少し疲れてしまい, 辞めました。これから基礎教育の現場に出たいと思って, 大学院を探していたのですが, どれもしっくりこなくて, 病院のキャリアカウンセリングで佐藤紀子先生の存在をはじめて知りました。そして看護職生涯発達学だったら, 今後の自分のキャリアも深めていけるし, 看護職と携わっていくうえで学びが深められるかなと考えて行きました。

戸塚　私も大学病院で働いていて, 「中堅」といわれる年代になっていくにつれ, この先, 管理職になるのか, CNSなどの専門を選んで進むのか, 直接的ではないにしても, 目標管理などでそういう話が出ていて, 悩んでいました。

　自分はスタッフとして現場にいたいけれど, 大学病院にいる限りはそういうわけにいかないのかな, そもそも今も, 目の前の患者さんにちゃんとかかわれているのか, 自分の職場での立ち位置は何なのだろうと, すごくモヤモヤしていました。

　頭の片隅に大学院というのはあったのですが, たまたますごく疲れた仕事帰りの雨の中, 佐藤先生に偶然会いました。そこで話をしたときに, 「大学院はどう？」と声を

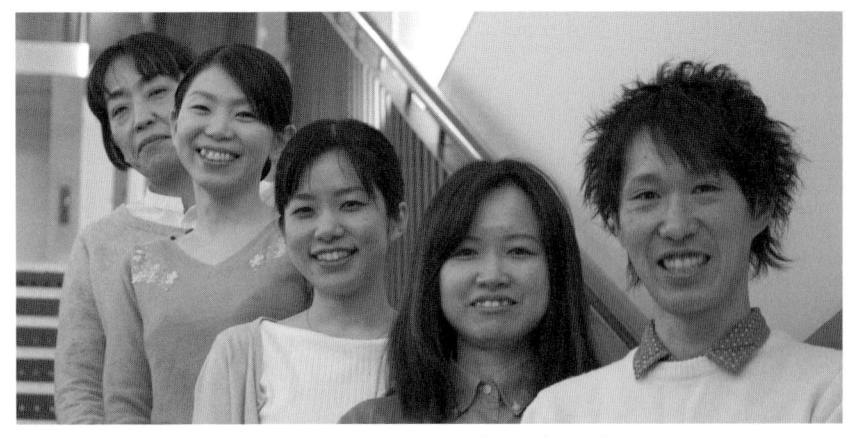

左側より宮本加奈子さん, 戸塚絵巳さん, 國分友理さん, 今村仁美さん, 糸賀大地さん

お名前	所属 (入学前／現在) および在学時の研究テーマ
糸賀大地さん	所属：(入学前) 東京女子医科大学病院 　　　 (現在) 杏林大学保健学部看護学科　看護養護教育学専攻 研究テーマ：キャリア基盤形成期にある看護師にとってのインシデント
今村仁美さん	所属：(入学前) 富山県立総合衛生学院 　　　 (現在) 厚生労働省 研究テーマ：臨床看護師にとっての看護基礎教育での教員経験の意味
國分友理さん	所属：(入学前) 東京女子医科大学東医療センター産婦人科 　　　 (現在) 総合母子保健センター愛育病院　NICU・GCU 研究テーマ：周産期母子医療センターに勤務する30歳前後の助産師の経験
戸塚 (糸賀) 絵巳さん	所属：(入学前) 東京女子医科大学病院 　　　 (現在) 東京女子医科大学病院 研究テーマ：急性期病院に勤務する30代看護師の仕事への"思い"の様相
宮本加奈子さん	所属：(入学前) 武蔵野赤十字病院感染症病棟 　　　 (現在) 武蔵野赤十字病院救命救急センター　ICU・HCU 研究テーマ：病棟に勤務する認定看護師の同僚看護師とともに行う看護実践

かけていただいたので, 決心をして「行こう！」と思った, という感じです。

宮本　私は, 大学院に進学時, すでに看護師長として約5年働いていました。看護部長との目標面接では, 毎回「今後どうするの」という話が出て, 管理者としての勉強をしなければな, とは思いつつ, セカンドレベルに行く思いがあまりありませんでした。でも, 何かやらなきゃいけないだろうなぁと感じてはいました。

　私自身, 管理職としてスタッフと目標面接をしていましたが, それぞれのスタッフ

は，伸び方もめざしているものも全然違いますよね。そこで，「師長さん，私は今後，どうしていけばいいんでしょう」と聞かれたときに，もちろん，管理者としては病院が求める看護師像もあるけれど，それとその人がなりたいもののあいだに，せめぎ合いがあることもわかりました。

　新人には新人の悩みがあるし，子育てというライフイベント中のお母さん看護師にはお母さんとしての悩みがあって，そうした悩みに向き合うために必要なことは，看護管理学や看護教育学で学べることなのか，という疑問もありました。

　その時，私が携わっていた看護教育委員会の研修企画で，看護職生涯発達学を修了している方と知り合って，この領域を知りました。看護管理でもない，看護教育でもない，私が一番勉強したいところだと感じました。

今村　私は，看護専門学校の教員時代に，看護教育の学会（日本看護協会主催）で佐藤先生の教育講演を拝聴し，看護職生涯発達学を知りました。今までふれてきた看護研究は，ほとんどが患者さんを対象にしていましたが，この領域では看護職を対象にしているところに魅力を感じました。

　私自身も，人事異動で臨床から教育に移って，とても戸惑いを感じている時期でしたから，看護教育学などで教えることについて深く学ぶよりも，看護教員も含めた看護職の支援に関心がありました。

▌看護職としての学び：それぞれの経験から語り合い，聴くこと

國分　特論として，鷲田清一の『「聴く」ことの力』を輪読で読む授業があり，とても印象的でした。私は現場にいたころ，自分の思っていることをあまり言葉にして表現できませんでしたが，「こう感じて，こう考えた」と自分の思いや考えを言語化することの鍛錬にもなりました。

　臨床では，患者さんやスタッフから話を聴くことは，看護の芯となる部分だと思います。今，臨床に戻ったからこそ，大学院での学びが大切だったことを強く感じています。

　学部時代でも傾聴の大切さは教わりますし，実習もありますが，現場である程度働いたあとに，臨床で患者さんに嫌な顔をされてしまったことなどを思い出しながら，あらためて『「聴く」ことの力』を読むことで，聴くことの意味合いが変わったと感じます。

宮本 演習でインタビューの練習をした際, 相手の話を聴いているつもりだったけれど, 実はぜんぜん聴いていないことを思い知りました (笑)。

糸賀 自分のインタビューのテープ起こしを読んでみると, 自分が今まで答えを求めたがっていたことに気づきました。たぶん, 臨床にいるころから, 患者さんや家族の方に対して, 自分の求めている答えを得るための話し方や聴き方をしていたと思います。もし, もう少し相手の言葉を待っていたら, 違う実践ができていたのかもしれない。

　佐藤先生は, 本を読むときの解釈も「絶対これだ」という固まったものではなく,「そういうのはそれでいいんじゃない」と, 広い解釈を示してくれていたように感じます。大学院にいた当時は,「それ, どうなの」って思いましたが (笑)。

宮本 看護師が成長発達する場としての「組織」に注目する「組織論」の授業が印象的です。私は, 自分が管理者としてうまくできなかったことをレポートしましたが, たぶん病院にいて, スタッフが目の前にいれば, つらくてできなかったと思います。大学院に進学して, 臨床と少し距離がとれたからこそ, 自分に引っかかっているものを出せた。

戸塚 臨床時代, 目標管理がどうしてこんな形で看護師に求められるのかな, と疑問をもっていたんですが, 結局, 毎年「ヤダな」と思っているだけでした。

　それが「組織論」の授業をとおして, そうした自分の違和感に取り組むことができて, キャリア発達の理論などの文献を読みながら探求して,「やっぱり変だ」というのを理論立てて考えることができました。

宮本 やっぱり変だ, という (笑)。

戸塚 現場にいるだけだったら「ヤダ, ヤダ」で終わっちゃうんですけど, 現場で変だと思ったことを, いろいろな資料やみんなの意見をふまえて何が変なのかを考えることができました。

今村 いろんな授業で, この5人でKJ法もたくさんしましたね。

國分 看護師長, 臨床看護師, 教員と立場がバラバラな5人だったから,「師長さんはこんなこと考えているんだ」とか,「教員から見ると, 新人看護師ってこういうふうな目線なんだ」とか話すことができて, とても楽しかった。

　臨床では, 立場が違うとなかなかゆっくり話す機会もないので, そうした視点を知れたのはとてもよかったです。

　私も戸塚さんと同じで, 現場ではいろいろな違和感や不満があっても, ただ愚痴の

ように言っているだけだったのが，今は，「ここにはこういう問題があるんだな」とミッションのように少し見えてきているような感じがします。それは働き甲斐にもつながるし，ただモヤモヤしていたころからは成長できたと思います。

戸塚　現場の看護師は，勤務表について文句ばかり言っていますが（笑），つくる大変さを知りました。「師長さんはこういうふうに見ているんだな」とか。

宮本　自部署だと，管理職としてスタッフの話を聞かなくては，という義務感が先行しますが，院生同士はそういう関係性ではないので，落ち着いて正直に話せるんですよね。でも，話していくうちに，私は自分で思っていた以上に思考過程が管理者になっていることにがく然としたり（笑）。

▍個々の経験にもとづいた研究テーマ

國分　研究のテーマを決めるときも，今までの自分の歩みや動機を書くところから始まりました。「こんなことまで文章化していいのかな」と思いながらも言葉にして，みんなの前で発表して，自分の奥にあるものをつかむことができて，それに沿って研究テーマも考えられたのは，とてもよかったです。

戸塚　私は，途中でテーマを変えました。最初にお話しましたが，現場で管理職にも，スペシャリストにもなりたくないという思いで進学したので，そうしたキャリアについての研究をしようと思っていました。でも，先生が「本当にやりたいのは，そこなのかな」と言ってくれて，私もハッとなって，30代の看護師ってどんな存在？という研究をしました。たぶん，先生はちょっとずつ自分で気づくように導いてくれていたんだと思います。30代って，「看護師は続けたいけど，仕事は辞めたい」方が多い時期なんですよね。

宮本　そういえば，「30代って，ホント身勝手だよねぇ」みたいな話を，同僚としていたことを思い出しました。でも，そういう気持ちで悩んでいることが，とてもリアルに伝わりました。

戸塚　30代がモヤモヤしていても，冷たくしないでください（笑）。

國分　免許取得後，ずっと同じ職場で助産師として働いていた私も，気づけば30歳直前になっていて，モヤモヤしていました。時代の流れとして，助産師はお産を取るだけじゃなくて，女性の一生を支える役割や，小さい子たちの命を守っていく役割も増えているなかで，ウィメンズヘルスの大学院に入り，さらに助産師として専門性を

高める、という選択肢ももちろんありました。

　ただ、自分としては、結婚も出産もしたかったので、このままキャリアを伸ばすことにリスクも感じました。助産師としての専門性を伸ばすだけでなく、そうしたライフイベントも含めて、そもそも「働くってどういうことなんだろう？」と立ち止まって考え直したくて。研究テーマも、そういうところに絞れたと思います。

糸賀　僕は、もともとは自分が臨床で働いているときに大きな医療事故を経験して、大学院の進学には、臨床から少し距離を置きたいという気持ちも、少なからずありました。

　進学する前から、臨床で働き続けている看護師には、そういう体験はなかったのかな、もし、あったとしたら、今も働き続けられるのはなぜなんだろうという疑問がありましたから、研究テーマも自然と決まりました。

　研究の結果、医療事故を経験すると傷つくけれど、それだけではなく、そこから「今後はこうしていかなきゃ」という学びを得たり、それぞれになんらかの形で意味づけられて、前に進んでいる。それを可能にするのは、周りのフォローや支えです。それこそ看護職生涯発達学のように、看護職を支える声かけや環境、存在が必要なんだというところも少し見えてきたと思います。

　もちろん、この答えは暫定的なもので、今後も考えていかなきゃいけないと思っています。

今村　私の場合は、教えることに携わっている人を研究しようとは思っていました。その対象が臨床にいる看護師なのか、看護教員なのか、ゼミをとおしてさらに絞っていかなければならないタイミングでした。佐藤先生に自分の経験を語っていくなかで、「今村さんは、今臨床にいる人に興味があるんだね」と言われ、対象者が決まりました。やっぱり自分自身が、今経験していることの意味を明らかにしたいという動機が大きかったです。

　世間一般的なイメージとして、「看護師です」と言うと、「偉いね」「大変な仕事だよね」と言われることが多いですが、私たちは、もっと個人的な、1人ひとりの経験に注目していきたかったんですよね。マニアックな集団（笑）。ただ、だからこそ同じようなことで悩む方に通じるかもしれないと思います。

糸賀　佐藤先生は、1人ひとりの経験をすごく大切にしてくれて、そこから研究に導いてくれました。

宮本　先生は、働いていたときに感じるモヤモヤが研究の源泉だと言っていました

ね。たぶん，それがこの領域の真髄なんだろうな。

▍現在の職場に生きる「看護職生涯発達学」

戸塚　人のキャリアは職業だけでなく，さまざまなライフイベントとともにあって，年代によって，妻である配分とか，親にとっての子どもの配分などが変わっていくという，ライフキャリア・レインボーの考え方は，とても参考になりました。

　今の現場でも，妊婦さんのスタッフが勤務のあり方でみんなに迷惑をかけて，と悩んでいるのを見て，私はすごく張りきって，キャリア・レインボーのことを伝えたんです。「今は出産に重点を置いているけど，10年後はどうなっていると思いますか」と言って（笑）。

　そうすると，その方が産休に入る前に「いつも申し訳ない気持ちでいっぱいだったけど，ああ，そうなんだと思えた」と手紙をくれました。ホントにちょっとしたことですが，そうした言葉かけはできるようになったかもしれない。

國分　働き方って1つじゃないと思うし，本当にいろいろな状況の人が一緒に働いていますよね。先輩たちの研究テーマも読ませてもらうと，非常勤で働く人とか，子育てをしている人とか，いろいろな働き方があるのを認め合って，今置かれている状況をやっていくことが大切なんだなというのに気づけたかな。

糸賀　今は大学で教員をやっていますが，佐藤先生の「学生も1人の看護師」という考えはとても心に残っています。

　教員が全部を教えるわけではなくて，学生にも教わることがある。一緒に学んでいくという姿勢は，看護職生涯発達学で教わりました。教員にも，多少できないところや，わからないところがあってもよくて，「これはどういうことだろうね」と学生と一緒に考える，高め合っていく姿勢ですね。

　学生もできる力をもっていることをふまえて，ある程度学生に任せて，責任は教員と，臨床のスタッフが取る。

今村　学生も同じ看護職，同僚だという考え方は，看護職生涯発達学の魅力の1つですよね。私は，大学院に行く前から，学生も一緒に考えていきたいと思っていたのですが，あまり勉強してこなかったり，看護に対して誠実ではない学生に出会うと許せないと思う部分がありました。

　今，あらためて学校で実習指導や講義をしていると，以前は「自分の型に学生をは

めていた」ことに気づきました。まずは目の前の学生の価値観や行動を受け容れて、そこからどんどん引き出していくことの大切さですね。そういう余裕をもてるようになったのが、一番の変化かなと思います。

宮本 私の所属する病院は、師長面接で提出するフォーマットが全職員共通で、毎回、中長期目標を書く欄があるのですが、臨床2〜3年目の若い看護師が「私は、この先、何をしたらいいんでしょう」と悩んでいるんです。

　以前であれば、一緒に悩んでいたと思うんですけど、今は、まずは、「まだまだ経験を積む時期だよね」と言います。もちろん、本人たちがそういう悩みをもっていることは受け止めつつですが、看護師人生は長いから（笑）。そして同時に、これまではとりあえず今の病院で5年は経験を積んで、と思っていましたが、早い段階で職場を変えたくなれば、変えてみればいいとも考えられるようになりました。佐藤先生自身が、若いころに職場を変えているんですよね。職場は変わっても、看護師は看護師ですから。

糸賀 自分は、もともと臨床から離れたい気持ちもあって進んだ大学院ですが、それでも、本当に教員として働いていきたいのか、やっぱりまだ臨床で働いたほうがいいのか、悩んでいました。今でも悩んでいます。というのは、僕は臨床経験が5年しかないので、心残りを感じています。

　ただ、こんなふうに感じられるようになったのも、臨床で疲れた心が、大学院でちょっと潤ったからだろうと思います。進学当初は、佐藤先生から「死にそうな感じでつらかったわよ」みたいなことも言われました（笑）。

戸塚 大学院は何より楽しかったです。私も病院では、30代で毎日精一杯で、仕事に達成感を感じられず、ライフイベントもあり、疲れていました。そういう人は多いと思います。

　それが、大学院も含めて他の世界を見ることで刺激になるし、自分にとって看護の仕事って何なんだろう、と思いかえす機会になるはずです。そして、やはり元の職場がよいと思ったら、また戻れるような環境が素敵だなと思います。けれど、病院はやめていく人に風当たりがキツイところもあって……。

宮本 管理職としては、離職率が気になるところですが、まずはそうした30代の悩める心情を理解するところから始めれば、辞めないための方策が変わってくるかもしれませんね。単に人材確保の観点からだけではなくて、広い視点と長い目で見て、ちゃんと人材の発展とモチベーションを考えることが大切だと思います。

今村　私は，糸賀さんのように教育に強い興味があったわけではないし，自分には何もないな，と感じていました。だけど，論文を書いているなかで，職場が変わったり，人事異動や配置換えになったりしたとき，自分はその経験とどういうふうに向き合ってきたかが大事だということに気づき，それが1つの結論になりました。

　以前は，希望したかどうかに強くこだわっていましたが，どちらにしても，そうした環境の変化に対して，自分はその経験にどう向き合っていくかが大切だと思います。

　だから，今，迷っている，辞めたいと思っている後輩に，「辞めたいという思いを抱きながらもがんばっているから，そういう経験はそれでいいんだよ」と言えるような看護師でありたいと思います。

國分　日々，自分の経験を更新させていくことが大切ですよね。大学院に行ったからといって満足していたら，どうしようもないなというのはすごくあります。管理者や，先輩や後輩，そして学生も含めた，看護職全体の相互作用があって，自分もいろんな役割を担っている。そういう視点で，人とかかわっていけたらいいなと思います。

（2019年2月17日収録）

それぞれが生きた 「ものがたり」

佐藤紀子

　看護職生涯発達学の博士前期・後期課程で学んだ看護職たちの「学びのものがたり」を紹介してきた。ひとが自分の来し方を見つめ他者に伝えるとき，それは「ものがたり」として語られることになる。その意味で，人生はものがたりであるともいえるだろう。人は他者に自分を語るとき──ここでは看護職という職業を選択した自分についてのことになるが──ものがたりとして時の流れのなかで今の自分を表わすことになる。

　本書で紹介した修了生たちは，自身のキャリアのなかで壁にぶつかり，1人では乗り越えることができない疑問や葛藤を抱え，大学院で学ぶことを選択した人たちであった。彼ら彼女らは大学院で多くの仲間や教員たちと出会い，新たな知識を得て，自分の抱える悶々とした状況を言葉にし，見つめ，射程を決めて研究に取り組み，結果を導き出し考察するという作業をした。そしてその過程で，状況が整理され，腑に落ちるという経験になっていった。

　看護職は仕事をしていくなかで，多くの患者と出会い，その場に登場するたくさんの人々とともに生み出したたくさんの「ものがたり」を身の内に抱えている。そして，1人の人としても多くの出来事に遭遇しながら生きている。自身の研究を終えた院生たちは，臨床の場，教育の場へと帰っていき，また自分の道を歩み続けている。

　この原稿を書きながら，看護職生涯発達学に学ぶ大学院生である看護師たちと，手探りで歩んできた14年間を思い出していた。その過程で，書かれた文章のなかに居る修了生たちと新たに出会い，対話することができた。考えてみると，博士前期課程の34名，博士後期課程の9名の研究テーマは，日本全国で働く看護師たちの姿を映し出していた。読者の皆様も，きっとこのなかの誰かと同じような疑問や葛藤をもちつつ仕事をしているのではないだろうか。あるいは，自分には知ることがなかった看護師の様相にふれ，自分とは異なる発達段階にいる看護師を理解することにつながったのではないだろうか。

　第1章に書いたように，今，私は看護師にとっての「いのち」について考えている。一般的に看護職は20歳前後の青年期にあるときに，他者の生命の終焉と出会うことを余儀なくされる。突然の死に出会うこともあり，人生の最終段階にある人との出会いも多い。患者さんは，事故で血や泥にまみれていたり，痩せて黄疸があったり，高齢になって力が弱くなっていく姿として私たちの前に現われる。

　学生時代の，惧れのような感覚をもちながら実習に行っていた時間を思い出す。患者さんの死はあるとき突然現われる。そのとき，私はなすすべもなくその場にいた。その死は，逝ってしまったいのちを，後ろから眺めているような感覚であった。いつごろからか，私は，「助けなければ」「なんとかしなければ」「安らかに逝ってほしい」と思いながら患者さんの死の過程を過ごすようになった。

　30代の終わり，内科病棟で師長（当時は婦長）をしていたころ，私は死の近づいた患者さんに「引導を渡せる看護師になりたい」と思っていた。当時は，がんであることを本人に告げないことが通常であったが，自分の病名を知らないまま，徐々に自分の体の変化から死期が近づいていることを悟る人も多くいた。私は看護をしていて，その人には家族や親しい人に伝えたい思いもあるだろう，別れの時間だって必要だろうと思っていた。「もうそろそろだと思う」「もうすぐ死ぬんですよね」とその人から問われたとき，「そうですね」と自然に言える看護師になりたかった。しかし実際には，「そんなことないですよ」と答え，言葉を用いずに傍にいることで時を過ごしていたように思う。当時の私にとって「引導を渡せる看護師」は，そうありたいと願う自分の姿だったのだろう。私にとって「いのち」の問題が重要であるように，特にキャリア初期の看護師にとって，いのちがどのように立ち現われるのかを知ることが，彼ら彼女らのキャリアを支援するうえで重要であると考えている。

　私は40歳のときに臨床を離れ，基礎教育の場に移り，短期大学や看護学部に学ぶ学生と臨地実習で臨床を経験した。そこで，学生とともに出会った患者さんや家族から多くのことを教えていただいた。学生は患者さんや家族のことをリアリティのなかで知っていく。その学生とともに，1人ひとりの患者や家族の心身の状況をアセスメントし，実践を考えたことは貴重な学びとなっている。

　その後，自分が50～60代になり，友人や父の死も経験した。看護系の大学院

では, そこで学ぶ院生の多くが看護師としての経験をもっていた。博士前期課程では, 20代後半から30代, 40代の看護師たち, そして博士後期課程では, 40〜50代の学生もいた。大学院の教員になって最初の5年間という歳月を, 学生とともに歩んだ。本書では詳細を紹介できなかったが, がん看護専門看護師をめざす10名の学生とともにがん看護を考えた日々であった。この10名との出会いは, がん患者とその家族を支えたいと願う看護師の, 看護師としての苦悩やその職業継続の抱える課題を私に問いかけることになった。

基礎教育に学ぶ学生とともに

　ここからは, 現在の私が考えている事柄について述べていきたい。

　現在, 私は基礎看護学の教員として看護学科の1年生, 2年生, そして4年生の科目を担当している。4年生は, 看護研究で2人の学生の指導にあたっているほか, 選択科目である「看護教育論」を受け持っているが, 1, 2年生の科目は時々サポートに入るという程度である。

　1年生は高校を卒業したばかりの学生がほとんどで, 看護学についてはこれから学ぶ人たちである。教員は学生に対して「私も過去に同じように学んだのだから, あなたたちのことはわかっている」と考えがちである。私もそうであったかもしれない。しかし, 40数年前に学生であった私と, 今目の前にいる学生は, 生きてきた時代も, 生きるうえでの価値観も異なる。「チーム医療」も「多職種連携」も「退院後の生活を見据えたかかわり」も今の1年生には当たり前のこととして了解されていく。「少子高齢化」「地域包括ケア」についても同様である。時代の変化のなかで模索しながらつくられてきた制度や考え方を, スポンジが水を吸い取るようにそのまま吸収していく。昭和から平成にかけて, 看護師や医師たちが奮闘してきたがんに病む人たちへの医療や看護もずいぶん様相が異なってきた。そして令和となった今, その変化の過程を知らずに, 学生には今の姿がそのまま伝えられていく。

　だからこそ私は, 学生に見える看護学を知りたいと思う。教える側がとらえて

いる看護学を，学ぶ側の学生がどのように受け取り，実践に結びつけていくのか
を知りたいと思う。昨年，「看護教育論」の講義で，「看護教育は，あなたたちが
学んだことのなかにある」と伝え，自身が学んだ看護学について学生にプレゼン
テーションを求めた。学生たちが自分の学んだ4年間を自身の言葉で語った内容
は，実習での学びを中心とした人間理解であり，自己研鑽の必要性に言及するも
のであった。学生が学びつかみ取った看護学を，卒業後に自身の力で育てていく
ことを願っている。

院生たちのそれからのキャリア

　私とともに学んだ院生たちはその後，どのように自分のキャリアを歩んでいる
のだろうか。本書に寄稿したメンバーのうち，博士前期課程修了生の2人が看護
部長になっている。「看護管理学」ではなく「看護職生涯発達学」を専攻した，こ
の2人の看護部長としての仕事に大いに期待している。この2人と同様に，修了
後に臨床でキャリアを積んでいるメンバーも多い。師長として，教育担当者とし
て，1人の看護師として，役割はさまざまである。いったんは教員になりその後や
はり臨床にと考えた人もいる。臨床看護師から教員になった人もいる。子育ての
ために仕事をやめている人もいる。博士後期課程の修了生9名のうち8名は大学
教員に，1名は精神看護の訪問看護師としてキャリアを積んでいる。仕事をして
いない修了生も含めて，今もたくさんの課題や疑問をもちながら日々過ごしてい
ると推測する。本書の彼ら彼女らの原稿からは，入学したころとは異なり，一皮
むけた成熟した姿が見えてくる。
　現在は，有志メンバーとともに「ポスドク研究会」を立ち上げ研究や実践につ
いて語り合う機会をもっている。そのほか教員と臨床双方の有志で「基礎教育研
究会」を組織化し，毎年日本看護学教育学会で交流セッションを開催している。
また，すべての修了生一同が参加する「看護職生涯発達学研究会」の発足を予定
している。

看護職生涯発達学からあなたへ

　今は，小学生のころから自分の将来の職業を選択することが薦められているというが，私自身は自分を取り巻く環境のなかで，家族や友人，同僚などとの関係性のなかで職業を選択し，仕事を続けるなかで今の自分にたどり着いたように思う。高校生のころは看護婦になって，結婚して，主婦になって……という気持ちでいたように思うし，看護学校に入ったころも，こんなに長く仕事をしている自分を想像することはできなかった。

　看護師になってよかったことは，元来飽きっぽい性格である私が，多くの刺激的な出来事や出会いがあるなかで，看護師には飽きなかったことである。20代のころは看護師をやめたいと思うことが何度もあったが，当時の日本看護協会看護研修学校で1年間の学修を経験したのちは，一度もやめたいとは思わなかった。その理由を考えてみると，素晴らしい先輩たちに出会ったことが大きいかもしれない。それまで身近にいた看護師たちからも多くのことを学んだが，若いころに研修学校で，故小林冨美恵先生，故見藤隆子先生，故藤枝知子先生，薄井坦子先生，金子道子先生たちから受けた影響ははかりしれない。また，金子道子先生と菊地登喜子先生には，同じく看護研修学校研究学科で研究の手ほどきを受けた。修士課程が全国に2つしかない時代で，大学を卒業していなかった私にとっては，ここで行った研究が研究者としてのスタートラインだった。私自身が迷いながら，ある意味で苦しみながら，ときに覚える達成感や充実感をまた味わいたいと思い研究を続けてきたように思う。

　とても不思議な偶然なのだが，今私が働いているのは，20代で教員をしていた看護学校と同じ学校法人の大学である。4つの病院をもつ学校法人なのだが，2つの附属病院の看護部長と，私が以前教員をしていた看護学校の副校長は，私の教え子でもある。当然のことながら，彼女たちの学生時代しか知らない私にはその成長が眩しく，そして頼もしく感じられている。1人ひとりの看護師が，自分の「ものがたり」を紡ぎながら仕事を継続していることを実感させられている。

　考えてみると，私の看護師としての人生は，あらかじめ決められていた道を歩んできたわけではなく，歩んできた足下を振り返ってみると道ができていた，と

いう気がする。

　私は所属する大学で「地域連携看護学実践研究センター（Jikei Academic Practice for the Community）」のセンター長としての仕事に取り組んでいる。地域包括ケア時代に突入した今，「看護の力で地域住民の生きる力を支える」ために，看護学科教員と病院の医師たち，地域の看護師や行政，福祉職にある人たちとともに活動を進めている最中である。看護学教育も大学のなかだけではもちろん完結せず，看護教員は学校から地域へ飛び込み，そこで生活する住民のひとりとして，看護職である自分に何ができるのか，何をしていくのかを問い続けている。結局，私は何かに取り組んで挑戦することを選択し続けていることに気づいた。

　看護師は患者さんや家族にとっての「最後の砦」でありたいと願い，いつも患者さんや家族の側にいて，その価値観や生き方を尊重し，プロフェッショナルとして知識や技術を用いて安楽を提供し，生きる力を支えている。看護学の，こうした実践から生まれ続ける理論の可能性を確信し，看護職という生涯をとおして学び続けることのできる職業を選択したことで，私のキャリアは形成されてきた。そして，私だけではなくすべての看護職者が，この仕事をとおして自身に看護の意味を問い続けていることを実感している。それは，考え続けることを余儀なくされる哲学なのだと思う。看護師には哲学が必要であり，看護学には哲学が不可欠であると考えている。

　それは看護職生涯発達学の根源にある「どうして人は死ぬことがわかっているのに生きていくのか」という問いに向き合い続けていくことなのだろう。看護師である私の生き方と，目の前にいる1人ひとりの患者さんの，あるいは学生の生き方を分離するのではなく，重ね合わせ関与し合いながら進んでいくことなのだろうと考えている。